Nutrition Counseling and Education Skills:
A Guide for Professionals (7th Edition)

营养咨询与
健康教育技术指导

著者 [美] 贝齐·B·霍利
（Betsy B. Holli）
[美] 朱迪丝·A·贝托
（Judith A. Beto）

主译 沈秀华
主审 蔡 威 汤庆娅

U0295147

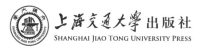

上海交通大学出版社
SHANGHAI JIAO TONG UNIVERSITY PRESS

内容提要

此书系美国大学营养专业最畅销的教材之一。全书共分为三个部分,分别为沟通交流技术、健康行为改变的咨询技术和健康教育技术。主要内容包括营养专业人员与客户之间的沟通交流、营养顾问如何激励客户进行健康行为的改变、营养专业人员如何进行口头表达、演讲以及使用新兴媒体来帮助表达等。本书详细介绍了基于循证的营养干预理论、模型和策略,同时结合丰富的案例从心理学、行为学和教育学角度进行分析并提供解决办法,以帮助营养专业人员科学、系统地搭建咨询与教育的模式与框架,并深度剖析营养咨询与健康教育过程中可能存在的各种障碍及产生障碍的原因,对提高营养专业人员咨询、教育和行为干预的技能有很大帮助。本翻译教材填补了我国现阶段营养咨询和教育领域教材的空白,可作为我国营养专业人才的重要参考资料。

上海市版权局著作权合同登记号 图字:09 - 2017 - 513

Original English edition published by Wolters Kluwer. "Wolters Kluwer Health did not participate in the translation of this title and therefore it does not take any responsibility for the inaccuracy or errors of this translation."

Nutrition counseling and education skills: a guide for professionals (7th edition) By Betsy B. Holli, Judith A. Beto.
The Chinese translation edition is published by Shanghai Jiao Tong University Press.

Published by arrangement with Wolters Kluwer Health Inc., USA

图书在版编目(CIP)数据

营养咨询与健康教育技术指导/(美)贝齐·B.霍利
(Betsy B. Holli),(美)朱迪丝·A.贝托
(Judith A. Beto)著;沈秀华译. —上海:上海交通
大学出版社,2019(2022重印)
ISBN 978 - 7 - 313 - 21791 - 2

Ⅰ.①营…　Ⅱ.①贝…　②朱…　③沈…　Ⅲ.①营养学
－资格考试－自学参考资料　Ⅳ.①R151

中国版本图书馆 CIP 数据核字(2019)第 169037 号

营养咨询与健康教育技术指导

Nutrition Counseling and Education Skills: A Guide for Professionals (7th Edition)

著 者:	[美] 贝齐·B·霍利(Betsy B. Holli)	译 者:	沈秀华
	[美] 朱迪丝·A·贝托(Judith A. Beto)		
出版发行	上海交通大学出版社	地 址:	上海市番禺路 951 号
邮政编码	200030	电 话:	021 - 64071208
印 制	上海天地海设计印刷有限公司	经 销:	全国新华书店
开 本:	787 mm×1092 mm 1/16	印 张:	20.25
字 数:	447 千字		
版 次:	2019 年 9 月第 1 版	印 次:	2022 年 1 月第 3 次印刷
书 号:	ISBN 978 - 7 - 313 - 21791 - 2		
定 价:	82.00 元		

营养咨询与健康教育技术指导｜ # 编委会

著　者　［美］贝齐·B·霍利

　　　　　　［美］朱迪丝·A·贝托

主　审　蔡　威　汤庆娅

主　译　沈秀华

译者名单(按姓氏汉语拼音排序)

冯　一　上海交通大学医学院附属儿童医学中心营养科

葛　声　上海交通大学附属第六人民医院营养科

毛绚霞　上海交通大学医学院营养系

沈秀华　上海交通大学医学院营养系

施咏梅　上海交通大学医学院附属瑞金医院营养科

孙文广　上海交通大学医学院附属国际妇幼保健院营养科

唐文静　上海交通大学医学院营养系

王　芳　上海交通大学医学院心理咨询中心主任

王　莹　上海交通大学医学院附属新华医院营养科

吴　江　上海交通大学医学院附属新华医院营养科

伍佩英　上海交通大学附属第一人民医院营养科

徐仁应　上海交通大学医学院附属仁济医院营养科

许　琪　上海中医药大学公共健康学院食品卫生与营养教研室

营养咨询和教育技术课程学习是我国教学当中的薄弱环节,特别是对个体的咨询和教育技术,一般医学院校和食品院校都较少见。该书的翻译和出版,对我国的教学实践是一个较好的补充。

加强我国营养专业队伍建设,提高营养师职业知识和技能,规范营养师从业行为,是适应社会经济发展落实"健康中国 2030 规划纲要"和国民营养计划的重要举措。做好营养健康工作,是贯彻落实党的十九大关于实施健康中国战略的重要任务,是实现人民美好生活的迫切需要,是引导营养健康产业发展的内在要求。

营养咨询和教育是营养专业实践的重要内容,是营养专业人员的核心技能之一,过去营养咨询是靠前辈那里学来的经验和个人自身咨询经验的逐步积累,针对性的培训课程及相关教材缺如。现在强调循证的实践,有效的营养干预应该基于有研究依据的方法策略。国外在心理学、行为学方面的研究发展较早,出现了许多基于循证的理论、模型和策略,以及各种行为科学的知识和教育学方法。《营养咨询和健康教育技术指导》是美国注册营养师的必修课程教材,该教材将心理学知识和方法运用于营养咨询与教育实践,开拓了营养专业人员的思路和方法,更科学、更有效地进行营养咨询和教育。有证据表明干预建立在理论基础上的比那些没有理论基础的更有效。事实上,健康教育中没有单一理论、没有"金标准",单一理论的使用不及多种理论的综合应用。在行为改变的咨询服务中,卫生专业人员需要根据客户的具体情况灵活选择理论或方法。

该书的翻译团队来自我国营养师培养的课程教学和实践教学基地,该书出版发行将对营养师教学起到良好的作用。

中国营养学会理事长　杨月欣

2019 年 5 月

译者前言

营养咨询与教育是营养专业实践的重要内容,是作为营养师的核心能力和专业技术之一。2016 年,中国营养学会颁发的《注册营养师水平评价制度暂行规定》将营养咨询和教育作为注册营养师必修、必考的课程。营养咨询与教育的重要性毋庸置疑,然而国内营养专业对于该课程的设置仍基本处于空白,并且开创性地开设这门课程存在一些困难,其中包括教材的匮乏。放眼世界,美国的注册营养师制度相对完善,各所大学营养专业的营养师项目均设营养咨询和教育课程,值得我们借鉴。有现成的教材,择善而从,不失为良策。

《营养咨询与健康教育技术指导》是美国注册营养师培训项目中营养咨询和教育课程所用教材中最畅销的,是美国康奈尔大学等多个营养师培训项目负责人向我国营养教学者推荐的教学用书。自 1986 年第一版面世以来,目前已更新到第七版,是深受美国医学院校师生好评的专业教材。

本书分沟通交流技术、健康行为改变的咨询技术和健康教育技术三个部分。主要内容包括营养专业人员与客户之间的沟通交流、营养咨询时营养顾问如何激励客户进行健康行为的改变、营养专业人员如何进行口头表达、演讲以及使用新兴媒体技术来帮助表达等。详细介绍了基于循证的营养干预理论、模型和策略,同时结合丰富案例从心理学、行为学和教育学角度进行分析并提供解决办法,以帮助营养专业人员科学、系统地搭建咨询与教育的模式与框架,并深度剖析营养咨询与健康教育过程可能存在的各种障碍及产生障碍的原因,对提高营养专业人员咨询、教育和行为干预的技能有很大帮助。本翻译教材很大程度上填补了我国现阶段营养咨询和教育领域教材的空白,将为我国营养专业人才培养和注册营养师培训工作提供重要参考资料。

本书的翻译人员为营养咨询和教育的一线资深工作者,参与过多部营养专著的翻译,有良好的营养专业和英语水平,能够胜任本书的翻译工作。然而,本书的译者们普遍感受到前所未有的翻译难度,主要体现在两个方面,其一,由于本书涉及心理学、社会学、行为学的众多专业术语,如动机访谈(motivational interviewing)、文化能力(cultural competence),这些术语在西方流行,现有的中文翻译基本是字面翻译,对于我们医学、营养学的跨专业领域人员而言,比较晦涩难懂,单看术语的中文文字可能会不知所云。为此,我们特别邀请了心理学专业人员审校此书,确保对于中文里已在使用的专业术语的翻译符合其专业习惯,而有些术语还没有成熟的中文翻译,我们在其中文翻译后标出了英文原文以便读者正确理解。其二,营养咨询和教育涉及中美饮食文化差异及其特定历史文化背景,翻译时涉及此类情况,我们特别邀请了从小生长在美国熟悉美国文化的专业人士进行审核校对。译事三难:信、达、雅。本书翻译但求其信,已大难矣!

特别感谢上海交通大学医学院营养系学生在本书翻译中的贡献,吴友妹、谢璐遥、许凯婕、王嘉铭、夏缘青、李若谷、杨诗晗、达美央珍、裴天铎参与初稿的翻译,崔雪莹和吴玥参与校对。感谢陆琪红协助完成全文审阅工作,感谢美国康奈尔大学学生健康中心实验室主任向玉龙(William Shang)博士在本书翻译中提供的帮助。

本书的译者虽然可谓呕心沥血,但受多方面主客观条件所限,可能还存在不足之处,包括原著本身编写存在的问题、上述翻译问题等。我们真诚地希望广大读者多多反馈宝贵的建议和意见,以便我们再版时修改和完善。

沈秀华

2019 年 4 月

前 言

不管是在临床、社区、管理、研究还是食品服务机构工作,有效的沟通技巧对所有营养专业人士都是必不可少的。主要的挑战是如何学习、发展和应用必要的知识和技能,并在职业和个人生活中积极实践。

营养专业人员的执业范围正在迅速扩大,有更多样化的观众。营养教育认证委员会(The Accreditation Council for Education in Nutrition and Dietetics,ACEND)标准仍然以专业实践所必需的沟通、咨询和教育技能为基础,这也是本书的重点。这些能力也是全世界营养专业实践者所必须具备的。

营养诊疗程序(nutrition care process,NCP)是营养实践标准和专业表现标准的基础。营养诊疗过程术语(eNCPT)提供了一种将实践干预与电子病历时代联系起来的方法。

以下是第七版的一些变化。

● 目录分为三个部分:沟通技巧、健康行为改变咨询和教育技能。一些章节重新排序并重新编号。

● 将案例研究重新格式化,作为一个"案例挑战"安排在每章开始时,案例分析穿插在整个章节。

● 第一章中的营养实践范围的扩大情况即反映了美国,也反映了全球的情况。

● 参考文献按章节排列在每章的后面。

● 教师和学生支持材料的拓展由出版商的网站 thePoint 提供。

● 标准化营养诊疗过程术语(eNCPT)不再提供印刷版,但电子版从美国饮食营养学会(the Academy of Nutrition and Dietetics,AND)获得。

有效的营养干预是基于循证的理论、模型和策略,临床营养学原则,以及各种行为科学的知识、教育学方法。有证据表明干预建立在理论基础上的比那些没有理论基础的更有效,卫生专业人员需要根据客户的具体情况灵活选择理论或方法。营养干预方式可基于各种理论或模型,如健康信念模型(health belief model)、行为学习理论(behavioral theory)、社会认知理论(social-cognitive theory)、动机性访谈(motivational interviewing),或行为改变的跨理论模型(transtheoretical model of behavior change),这些均可在本书的相关章节中找到。

成人和儿童超重和肥胖的急剧增加,在世界范围内是对整体健康的一大威胁。我们干预的目的是积极改变饮食习惯和身体活动,以改善健康和预防和(或)控制慢性疾病。

致谢

感谢罗莎琳德富兰克林医科大学健康专业学院营养系助理教授霍普·T·比利克(Hope T. Bilyk)女士对沟通交流和文化能力这些章节的审阅;

感谢新泽西州罗格斯大学营养系副教授、营养干预研究所所长黛安·里加西奥·拉德勒(Diane Rigassio Radler)博士继续担任行为矫正咨询方面章节的撰稿人。

感谢威科医疗(Wolters Kluwer Health)的项目经理约翰·拉金(John Larkin)在书稿和辅助材料编写过程中给予的帮助。

本书中的一些照片是从美国农业农村部和疾病控制与预防中心(Center for Disease Control and Prevention,CDCP)图像库中获得。

贝齐·B·霍利

朱迪丝·A·贝托

目　录

第二部分 健康行为改变的咨询技术

第三部分　健康教育技术

第一部分

沟通交流技术

1 营养实践范围

学习目标

- 了解人类饮食习惯或饮食行为的起源
- 熟悉营养学实践范围
- 熟悉营养诊疗过程的四个步骤

案例

凯伦是一位 35 岁已婚女士,她和私人诊所的注册营养师预约,希望获得减肥和体重控制方面的指导。凯伦在一家银行当秘书,经常和同事出去吃午饭。她丈夫是电脑销售员。他们有三个孩子,年龄 6~10 岁,都在上学。凯伦的母亲会在孩子们放学后照看他们,直到她回家。凯伦身高 165.1 cm,体重 77.1 kg。12 年前她结婚时候的体重是 61.2 kg。

凯伦描述了她的日常安排。每天早起做早餐,然后帮孩子做好上学准备。下班后,她很累,孩子们都很饿了,吵着要吃晚餐,所以她的晚餐通常是匆匆将就或者选择外卖。吃完饭、洗好碗后,她要陪孩子们做家庭作业,要洗衣服或做其他家务等杂事,参加学校的晚间活动,让孩子们睡觉,然后自己才能睡觉。她觉得自己已经"精疲力尽"。

毫无疑问,一小群有思想的、有决心的公民可以改变世界。事实上,这是唯一不变的事。
——玛格丽特·米德

Never doubt that a small group of thoughtful, committed citizens can change the world. Indeed, it is the only thing that ever has. —Margaret Meade

1.1 前言

营养职业开创之初,咨询和教育的技能相关知识即被公认为对临床和管理实践的成功至关重要。如今,美国营养与饮食学会(Academy of Nutrition and Dietetics,AND)认证的注册营养师(registered dietitian nutritionist,RDN)和注册营养技师(nutrition and dietetic Technician registered,NDTR)仍被要求具备这些基本的沟通技巧。此类沟通和咨询技巧同样为全世界的营养从业者所需要。

国际营养师协会联盟（International Confederation of Dietetic Associations，ICDA）由超过 41 个国家或地区的营养师组织组成，来自世界各地的成员多达 16 万。ICDA 对"营养师"的定义是指具有营养学和膳食营养学专业知识和技能的从业人员，通过营养权威机构的注册营养师水平评价考试并完成备案注册。注册营养师能运用营养科学知识，独立从事健康或疾病状态下个人或团体的膳食管理、营养支持和治疗、营养咨询和指导工作。

各成员单位对具体的营养教育职业能力要求有所不同，但是普遍要求从业人员具有咨询和教育的知识与技能。从业者可以称为营养师或营养学家，特定的国家/地区可能要求有特定的许可证。ICDA 的成员包括一些营养师协会，例如美国饮食营养学会、澳大利亚营养师协会、加拿大营养师协会和欧洲营养师协会联盟。

营养从业人员不断拓展他们的实践工作场所，包括医院、学术健康科学中心、长期护理机构、企业健康项目、运动营养或减肥等领域的跨学科合作、公共卫生部门、私人执业或相关公司管理，这在过去的十年中发展尤为显著。大多数从业者负责评估营养状况、辅助诊断，通过咨询指导进行干预，评估客户和患者做得成功的地方以及可能需要改进的地方。工作目标是帮助人们改变饮食习惯，促进健康，降低慢性疾病的患病风险。健康行为变化有助于降低可预防疾病的风险，改善患者的健康状况。

本章讨论了营养实践范围（scope of practice in nutrition）的拓展，包括政府倡议的针对人群的公众健康知识指导和健康行为促进项目。美国营养与饮食学会的营养实践范围框架（scope of practice framework）提供了营养实践能力的参考标准。营养诊疗程序（nutrition care process，NCP）模型使用电子版营养诊疗过程术语（Nutrition Care Process Terminology，eNCPT）推动营养诊疗规范。本章最后将探索不断发展的营养实践新领域。

1.2 饮食习惯或饮食行为的起源

人们的饮食习惯（通常也被称为饮食行为）起源于童年时期，随着年龄增长而变化。吃是对饥饿的生理反应，但是食物选择和进食是件更复杂的事情。除了个人选择、生活方式和个人品位之外，文化、社会、经济、环境和其他因素都会影响食物选择。人们日常生活的许多方面都提示了这些因素对饮食行为的影响。比如，在外就餐时，人们消费的食物量会增加。

营养从业者对需要改变饮食习惯的人提出建议，运用干预策略激励人们成功地改变饮食习惯。食物选择是复杂行为体系的一部分，是在许多因素的影响下逐渐形成的。民以食为天，但是人们的饮食模式和食物选择直接影响健康。选择不同的饮食和生活方式经常会改变个体对许多慢性疾病的患病风险，包括心脏病、卒中、糖尿病和某些癌症。成功的饮食指导和教育需要理解人们为什么这么吃，然后运用这些知识找到合适的干预措施。

【案例分析1】

什么样的生活方式可能有助或阻碍凯伦选择不同的食物？

具有积极而不是消极的认知或想法有助于一个人做出改变。认知可能受到态度、知识和感觉的影响。"营养是重要的，为我的健康而做的努力是值得的"和"这太麻烦了，我觉得还好"是有很大的区别的。态度会影响人们的决定和行动，人们可能不仅因为生理原因（例如饥饿）而吃饭，还可能因为心理原因（例如焦虑、抑郁、孤独、压力和无聊；或者积极的情绪，例如幸福和庆祝）而吃饭。食物有时可以缓解内疚感，但有时也可能导致内疚感。

【自我评估1】

列出三种影响你食物选择的因素。

在健康的食物选择中，知道吃什么肯定是第一步，但它的影响可能被高估了。因为有些人知道应该吃什么，但不会去做。当人们吃得不健康时，有些饮食指导者会加倍努力去教育他们，仿佛他们的问题与缺乏相关知识一样。实际上，人们所知道的关于食物和营养的知识与他们吃什么之间的关系是非常微弱的，其他因素可能更有影响力，这值得进一步探讨。只有当人们准备好并有动力去改变时，知识才有帮助。因此，有许多因素影响食物的选择，包括知识、社会文化、机体和地域因素。饮食营养指导者需要了解所有因素从而了解客户，了解客户的改变动机，然后采用适当的干预措施。图1-1总结了一些引起人们食物选择和健康行为改变（health behavior change）的因素。在本书的后续章节中，对诸如认知和行为变化等领域提出了具体的咨询策略，同时整个章节对其中涉及的文化领域进行了探讨。

1.3　政府公共卫生措施

许多政府机构已经开展公共卫生教育活动以促进群体的健康。例如，美国农业农村部（United States Department of Agriculture，USDA）正在评估美国公众健康状况的项目，并制定改善健康的指南（guidelines）。国家健康和营养评估调查（National Health and Nutrition Evaluation Survey，NHANES）是一项由联邦政府资助的持续性纵向调查，对不同地区、不同年龄的儿童和成年人进行随机抽样调查，通过收集饮食摄入和人体测量数据，提供饮食营养数据。这个数据集经常被调查人员用于研究健康趋势的变化与行为变化的相关性。

1.3.1　"选择我的餐盘"项目

美国农业农村部发布的"选择我的餐盘"项目对如何选择每餐的食物提供了积极的可视

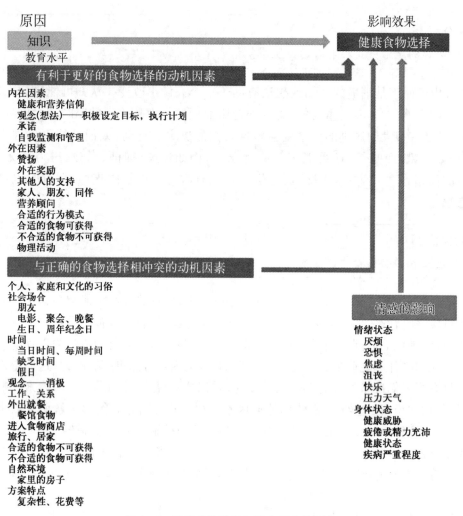

原因　　　　　　　　　　　　　　　　影响效果

知识　　　　　　　　　　　　　　　健康食物选择
教育水平

有利于更好的食物选择的动机因素

内在因素
　健康和营养信仰
　观念(想法)——积极设定目标，执行计划
　承诺
　自我监测和管理
外在因素
　赞扬
　外在奖励
　其他人的支持
　家人、朋友、同伴
　营养顾问
　合适的行为模式
　合适的食物可获得
　不合适的食物不可获得
　物理活动

与正确的食物选择相冲突的动机因素

个人、家庭和文化的习俗
社会场合
　朋友
　电影、聚会、晚餐
　生日、周年纪念日
时间
　当日时间、每周时间
　缺乏时间
　假日
观念——消极
工作、关系
外出就餐
　餐馆食物
进入食物商店
旅行、居家
　合适的食物不可获得
　不合适的食物可获得
自然环境
　家里的房子
方案特点
　复杂性、花费等

情感的影响

情绪状态
　厌烦
　恐惧
　焦虑
　沮丧
　快乐
　压力天气
身体状态
　健康威胁
　疲倦或精力充沛
　健康状态
　疾病严重程度

图 1-1　改变食物选择和健康行为的因素

信息。在盘子上，水果和蔬菜应该占一半，其中蔬菜比水果多；另一半包括了谷物和蛋白质，后者如禽畜肉和鱼类，谷物应该多于蛋白质。乳制品置于一侧。为了配合该项目，在学校和集体环境中都采用了"选择我的餐盘"，同时也有相应的网站支持和伴随的在线互动资源(见图1-2)。

1.3.2　美国膳食指南

美国卫生和人类服务部(United States Department of Health and Human Services，HHS)出资支持《美国膳食指南》的定期更新，一般每五年修改一次。最新的版本(2015—2020)总结了最近五年健康饮食方

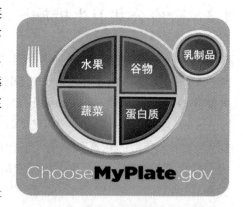

图 1-2　美国农业农村部发布的西班牙语版本的"选择我的餐盘"

资料来源：美国农业农村部（http：//ChoosemyPlate.gov.）

面科学的、有循证依据的营养建议。膳食指南咨询委员会主席是 Barbara Millen,公共卫生学博士,波士顿的注册营养师。膳食指南是营养咨询和教育项目及联邦食品援助计划的基础,适用于健康人群和处于慢性疾病高患病风险的人群。不良的饮食习惯和缺乏运动是造成超重和肥胖的重要因素,同时也是影响发病率和病死率的主要因素。在美国,超过 1/3 的儿童和超过 2/3 的成年人超重或者肥胖。

1.3.3 "健康人民 2020"计划

"健康人民 2020"(Healthy People 2020)是美国的一项十年计划,旨在指导健康促进和疾病预防工作,以改善国民健康。每隔十年,HHS 发布一次该计划。项目涉及 42 个健康主题,可在其官网上查阅。目前,面临的挑战是如何避免可预防的慢性疾病的发生。每年美国人 70% 的死亡原因为心脏病、癌症和糖尿病。健康饮食有助于降低超重、肥胖、心脏病、高血压、2 型糖尿病、血脂异常、某些癌症及其他疾病的患病风险。

【案例分析 2】

　　通过利用上述公共卫生举措,你可以提出什么建议或替代方案来帮助凯伦解决问题? 在她的家庭中,她应该如何使用"选择我的餐盘"?

1.3.4 其他国家的健康指南

表 1-1 提供了国际上其他国家的部分健康指南,适用于特定的国家全球人群,包括美国。世界卫生组织(World Health Organization,WHO)既聚焦于全球的健康营养,也根据不同国家和地区的情况有个性化地侧重。联合国粮食及农业组织(Food and Agriculture Organization,FAO)也负责以粮食为重点的指南的制定。大多数健康指南都会定期更新并

表 1-1　各国政府或组织发布的以人群为重点的健康指南

国　家	健　康　指　南	组　　织
澳大利亚	澳大利亚健康膳食指南 www.eatforhealth.gov.au	澳大利亚政府国家卫生和医学研究委员会、健康和老龄化部门
加拿大	加拿大食物指南 www.hc-sc-gc.ca	健康加拿大营养政策与促进办公室
国际组织	全球目标/国家指导方针 who.int/nutrition/en fao.org/nutrition	联合国世界卫生组织、联合国粮食和农业组织
菲律宾	2015 版菲律宾膳食参考摄入量(PDRI) fnri.dost.gov.ph	食品与营养研究所、科学技术部
美　国	选择我的餐盘 ChooseMyPlate.gov	美国农业农村部食品和营养服务部门
美　国	2015—2020 膳食指南 health.gov/dietaryguidelines	美国健康与人类服务部、美国农业农村部

根据其目标人群进行个性化调整。

1.4 食物和健康调查结果

人们对营养和健康的了解有多少,这些知识对食物选择又有什么影响呢? 2015 年,国际食品信息委员会基金会(International Food Information Council Foundation)为了了解消费者对食品安全、营养和健康的态度,进行了第十次食物和健康调查(Food & Health Survey)。调查结果如下:

- 超过 3/4(78%)的人表示更愿意听到能吃什么,而不是不能吃什么。表示十分同意的比 2014 年增长了 7%。
- 约 84% 的人(2011 年为 76%)希望减肥或维持原来的体重。阻碍因素中,最高的两项是缺乏意志力(37%)和缺乏时间(31%)。
- 约 76% 的人正在通过摄入更多的水、低或无热量饮料来减少热量摄入。
- 约 57% 的人自认健康状况好或非常好,但是被调查人群的 55% 有超重或肥胖。
- 约 82% 的人正在尝试多吃水果和蔬菜。
- 约 70% 的人正在尝试多吃全麦食品。
- 约 69% 的人减少摄入含添加糖较高的食物。
- 约 68% 的人正在选用更小包装的食物。
- 超过一半(51%)的人承认如果不用加工食品,食物供应会更贵;45% 的人认为食品供应会变得更不方便。
- 低收入受调查者担心食品开销上涨,担心在食物上有可能会花费额外的钱。
- 味道(83%)、价格(68%)和健康(60%)仍然是食物选购时最重要的三个原因。
- 约 60%(2013 年为 70%)的人对美国供应的食品安全性有信心。
- 消费者在购买产品之前通过食品标签确定到期时间(51%)、营养标签(49%)、原料成分(40%)、食物份的大小、每份所含的量(36%)和品牌名称(27%),只有 11% 的人报告不使用食品标签。
- 准备晚餐的时间:19% 的人不到 15 分钟,52% 的人在 15~44 分钟之间,29% 的人超过 45 分钟。

上网技术不断改善着专业人员和客户的医疗保健。在 1995 年,只有十分之一的美国人能上网,而 2015 年约 80% 的成年人可以上网。个人拥有智能手机的数量增长至 13%(高于 2013 年的 8%)。仅使用智能手机,并取代家庭电话、有线电视和互联网服务,这种变化最主要发生在非裔美国人和农村人口中。可以上网的患者会带着从网上查阅到的医学和营养信息就诊。

1.5 营养实践范围框架

美国营养与饮食学会的营养实践范围框架提出了对营养从业者的要求或工作范围。对于注册营养师和注册营养技师来说，这是在入门阶段的核心要求和职责。营养和饮食教育认证委员会（Accreditation Council for Education in Nutrition and Dietetics，ACEND）规定注册营养师和注册营养技师需受过正规的教育，有知识和技能。

营养实践范围框架的第一层采用 NCP 作为构架，用于营养诊疗（nutrition care）的决策。在官方认可的教育项目中，以及在营养师注册委员会（Commission on Dietetic Registration，CDR）组织的注册营养师和注册营养技师的资格考试中，NCP 都是必须掌握的知识，并已被纳入考察实践能力和专业表现的标准中。营养实践范围框架第二层提供评估资料，如在入门级和高级别实习阶段的专业实习标准（standards of practice，SOPs）和专业绩效标准（standards of professional performance，SOPPs）（见图 1-3），包括学术道德守则。营养实践范围框架的最后为新的营养领域的探索提供了思路和方法。营养学专业人士可以参考这些材料指导实践，同时决策有助于个人能力的评估。值得注意的是这些标准是理论认证的实践范围，但实际应用时可以通过执业许可证进一步明确范围。许可证通常是美国各州的，而资格证是国家级的。例如，注册营养师资格证需要通过由营养师注册委员会组织的国家能力测试来获得。然而，执业的个人许可证必须在各个州获得，从而成为执业营养师（licensed dietitian nutritionist，LDN），这些人同样需要注册营养师资格证，也需要在各州支付年费。

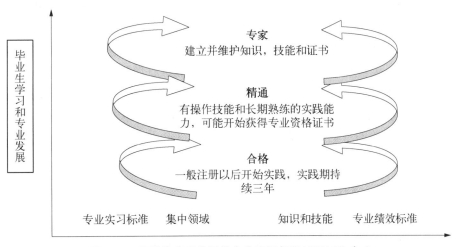

图 1-3　注册饮食营养师的专业实习标准（SOPs）和专业绩效标准（SOPPs）（合格、精通和专家）

作为营养实践范围的一部分，美国营养与饮食学会制定标准来评估注册营养师和注册营养技师的实习和绩效质量。专业 SOPs 和专业 SOPPs 是专业人员用于自我评估的工具，也可用于确定从普通营养师向专业营养师和高级营养师发展所必需的营养教育和技能。SOPs 基于 NCP 中的四个步骤：营养评估（nutrition assessment）、营养诊断、营养干预、营养监测和效果评估。这些与患者的营养诊疗相关。专业 SOPPs 包含专业绩效的六个方面：提供服务、应用研究、知识的交流和应用、资源的利用和管理、专业实践的质量、能力和责任心。

在许多领域，例如混乱饮食（disordered eating）和饮食障碍（eating disorders）、综合性和功能性医学、扩展的保健机构、糖尿病护理、肿瘤营养护理、运动营养、食品和营养系统管理，专用于实践的专业 SOPs 和专业 SOPPs 已经开发出来了。许多具体的专业 SOPs 和 SOPPs 都是专业资格证书的考核基础。例如,肾脏认证专家(Certified Specialist in Renal, CSR)要求具备肾病护理实践标准中专家级别的能力。

1.6　营养诊疗程序

营养诊疗程序(NCP)是为了推动饮食营养职业的发展,实现"提高大众对饮食营养业的需求,并帮助饮食营养从业者在市场上更具竞争力的战略目标"而建立的。最初由一个工作组制定了工作步骤来描述营养从业者如何为患者/客户提供营养诊疗。显然,标准化的分类有助于营养诊疗结果的沟通,在此期间会使用标准化的营养术语。NCP 提供了一种解决实践相关问题和做出营养干预决策的方法。营养从业人员能够看懂并解读营养相关问题的数据,并分析其病因。NCP 的框架有助于营养师思考和决策,指导专业的实践工作。

NCP 使用正规的国际性 eNCPT,这是一套标准化的术语,目前只有电子版。这些术语也用于医疗病历文档。在电子病历(但不是纸质版病历)中使用这些术语,需要获得美国营养与饮食学会的许可,因为电子版术语是有版权保护的。采用标准化的 eNCPT 病历能够被搜索到,方便医生查看 NCP 和治疗结果。反之,营养师也可通过电子病历获得营养干预健康效果的证据,这也为注册营养师获得营养咨询后的酬劳提供循证依据。

NCP 用于营养从业人员向患者、客户和其他人群提供有质量的营养诊疗。一套标准的流程由四个相互关联的连续步骤组成:① 营养评估;② 营养诊断;③ 营养干预;④ 营养监测和效果评估。每个步骤为其下一个步骤提供信息。如果过程中有新的资料加入,需要重新进行营养评估,先前的步骤也可能需要重新调整。NCP 在患者被专业医生建议营养诊疗或被鉴定为可能存在营养风险后开始(见图 1-4)。

1.6.1　第一步:营养评估

营养评估的目的是"获得、验证和解释那些确定营养相关问题及其原因和意义所需的数据"。营养相关的数据通过患者/客户、医疗记录、其他家庭成员和专业保健医生获得。要收集的数据有以下五类:① 通过面谈获得饮食史;② 体格检查,如身高、体重和体重指数(body mass index,BMI);③ 生化指标、医学检测指标和诊疗记录;④ 与营养密切相关的生理表现,如食欲和体态;⑤ 客户个人病史,其中一些是在病史中记录的。获得的数据应与相应的正常值进行比较和解读。

评估时,营养从业人员事先收集患者或客户对后续治疗可能产生影响的数据或信息。一些医疗记录中无法获得的信息可以通过当面问询获得。例如,饮食和营养史。影响食物和营养素摄入的因素包括家庭中的角色、职业、社会经济地位、教育水平、文化和宗教信仰、体育活动、机体功能状态、认知能力和住房条件。例如,营养顾问(counselor)可能发现其指导对象已经根据之前的饮食处方选择食物。eNCPT 术语代码 FH 2.1 代表食品/营养相关历史的主要类别,2.1 代表饮食史评估术语。

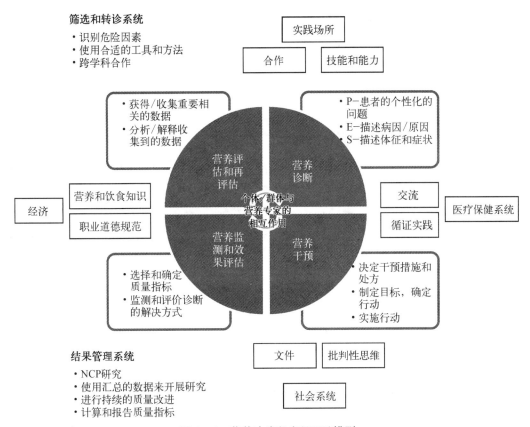

图1-4 营养诊疗程序(NCP)模型

营养顾问可以收集许多数据,包括目前的饮食模式或饮食习惯,自然、社会和认知的环境,以及先前曾在饮食行为调整方面做过的努力。自然环境包括吃饭地点(在家里还是在餐馆,在家里的哪个房间)和吃饭时发生的事件(交谈、看电视或阅读);社会环境对饮食行为可能有利,也可能不利,包括家庭成员、朋友、社会规范、饮食行为有关的一些情况(和朋友一起吃晚饭,有受欢迎的食品和饮料)。认知或心理环境涉及客户对于食物、他/她的形象的自我感觉、自信等的想法和感觉,也关系到客户对自己的饮食习惯和生活的看法。个人的想法对成功的饮食调整可能有也可能没有影响。积极的想法,如"我喜欢牛排和烤土豆"或"我最喜欢的小吃是薯片和啤酒"可能支持他们继续进食。

也可能有些消极、自我放弃的想法,或者挫败感、无聊、压力和饥饿感,例如,"这太难了""这不值得""我无法做到""我以前节食过,总是失败,减掉的体重又长回来了"或"现在这样我很快乐,我不想改变"。这些也可能支持他们继续进食。

由于行为会受到理念和态度的影响,营养顾问可能需要探索它们与疾病状况、营养、食物选择和健康的关系。客户的文化水平和任何语言障碍都需要注意。

通过营养评估明确受指导者存在的饮食营养问题,为后续营养诊断提供了基础信息,在此基础上采取的干预措施会更可靠。一旦收集好所有评估数据,营养顾问必须整合利用他读到、听到和观察到的内容,区分相关和不相关的数据,辨别数据中的差异和差距,最后将数据组织整理并写出评估报告。

【案例分析 3】

对凯伦的营养评估是什么？你如何使用 eNCPT 来表达营养评估？

1.6.2　第二步：营养诊断

营养诊断的目的是"识别并描述一个特定的营养问题，这个问题可以通过营养从业人员的营养诊疗/营养干预来解决或改善"。营养诊断是注册营养师独立做出的，不同于医生做出的医学诊断。

营养评估的数据用于营养诊断。营养诊断分为三类：① 摄入量（NI），如食物或营养素摄入量与需要量相比；② 营养临床疾患（NC），例如与医疗或身体状况有关的问题；③ 行为-环境（NB），包括态度、信念和个人的身体状况。例如，透析患者的医学诊断可能是"肾衰竭"，但是用 eNCPT 表达的可能是"NI-5.10.2 钾摄入过量"或"NB-1.1 食物和营养相关的知识缺乏"。

营养诊断从 eNCPT 术语的诊断术语列表中选取，采用 PES 的格式。P 为 problem，描述存在的问题；E 为 etiology 或 cause，描述病因或原因；S 为 sign 和 symptoms，描述体征和症状或证据。PES 是"营养问题与_____相关，通过_____证明"的陈述格式。问题（P）与病因（E）相关，由体征和症状（S）来证明。问题（P）或营养诊断标签（nutrition diagnosis label）描述了人的营养状况的改变。然后是病因（E），潜在的原因或促成因素，且通过"相关"一词与诊断相连。体征和症状（S）是营养从业人员用于确定某人特定的营养诊断，并通过"由……证明"的语句来与病因相连。表 1-2 是 PES 的一个例子。

表 1-2　PES 系统整合营养护理过程术语规范的例子

问 题（P）	病 因（E）	体征和症状（S）
特定的营养诊断	相关的病因	体征和症状可作为证据
超重（NC-3.3）	与过度的能量摄入有关（NI-1.5）	显著增加的快餐消费和体重在 3 个月内增加了 4.5 kg（FH-1.2.2.3）

注：在营养诊断中，NC 表示营养临床疾患，NI 表示营养摄入量；在营养评估和监测评价中，FH 表示饮食或营养史

文档记录贯穿整个 NCP 的四个步骤，是十分重要的工作内容。在做出最基本的营养诊断后，病史记录系统可能需要进一步地调整，需要在营养评估的基础上用一两句话来做出营养诊断。建议在 PES 的第三个步骤中记录诊断。

【案例分析 4】

对凯伦的营养评估是什么？如何用 eNCPT 表述营养评估？请给凯伦写一份 PES 报告。

1.6.3 第三步：营养干预

营养干预的定义为"通过有目的、有计划的行动积极改变个人（及其家人或照顾者），目标群体或社区的饮食营养相关行为、环境或健康状况"。其目的是"通过规划和实施适合患者/客户需要的恰当的营养干预来解决或改善已发现的营养问题。"干预措施根据 PES 中的病因或原因进行相应的指导。

eNCPT 干预有四个类别：① 食物和（或）营养素供应（food and/or nutrient delivery，ND），例如供餐、营养补充剂或替代喂养方法；② 营养教育（nutrition education，E），如提供信息和技术以改变饮食行为，改善健康；③ 营养咨询（nutrition counseling，C），制定个性化的营养计划以改善健康；④ 营养辅助治疗（coordinated nutrition care，RC），例如配合其他治疗或作为其他治疗的辅助手段。营养干预有两个相互关联的组成部分：规划阶段和实施阶段。例如，干预策略可能先是为了了解动机而进行访谈（C-2.1），然后是提高干预相关技能（E-2.2）。

营养干预必须了解客户的目标，根据其目标确定其需要进行饮食改变相关的信息、知识和技能。营养顾问判断需要提供什么信息，在每次谈话中能使客户学会多少，他/她处于怎样的教育或文化水平，需要用什么宣传手册和宣传工具作为补充材料。提供多少信息和采取哪种方法最佳。这些干预必须是个性化的，与客户的文化层次和背景相匹配。干预可能包括营养教育或咨询，例如对以下列举的主题和活动进行干预：阅读食品标签，调整食谱，菜单制定，选择餐厅或外卖，健康饮食原则，食品安全，所选食品中的营养素含量，营养补充剂，营养误区，脂肪、碳水化合物、钠或热量计算，营养-药物相互作用，食欲管理，以及营养与健康问题的关系。另外，客户需要了解身体活动，对饮食和运动进行自我监测和自我管理。可能需要对菜单制定，食物准备和食品采购进行特定的干预以解决特定问题。在对某些民族进行营养干预时，要了解其需求、愿望和生活方式，采取符合其文化的干预措施是至关重要的。

营养顾问可以建议客户与其他人讨论自己的目标，因为做出公开的承诺更有可能会完成目标。食物摄入和环境的自我监测记录应该在客户的下一次预约见面时带来。这些记录可以让客户和营养顾问一起了解影响客户饮食行为的因素，并且可以作为客户保证改变的一个展示。客户对环境的个人记录、观察和分析有助于促进他们对自己的认识和理解。

【案例分析 5】

  对凯伦的营养干预可能是什么？如何用 eNCPT 来表达可能的营养评估？

1.6.4 第四步：营养监测和效果评估

营养监测和评估的目的是"确定取得进展的情况，以及是否符合目标/预期结果"。营养从业人员确定干预效果时注意，该效果须与患者/客户的营养诊断、干预计划和干预目标有关。要确定干预进度，从业人员需要判断客户行为的变化，目标或治疗标准是否符合预期的营养诊疗结果。这涉及监测、测量和评估营养诊疗指标中的所有变化,包括患者或客户以前的状态、参考标准、评估与再评估之间的差异。

营养监测是随访跟踪,而效果评估是比较,可以是与上次访问进行比较,也可以是与参考标准进行比较。了解营养干预进展之后,可能需要调整指导意见来加快实现目标的进度。干预和评估是需要个体化的,但是,证据分析学会(Academy Evidence Analysis Library)提供了在现有的最佳实践证据的基础上建立的 NCP 的框架。例如,结果(outcome)是指客户因咨询和教育引起的变化的测量结果。在营养监测和评估中,可以有如下四类结果:① 饮食或营养史结果指标,如饮食摄入量、体育活动、营养知识和行为的变化;② 人体测量结果,如体重,体重和 BMI;③ 生化指标,医学检测指标和操作结果,包括实验室数据和检测;④ 营养相关生理改变,如体表外观和食欲。

结果指标可以了解给患者/客户临床营养诊疗的益处。在使用这些质量控制系统时,营养顾问可能希望评估如下几点:① 客户是否成功地遵循建立的目标并实施新的饮食行为;② 营养干预的成功程度,包括其优势和弱点;③ 营养顾问的个人能力。

【案例分析 6】

对凯伦的营养监测和效果评估可能是什么? 如何用 eNCPT 来表达?

1.6.5 营养诊疗系列步骤(nutrition care process chains)

营养干预对改善健康模式的效果一直很难跟踪并界定。通过 NCP 系统,注册营养师使用循证指南来指导咨询内容,并将电子医疗记录中搜索到的健康结果数据和注册营养师的干预、客户的改变联系起来。跟踪记录这些随着时间不断变化的措施,可以将收集的数据作为证据给注册营养师提供的服务提供支付酬劳的依据,并了解对健康的成本-效益改善作用(cost-effective improvements)。支付注册营养师提供给选定的糖尿病和慢性肾脏疾病患者的营养干预酬劳已经被医疗服务中心(Center for Medicare Services,CMS)批准。注册营养师必须获得 CMS 提供商的号码来直接收取服务酬劳。国际上,营养服务的酬劳支付制度各不相同。

营养顾问应该使用电子记录来记录客户的问题和目标、影响因素、未来使客户改变的干预措施。结果包括:体重的变化、血糖控制、血压、血脂等实验室指标;患者接受度;自我管理的提高;知识和技能的提高,饮食的变化和生活方式的变化。这些表明了干预产生的影响,可用于评估治疗的有效性。营养顾问和客户应该共同参与效果评估。

【案例分析 7】

请你为凯伦要做的工作写份可能的营养诊疗系列步骤。如何评估治疗的有效性并记录你工作时间的成本-效益(cost-effectiveness)以用于未来酬劳的获取?

客户对饮食改变的热情可能会在第一周下降,第二周下降更多,这会影响营养诊疗的开

展。因此,如果可能的话,应该安排后期固定的随访预约频率。急性护理场所(acute care settings)可能不提供后续的随访。因为与客户的一次面谈不足以促进健康行为的长期改变,所以可能需要将这些客户推荐给营养专业人士的门诊或私人诊所。与客户沟通是NCP中每一个步骤的基础。营养评估清楚记录患者存在的营养问题(即营养诊断)和干预措施,通常也记录有营养实践(nutrition practice)中可测量结果的指标。

1.7 营养实践范围的拓展

营养领域不断有新的工作岗位出现。这里会重点列举一些,但这些只是部分新兴的实践和工作领域,尚未有明确的界定。主观整体评估工具(the subjective global assessment tool)和营养体检(nutrition physical examination)检查患者口腔黏膜的变化、皮肤的完整性和营养缺乏情况,从而做出营养诊断并采取相应的营养干预措施。有些从业人员正在探索更好的临床技能考试标准(advanced clinical skills examination principles),未来可以用标准化的患者(standardized patients)来进行考试,就像目前在医学,如骨科医学所进行的标准化考试那样。2013年由营养师注册委员会发起的高级实践考试(advanced practice audit),提供了初步的实践考核模式,在此基础上,营养师注册委员会可能会有高级实践技能资格证书考试(advanced practice credential examination)。

使用narrative medicine(译者注:一种新的教学方法,用一个故事型案例进行医学教学)进行营养评估的概念也正在被探索之中。这种技术建立在动机性面谈技能(motivational interviewing skills)之上。它提供了除NCP外的主观和细节的叙述能力。以下是narrative medicine的一个案例文件:

> 患者史密斯先生坐在房间里,表情死气沉沉,不愿意用眼神交流。他刚刚得知自己的肾功能衰退了,需要尽快透析。吃什么或不吃什么是他脑海里最后要考虑的事情。史密斯先生的思维更多集中在如何继续工作和支撑他的家庭。

新的实践工作场所也在拓展中。在以患者为中心、以"整体人"为目标的哲学医学"家庭"(patient-centered "whole-person" philosophy medical "homes")和全面照顾型护理医疗机构中,营养工作者应参与到整合医疗团队中一起工作。这些整合医疗系统正在从传统收费服务模式转向综合的"全面"护理模式,并从改善健康和健康成果中获得经济上的回报。注册营养师在确定营养诊断、提供适当的营养干预和帮助客户降低患病风险方面,具有"整合"工作的作用。

国际专家已经开会讨论了对疾病有关的营养不良和粮食不安全(food insecurity)进行营养诊疗的健康经济效益。循证营养指南开始发展,推动了营养研究和实践。指导公共卫生政策和标准需要持续的营养监测和评估。目前,比较热门的一个领域是与农业、营养和健康直接相连的领域,Volgiano等总结了三者结合的专业举措。

- 支持可持续的农业实践和生态农业创新
- 支持国际食品安全和公共政策合作
- 促进从农场到餐盘和餐盘到餐桌的全球教育计划
- 倡导安全的有营养意识的食品加工
- 与零售商合作,推出健康的食品选择和方案
- 教育消费者有循证依据的食品准备和储存方法
- 提高全面减少食物浪费/浪费食物的意识

在国际上,超过30%的供人类使用的食物被浪费或不再可用。一些营养从业人员已经开始把他们的影响力转移到农民和直接的食品生产者。未来的营养实践工作领域会朝着令人兴奋的新方向快速发展。

【自我评估 2】

在未来,哪个营养实践领域是你想要探索或希望发展的?

1.8　总结

目前,不断扩展的营养专业职能范围依赖于沟通、咨询和教育技能。将营养科学和政府健康计划转化为实践应用是营养从业者的基本工作,包括应用到社区、团体、家庭,或在食物准备、购买、摄入等领域的个体。沟通艺术对于管理者和团队领导也是至关重要的。所有从业者都需要这种沟通能力,从而与员工、同事、同级别的团队成员、有权威的上级、顾客、患者以及客户有效地沟通和工作。实践范围框架有助于考虑现在和未来的实践范围,并给服务的对象提供有质量且安全的营养服务。NCP 标准化语言和 eNCPT 提升了我们在提供有效且高质量的营养诊疗时的沟通能力,有助于获得良好的健康效果。

1.9　回顾和问题讨论

(1) 列出五个影响人们饮食习惯或行为的因素。

(2) 实践框架标准(Standards of Practice Framework)的三个主要组成部分是什么?

(3) NCP 的四个步骤是什么?

(4) 营养从业人员在 NCP 的四个步骤中分别需要做什么?

1.10　活动建议

(1) 和那些尝试改变食物选择的人讨论发生的改变和影响改变的因素,包括任何影响

改变的机会、挑战或障碍。影响这个人的因素是什么？

(2) 选择一个饮食方案,如增加纤维摄入、限制钠摄入、降低能量、减少脂肪和胆固醇的摄入,并自行遵循7天。坚持每日记录所有摄入的食物。体会执行一周的饮食改变有多容易或多困难？哪些因素会帮助或阻碍你的坚持？

(3) 观看2小时的电视或检查两本当前的杂志。其中有哪些食品广告？广告有没有什么营养信息？这些广告会如何影响食物选择？请与你同行的观察和分析结果进行比较。

参考文献

1. Worsfold L, Grant BL, Barnhill GD. The essential practice competencies for the Commission on Dietetic Registration's Credential Nutrition and Dietetics Practitioners[J]. J Acad Nutr Diet, 2015, 115: 978 - 984.

2. European Federation of Associations of Dietitians[EB/OL]. http: //www. efad. eu/everyone/1468/5/0/32. [2015 - 12 - 15].

3. Dietitians of Canada[EB/OL]. http: //dietitians.ca.[2016 - 09 - 28].

4. Dietitians Association of Australia[EB/OL]. http: //daa.asn.au.[2016 - 09 - 28].

5. International Confederation of Dietetic Associations[EB/OL]. http: //www. internationaldietetics. org/About - ICDA.aspx. [2015 - 12 - 15].

6. Marcason W. Dietitian, dietician, or nutritionist[J]. J Acad Nutr Diet, 2015, 115: 484.

7. Wilson B. First bite: how we learn to eat[M]. New York, NY: Basic Books, 2015.

8. Healthy People 2020[EB/OL]. http: //www.healthypeople.gov. [2015 - 12 - 15].

9. NHANES[EB/OL]. http: //cdc.gov/nchs/nhanes. [2016 - 09 - 28].

10. United States Department of Agriculture. ChooseMyPlate[R/OL]. http: //ChooseMyPlate. gov. [2015 -11 - 01].

11. Tagtow A, Nguyen J, Jonson-Bailey D, et al. Food waste reduction efforts at the USDA[J]. J Acad Nutr Diet, 2015, 115: 1914 - 1919.

12. Chang S, Gavey E. Supertracker groups: connecting registered dietitian nutritionists with clients[J]. J Acad Nutr Diet, 2015, 115: 1755 - 1757.

13. Dietary Guideline Dietary Guidelines for Americans[EB/OL]. http: //health. gov/dietaryguidelines. [2015 - 11 - 01].

14. Eating Well with Canada's Food Guide[EB/OL]. http: //healthycanadians. gc. ca/eating-nutrition/healthy-eating-saine-alimentation/food-guide-aliment/index-eng.php. [2015 - 11 - 15].

15. World Health Organization. Global targets 2025[R/OL]. http: //who.int/en. [2015 -11 - 15].

16. International Food Information Council Foundation. Tenth Food & Health Survey: consumer attitudes toward food safety, nutrition & health[R/OL]. http: //www.ific.org. [2016 - 01 - 24].

17. Pew Report 2015[R/OL]. http: //pewresearch.org/2015. [2016 - 09 - 28].

18. Academy Quality Management Committee, Scope of Practice Subcommittee of Quality Management Committee. Academy of Nutrition and Dietetics: Revised 2012 standards of practice in nutrition care and

standards of professional performance for registered dietitians［J］. J Acad Nutr Diet，2015，113：S29 - S45.

19. Academy Quality Management Committee，Scope of Practice Subcommittee of Quality Management Committee. Academy of Nutrition and Dietetics：Revised 2012 standards of practice in nutrition care and standards of professional performance for dietetic technicians，registered［J］. J Acad Nutr Diet，2015，113：S56 - S71.

20. Academy of Nutrition and Dietetics，Nutrition Care Process［EB/OL］. http：//www. eatrightpro. org/resources/practice/nutrition-care-process.［2015 - 11 - 01］.

21. Commission on Dietetic Registration. RDN credential［R/OL］. http：//cdrnet. org/certifications.［2016 -09 - 28］.

22. Kent PS，McCarthy MP，Burrowes JD，et al. Academy of Nutrition and Dietetics and National Kidney Foundation：Revised 2014 standards of practice and standards of professional performance for registered dietitian nutritionists（competent，proficient，and expert）in nephrology nutrition［J］. J Acad Nutr Diet，2014，114：1448 - 1457，e45.

23. Academy of Nutrition and Dietetics. Standards of practice［S/OL］. http：//www. eatrightpro. org/resources/practice/quality-management/standards-of-practice.［2016 -01 - 15］.

24. Academy of Nutrition and Dietetics. Nutrition terminology reference manual（eNCPT）：dietetic language for nutrition care［R/OL］. http：//ncpt. webauthor. com.［2016 - 09 - 28］.

25. Academy of Nutrition and Dietetics. Evidence-based analysis library［R/OL］. http：//www. andeal. org.［2016 - 09 - 28］.

26. Thompson KL，Davidson P，Swan WI，et al. Nutrition care process chains：the "missing link" between research and evidence-based practice［J］. J Acad Nutr Diet，2015，115：1491 - 1497.

27. Subjective Global Assessment［EB/OL］. http：//subjectiveglobalassessment.com.［2016 - 01 - 15］.

28. Kelly MP. Nutrition physical assessment in chronic kidney disease//Byham-Gray LD，Burrowes JD，Chertow GM. Nutrition in kidney disease［M］. New York，NY：Humana Press，Springer Science，2014：69 - 89.

29. Peregrin T. Enhanced bedside manner heals patient-practitioner communication［J］. J Acad Nutr Diet，2014，114：529 - 532.

30. Mueller C，Rogers D，Brody RA，et al. Report from the advanced-level clinical practice audit task force of the Commission on Dietetic Registration：results of the 2013 advanced-level clinical practice audit［J］. J Acad Nutr Diet，2015，115：624 - 634.

31. Kohn JB. Stories to tell：conducting a nutrition assessment with the use of narrative medicine［J］. J Acad Nutr Diet，2016，116：10 - 14.

32. Boyce B. Emerging paradigms in dietetics practice and healthcare：patient-centered medical homes and accountable care organizations［J］. J Acad Nutr Diet，2015，115：1765 - 1770.

33. Volgiano C，Steiber A，Brown K. Linking agriculture，nutrition，and health：the role of the registered dietitian nutritionist［J］. J Acad Nutr Diet，2015，115：1710 - 1714.

34. Volgiano C，Brown K，Miller AM，et al. Plentiful，nutrient-dense food for the world：a guide for registered dietitian nutritionists［J］. J Acad Nutr Diet，2015，115：2014 - 2018.

2 沟通交流

学习目标

- 列出沟通模式的组成部分
- 探讨提高语言交流支持性和有效性的方法
- 阐述释义的用法
- 列举非语言行为的例子
- 讨论多样性对沟通的影响
- 提高倾听技巧的方法
- 了解常见的沟通障碍,以及如何克服

案例

琼·斯蒂弗斯是一位营养师,她在医疗记录中写道:约翰·琼斯,63 岁,身高 180.4 cm,体重 113.4 kg。琼斯先生已经退休,刚刚确诊为 2 型糖尿病。琼斯来到病房进行自我介绍后,告诉患者她来访的目的是讨论他目前的食物摄入情况。谈话过程中,琼斯先生和他的室友正在观看电视中播出的棒球比赛,并不时对比赛和球员进行简短的评论。最后,琼斯先生说:"你应当跟我的妻子交流,而不是我,平时都是她做饭。"这时,医生走进了房间。

你只有一次机会留下良好的第一印象。

———加里·德斯勒

You have the only chance to make a good first impression.　—Gary Dessler

2.1　前言

如今的科技发展使得沟通交流更为便捷。我们可以通过短信、电子邮件、智能手机、即时通信、推特(Twitter)和脸书(Facebook)等相互联系。然而,对健康相关专业人士而言,与他人当面交流是十分必要的,也应具备与个人、团体和公众进行面对面沟通的技巧。美国营养师协会(the Academy of Nutrition and Dietetics)将"语言沟通技能"作为与患者、客户、顾客和其他专业人士进行有效交流的核心竞争力。"在与公众的交流中提供准确和真实的信息"是《道德准则》(*Code of Ethics*)的要求。

沟通技巧是面试、咨询、教育患者、客户和公众以及帮助人们改变其饮食和健康行为的基础。营养咨询师和健康管理人士通过与患者、客户和医务人员的共同协作，提供营养干预和教育。举例来说，以患者和客户为中心的咨询是综合干预措施的一部分，要求营养师具有良好的沟通、咨询和教育技能。

良好的沟通技巧增加了专业人士与客户和员工成功交流的可能性。与医疗团队的其他成员进行交流同样十分重要，这不仅有助于确认营养干预的对象，而且有助于此后与患者和客户就营养相关问题进行沟通。那些从事餐饮业管理或在人力资源部门工作的人，都需要定期与员工及其他人交流。当专业人士晋升至更高级别的管理职务时，沟通技巧对于合作更是至关重要。

本章介绍人际沟通的过程，包括语言和非语言沟通，以及倾听的技巧。下文将首先展示一个沟通过程模型并进行讨论，然后对语言、非语言沟通和倾听行为的影响进行阐述。本章还将讨论多样性对沟通的影响。

2.2　沟通的定义

沟通可以简单定义为"信息处理的过程"，是指语言和非语言信息的传递，而这些信息中包含了"人们（在沟通过程中）共同创造的信息"。因此，所谓沟通，就是指人们通过语言和非语言方式传递信息并为对方所接受和理解的过程。一个专业人士需要掌握多种能力，包括其措辞应适合客户或员工的理解水平，能与客户或员工建立关系，了解交谈时如何减轻对方焦虑，沟通时懂得如何确保唤起回忆，以及给人们提供反馈。

有效的沟通要求讲述者希望传达的信息能被完全理解并达到预期的效果，而且内容是符合伦理且真实的。文化、性别、年龄、教育、背景和其他因素的差异都可能是误解的根源。有效且合乎道德的沟通需要认真地倾听，理解其讲述的内容并对信息保密。

美国政府的"健康人民2020"计划关注的重点领域是提升全民健康水平。沟通交流，如同疾病预防措施，同样有助于促进健康。该计划旨在通过沟通和健康信息技术（health information technology，HIT）提高人群的健康结局和医疗质量，以实现健康公平（health equity）。这些目标包含着一些新的机会，既可接触多元文化，也能接触到那些文化程度有限的群体，而后者在获取健康信息方面可能存在一定的问题。

健康相关文化程度被定义为"在医疗环境中通过基本的读写和运算技能处理健康信息的综合能力"。低文化程度会影响患者对书面和口头医疗建议的理解，这种情况在某些群体较为普遍，如受教育程度低的人、认知能力低的人、某些特定社会阶层和民族，以及老年人。

沟通是习得的技能。一个人的交谈、倾听、理解语言和非语言的能力需要不断地练习。将理论付诸实践需要有意识的努力、反复的尝试和多次试验。通过练习，你会在较短的时间内注意到别人对你回应方式的差异。技能的磨砺虽是一个持续的过程，却始于对人际沟通组成要素的理解。

2.3 人际沟通模式

复杂的过程以模型呈现时更容易被掌握。模型是帮助人们理解的图解说明。对于希望拓展和提高交流能力的专业人士而言,学习了解沟通模型各个组件的作用是必不可少的。

2.3.1 沟通模式的组成

沟通模式包括以下元素:发送者、接收者、信息(语言和非语言)、反馈和障碍,如图2-1所示。

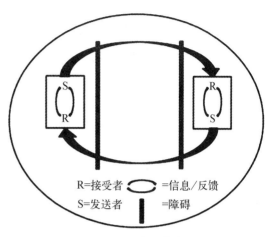

R=接受者　　◯=信息/反馈
S=发送者　　▮=障碍

图2-1　沟通模式

2.3.1.1 发送者

信息的发送者将生成的想法或情感进行编码形成语句,并首先发言。

2.3.1.2 接收者

接收者或聆听者对信息进行解码或赋义,往往同步进行着信息的解读和传递。他们可能一边聆听一边根据自己过去的经验或想法对信息进行过滤,同时思考对方停止说话时自己要说什么。在这种双向沟通过程中,信息接收者即使在沉默时也在进行交流。他们可以根据对信息的理解进行非语言沟通,例如涨红的脸或颤抖的手。信息的发送者则依据接收者的表情举止相应地调整后续的交流。就这样,双方同步进行着信息的发送和接收。

2.3.1.3 信息

信息是与他人交流的讯息。接收者对两种信息进行解读:语言信息及从讲话者和情境得出的非语言信息。接收者的非语言性推理来自其感受到的对方的情感语调、面部表情、着装、举止、语气、措辞、发音以及对话的情境。

2.3.1.4 反馈

交流过程可能充满错误、误解,或被接收者错误解读,因此,反馈有助于沟通顺利进行。"反馈"是指接收者对于信息产生的语言和非语言的反应,可以确保消息被正确理解且沟通成功。在面对面交流时,信息发送者一边交谈一边看着对方;而对方对于信息做出的语言或非语言的反应,无论是认同、惊喜,无聊还是反对,都是反馈的形式。

面对面交流在开始后不久,就迅速成为实时双向发送和接收的过程。当发送者在说话时,他们正在接收接受者的非语言反应。基于这些反应,他们可以通过改变语气、声调,使用更简单的语言或其他方式进行调整。可以预见的是,反馈的方式因个人经历、教育、性别和文化差异也有所不同。在许多非西方文化中,尽管发送者更希望得到直接的确认,但反馈却可能是微妙和迂回的。

在书面交流中,作者无法看到读者,因此不能向他们解释内容。即使作家为了目标读者仔细斟酌用词,却无法根据接收者的反馈即时调整语言。因此,书面交流往往没有一对一的当面交流来得有效。

2.3.1.5 障碍

障碍,有时称为噪声或干扰,会阻碍沟通并干扰对信息的理解。这些因素也包括信息发送者和接收者所固有的独特属性,例如双方在沟通时的状态。其他因素还包括空间的大小、形状、色彩、温度和家具摆放等,电话铃声或电视的声音也会造成干扰。

每个人都是独一无二的。焦虑、恐惧或忧虑的情绪可能会影响对信息的理解。没有人与他人有相同的生活经历,因此两个人对于言语的理解不可能完全一致。有经验的沟通者应理解这些情况并做出相应的补偿或保障,以保证对方正确会意。

必须记住的是,一个人处理信息的能力有限。当信息超过我们的理解能力时,会出现信息过载。结果就是人们对信息进行选择、忽略或遗忘,导致沟通不佳。同一句话对不同的人意味着不同的含义,这也可能是信息错误解读的原因。因此,信息取决于人们的理解而非语句本身。

现在的客户或员工,具有不同的文化和种族背景,其多元化程度超过以往任何时候。这也增加了不同群体的人在口头交流时出错的可能性。同一个词语在不同语言或有着不同价值观、经历、看法的人意味着不同的含义。曲解也可能源于心理因素,包括偏见、成见和心胸狭隘等。

患者对疾病及其后果的恐惧,可能会成为心因性干扰。信息发送者的职责是使对方尽可能地理解自己想表达的意思。言语的意义并非一成不变,可能受到外部和内部的影响。沟通环境、文化差异、交流者之间的距离、光线、温度和颜色都可以影响信息传递的含义。这些因素也可能是干扰人们理解的障碍。

2.3.1.6 人际交流

在以关系为核心的医疗保健中,有效的人际交流模式(interpersonal communication model)有助于患者和客户获得更好的健康结果。提升患者的知识和理解、回应他们的情绪变化、鼓励患者自我管理,都是有益的。沟通的结果可能受到许多因素的影响,如对方的健康相关文化程度、同行交流的情况、个人喜好、教育程度、收入、职业、职务、地区、文化和生活在城市还是乡村等。这些都能影响人际交往与健康。一个人对于疾病的态度也会改变他/她的健康行为。

行为改变理论关注实际的行为变化,而人际沟通理论则是基于医患关系。人际沟通关系中还应包括那些可能影响患者健康和疾病状况的家庭成员和朋友。人际关系可以影响与健康行为改变相关的目标和任务。相互信任和融洽的关系有助于双方开诚布公的交流并影响健康行为的改变。

每位患者或客户都是自己生命、健康、经历和人际关系的专家。通过与患者分享决策、协商对话、形成共鸣、尊重和消除成见,有助于营造信任和开放的关系。

以医患关系为中心的健康服务要求健康提供者和患者之间存在尊重、互信和约定的关系。当患者的情感得到理解和慰藉后,才会保证治疗相关目标和计划的顺利进行。

医患沟通对健康结局的影响非常大。健康服务提供者与患者或客户之间发展起来的人际沟通关系,也关联着健康行为的改变。良好的医患沟通关系不仅有益于当事人,也有利于促进健康信息交流以及帮助患者自我管理。

【案例分析1】

　　在案例挑战中,沟通的障碍是什么?

2.4　语言和非语言交流

　　日常交流通常采用两种方式,一种是语言,另一种是非语言或肢体语言。语言交流(verbal communication)和非语言交流在沟通期间同时进行,下文将分别讨论它们对沟通过程的影响。

2.4.1　语言交流

　　为了保证与客户或员工之间的沟通畅通,专业人士应当懂得如何创造支持性的气氛。支持性氛围是指一个人讲话的时候,另一个人认真倾听而不是沉浸于自己的内心思绪。这样就创造了一种信任、关怀和接受的气氛。当倾听者感觉受到侵犯或沮丧时,会"关闭自己的内心",那样就产生了相反的效果——防御性氛围。当这种情况发生时,因为信息不再被接受,继续交流没有什么意义。因此,当试图讨论双方具有不同意见的话题、解决冲突或消除愤怒时,支持性氛围显得尤为重要。

　　对话交流时创造支持性气氛的指南包括:① 注意措辞,以描述性而不是评价性的方式来讨论问题;② 描述情况时以问题为导向并对信息进行解读,而不是试图操控对方;③ 提供几个备选方案而不独断专行;④ 平等待人,认真倾听;⑤ 回应时态度具有同理心,而不是中立或以自我为中心。

2.4.1.1　描述而非评价

　　通常,当涉及会引起客户抵触的主题(如体重增加)时,专业人士应该在约见客户之前充分考虑:如何在对话中描述性而不是评价性地提出敏感话题。只要人们感觉到别人正在评判他们的态度、行为或工作质量时,就有增加防御性的倾向。诸如"你似乎没有努力"或"你不在乎合作"这样的评论是基于推断而非事实得出。因此,当对方回答"我当然关心"或"我十分努力"时,这场对话就已经设定了一个争论的框架,而且无法证明谁对谁错。

　　处理棘手问题时,最安全、最不具进攻性的方式是尽可能客观地描述事实,而不是评价他人的行为或态度。举例来说,当营养师告诉客户,对于他/她仍然每天多次吃冰激凌和薯片这件事,自己作为咨询师感到沮丧;此时,营养师在看待问题时并没有进行评价。随后,客户会与营养师一起讨论这个问题,而不是对依从性差的评价进行争论。

　　在工作场所中,批评迟到几次的员工"不负责任"和"对工作不上心"可能会导致有敌意的反驳和可怕的沉默。员工可能觉得迟到是不应该受到批评的。事实上,迟到可能有合理的解释,而经理也应该询问其原因。谈论迟到对其他同事和延误工作进度的影响,则是诚恳的、描述性的、不会引起反感的对话方式。

2.4.1.2 以问题为导向而不是试图操控对方

以问题为导向而不是操控性对话有助于建立支持性的沟通氛围。通常,当人们希望他人欣赏自己的观点时,会通过一系列的问题进行引导直到对方找到"适当的"视角。这是一种操纵形式,一旦当事人意识到自己是被引导并分享对方的观点时,就会引起抵触。

【示例 1】

"几个星期前你就答应停止吃冰激凌和薯片,但是每周你又都承认还在吃这些食物。大约一个月前,你答应改用新鲜水果作为零食,到现在也没做到。"

如果咨询师采取问题导向的方法,与客户的讨论将更有成效。

【示例 2】

"过去 6 周内,你增加了 1.4 kg(3 磅)。按照我们计划的饮食方案,本来期望你会减轻 1.8~2.3 kg(4~5 磅)。看来两者之间有些出入,让我们讨论一下为什么你的体重会增加。"

当客户和员工认为营养师很坦诚的话,则会尊重对方。

做了描述性而不是评价性的开场白后,你应该在没有预案的情况下与客户协作解决问题。当双方都能倾听彼此的想法时,或客户主动提出解决方案时,更有可能出现具有创造性的、优越和持久的解决方案。

在前面的例子中,咨询师的后续言论取决于对方如何回应提出的问题。营养师需要给予客户思考的时间;这通常意味着等待一个答案。咨询师们需要懂得这种沉默静坐的张力中所蕴含的支持性(discipline of sitting),一直等到客户或员工做出回应。

通常,客户首先给出的是他们认为不会使咨询师感到沮丧或震惊的解释。然而,只有当他们感觉足够安全、不用担心丢脸或尴尬时,才会坦露那些可能使咨询师感到震惊的"真正的"原因。换句话说,咨询师在听取首先给出的原因后,最好用自己的话改述(paraphrasing)或解释下自己所理解的内容。只有当对方感觉足够舒适时,他们才能够表达真实的反应、问题或答案。

2.4.1.3 给出初步备选方案而不应独断专行

当向客户提供建议或帮助他们解决问题时,咨询师应该给出初步建议,但不应独断。"初步"意味着当其他情况出现时可以改变选择,这为客户补充信息提供了可能。一则独断性的意见可能是"我知道这就是解决你问题的方案"。初步意见可能是"你可以考虑这几种方案"或"可能有其他方法来处理这个问题,或者你也有一些想法,但这些可能是你应该考虑的事情"。

2.4.1.4 平等待人而不是高人一等

在讨论问题时,双方应该彼此平等相待、共同协作。抵触反应在任何时候均可能存在,同级别的人沟通时也不例外。当一方将对方的语言行为（verbal behaviors）或非语言行为（nonverbal behaviors）解读为高人一等的表现时就可能诱发抵触情绪。

在专业人士和客户，或管理者和员工的关系中，前者因为下意识地希望他人接受自己的建议，常常会倾向于强调地位或职级。诸如下面这样的语句可能会引起另一方的不适或愤怒："作为一名消费者，你可能很难理解这些。你只需要遵循我的建议；我做这行已经十年了。"诚然，让客户知道自己接受过教育、能胜任这个工作并没有错，但表达方式却至关重要。更有效和微妙的方式是表明你并不了解所有的答案并告诉他们"我研究过这些问题，也处理过其他客户的类似症状。我希望能将你自己的想法和计划整合到解决方案中。你一定会满意，并愿意尝试新的饮食习惯。"

当员工向经理提出一个后者曾经尝试过却失败了的建议，可能会被告知："如果我是你，我也会这么考虑，但是等你有更多经验时，你就会明白这个建议为什么没有效果了。"含蓄地提及下级的较低地位足以引起抵触心理。专业人士可以更好地回应，比如"我可以理解你为什么这么说，我也这么想过，但是我尝试过了并没有成功"。这显示出对客户和员工智慧和生活经验的尊重，并维护了他们的尊严，有利于促进合作。

在化解冲突、解决问题以及讨论可能对他人造成威胁的任何话题时，合作比尝试说服对方遵从建议更为有效。人们感觉更有义务坚持他自己参与设计的解决方案。如果客户只是尝试专业人员给出的解决方案，则无法在证明自己正确这一方面体验到满足感；然而，如果解决方案是通过合作达成的，行之有效后则会带来真正的满足感。两个人分享见解、知识、经验和感觉可以促进彼此的创造性思维过程，这样做又会涌现出新的想法。

在解决冲突、处理问题和讨论可能冒犯到他人的问题时，共同协作远比说服他人按照专业建议行事要有效得多。共同协作还有其他优点。人们觉得有义务支持自己参与设计的解决方案。如果客户正在尝试专业的解决方案，他们在证明自己是正确的这一方面很难体会到满足感。然而，如果解决方案是通过合作达成的，他们会努力证明这一方案是有效的，来获得真正的满足感。两个分享见解、知识、经验和感情的人可以彼此激发创造性思维过程，而反过来又会产生其他本来不会出现的想法。

2.4.1.5 共情而不是"中立"

共情或同理心，是"一种设身处地理解他人感受的情感反应"，我们能换位思考或体会另一个人的感受。问问自己："我能否像亲身经历一样理解他们的体会？"在医疗保健工作中一些可能存在偏见的情况下，例如在与肥胖患者交流时，具有同理心尤为重要。

共情在后面将要提到的倾听技巧中经常提及。同理心可以展示出营养师在充分、积极地参与互动。缺乏同理心可能会让患者、客户和员工有被误解的感觉。

为了有效地与客户和员工合作，你必须能以某种方式证明自己希望理解对方的感觉。当倾听者告知对方正试图理解她/他的谈话内容和感受时，这种"证明"可以是对评论的共情性的反应。例如，客户可能会说："我一生都在吃很咸的食物，这是我文化的一部分。我不知道没有它们我的生活会变成什么样。"专业人士可以回应："你似乎在担心饮食建议会改变你的生活质量。"

如果专业人员对共情表达准确，客户将承认这一点且可能继续交谈，同时客户还确认了对方在认真聆听。如果专业人员词不达意,客户则会对此进行纠正并继续交谈。因此,专业人员只要试图理解对方,但无须准确。此外,在同理性回应中,专业人员无须给予建议,而是要满足对方表达和被关注的需要。客户或工作人员在能够听取建议之前,必须首先说明他们关切的事项;否则,他们会在专业人士说话时考虑如何接话。

对于一个要求在忙碌的周末请假参加家庭聚会的员工,主管的中立性回应可能是:"我无意冒犯,但规则就是规则,如果我为你破例,那其他人也会希望破例。"换用以下的同理性反应:"我了解你不能参加家庭聚会的感觉肯定很糟糕。我对自己不得不拒绝你感到非常抱歉,但是我无法承担准假引起的后果。"那么,员工仍然会对必须工作感到难过,但对主管不会有什么怨恨情绪。主管让下属知道他/她充分理解下属的感受并且表示同情,这是最有效的安抚失望情绪的方法。

【案例分析 2】

营养师应该怎么回应琼斯先生? 下一步应该怎么做?

2.4.1.6　释义,一项关键技能

释义是用你自己的话重述对方所说的内容,在同理性对话中常常用到。大多数人都没有把释义纳入他们的沟通技能中。即使人们意识到释义的重要性,但在沟通中运用这项技能时却可能感觉不舒服、不自然,或担心别人认为他们在"卖弄"。如果专业人员在要求客户或员工释义时感到尴尬,可以暗示说这么做是为了确认是否理解正确。例如,"我想确认下我真正理解了你的问题,你是说……"

【示例 3】

"我知道我有时解释得不够好,而且有时客户们也常常还有疑问。为了确保我解释清楚了,可以请你说一下你将来的膳食计划吗?"

当然,询问对方"你明白吗?"花费的时间更少。但是,这样提问效果不大。由于助人者和被助者之间的专业认知程度有差别,后者可能羞于承认自己不懂。当认知程度较高的人询问他人是否"理解"时,答案几乎总是"是"。这种情况在与某些民族的客户进行沟通时更为常见。

另一种可能是,客户或员工确信自己已经理解了这个问题并回答"是"。然而,这种理解却可能包含了对原始信息的某些修改,如替换、曲解、增加。专业人士应熟练掌握释义这项技能,以用于确认重要的指示、感受以及客户或员工披露的信息。

与专业程度更高的人共处会带来焦虑感。因此,客户或员工在描述症状或阐述问题时可能不如平时清晰。专业人士应通过释义确认他/她了解了"信息发送人"表达的意思。专业人士应该尽量避免语句听起来过于机械,如"我听到你说的是……",而是应当保持语言清晰、简单、自然。例如,"我想确认下是否理解正确;让我用自己的话释义下你刚才的内容吧"这样的语句更加自然。

有两点需要强调：① 并不是对方所有的话都需要进行释义，这样做容易引起分心。只有涉及那些必须理解的关键信息时，释义才是必要的。② 释义往往会带来额外的披露和更多的信息。

人们已经习惯和不会真正倾听的人对话。因此，当他们与那些通过释义证明自己认真倾听的人交谈时，通常会愿意多说。对于专业人士来说，这些额外的信息可能是有价值的。另一个好处是，在客户或员工说明了所有的问题和担忧并卸下精神负担之后，他/她已经在心理上准备好坐下来倾听或解决问题。

专业人士如果说得太多或太快，就可能无法将所有的信息传达给另一方；而倾听者可能会利用对方讲话和自己处理信息的时间差来预想如何应答。人类的思维比说话速度快 4～10 倍。

【案例分析3】

琼斯先生的话提示了哪些他对待健康问题的态度？

【自我评估1】

指导：释义练习

（1）客户：“我大部分时间都是超重的，尝试了许多不同的饮食，好不容易减掉了几千克，然后又胖了回来。”

（2）员工：“我不明白你为什么一直要进行改变，以前的主管对我们的流程很满意。”

2.4.2　非语言交流与形象管理

交流过程中产生意义的并不只是口头语言或书面语言，还有"非语言"信息。在接收者同时接收到的语言和非语言两种信息中，后者占比更大，也更具有影响力和可信度。作为信息接收者，人们学会了更加信任自己对非语言信息的判断而非发送者选择的措辞。他们知道非语言行为往往是不自觉的，而语言信息通常是经过计划和斟酌的。

在沟通过程中，非语言信息可以传递感受，对关系的发展至关重要。然而，对专业人士而言，重要的是提高自己在沟通中使用非语言信息的意识，并理解对方的非语言信息。我们的非语言信息比语言信息更可信。

"一张图片胜过千言万语"。你的形象怎么样？即使我们还没开口，对方可能已经通过衣着和外表来评价我们。衣着和外表是我们有意识地进行选择的，也是非语言交流（nonverbal communication）的载体。妆容、发型、穿着和配饰展示了你的自我形象。专业化形象很难去定义，但却是在第一次会面时给人留下的印象，而且多数人都对此有体会。外表中的服装、发型和配饰等都是个人形象管理（image management）最重要的元素。

女装应选择款式简单、制作精良的中性色彩的衣服，例如衬衫搭配裙子或长裤，或毛衣；对男性来说，衬衫、领带、长裤和正装鞋则是正确示例，其目的均在于看上去专业而保守。此外，衣服太紧、太短或太过时髦、镂空装、人字拖、汗衫、过度佩戴珠宝、斑驳的指甲油或露出的文身等均应避免。如果客户无法认同你的外表，就可能出现沟通困难，并质疑你的办事能力。

在接触新面孔时，我们会马上开始通过非语言信息，例如眼神接触、外表和握手的力度等对他/她进行判断。说话者所固有的一些非语言信息的形式，如面部表情、语调、眼神、手势、肢体语言（gestures，body language）等，在不同文化中的意义各不相同。信息接收者注意的是非语言信息的组合。

如果你一边在听客户讲话，一边翻着书或表情无聊地看着屏幕，客户不会相信你对自己的话感兴趣。通常，人们不会仅仅关注姿势、眼神或面部表情而忽略其他非语言信息。因此，你需要协调所有的非语言信息并使之与语言信息一致。

不同的人群有着各自的非语言行为，且存在很大差异。虽然人群有着共有的特性，但是因为人类从生命早期就开始了行为学习，因此，不同人群肢体动作的含义也有所不同。我们自己的过去也影响着我们对一个人"是"或"应该是"什么样的看法。正因为存在这些差异，你应当适应不同群体的非语言行为。例如，只要客户对眼神接触或身体触碰表现出排斥或反对的迹象，你就应当立即停止这些行为。沟通能力要求"能够调整自己的行为，使之与对方的行为和文化相适应"。

【案例分析 4】

从琼斯先生的非语言行为里你注意到了什么？

面部表情通常是在互动中注意到的第一个非语言特征。"你微笑，世界与你一起微笑。"当你开心的时候你看起来是什么样子的呢？而当你无聊或担忧的时候呢？轻松愉快的笑容预示着友好、平易近人的氛围，并留下良好的第一印象。支持性的语调则是平静、自控、充满活力且热情的。

眼神交流包括某种程度的凝视——可以观察到彼此的面部和身体信息。眼神交流不仅是优秀的反馈形式，而且让双方感觉真实可信，并让客户感受到你对谈话内容的兴趣和交流的愿望。姿势最好是微微前倾，而不是远离对方。大幅度的手势可能被解读为力量的展示，通常应当避免。

触碰也是反馈的有效形式。通过温柔的触碰、轻拍或握手，人们可以毫无冒犯地快速传递出解决问题的欲望。触摸传达感情、关注和兴趣的速度快于口头表达。虽然一个人可能看起来平静、自控且完全放松，但一个触摸动作却可以暴露出他的紧张和不安。

2.4.2.1　必须警惕来自他人的非语言信息

除了关注环境以及自己的语言和非语言行为来创造信任的氛围外，还需要注意他人的非语言信息。即使营养师表现得坦率、富于同情心且注意言行，但是由于人们内在的焦虑、困惑、紧张或恐惧却仍可能导致误解的发生。有效人际沟通的两个要求是观察他人的非言语暗示，并以肯定的方式回应他们。

例如，尽管客户或员工点头表示理解却看起来很困惑，你需要通过让他/她转述或简述关键建议来确保理解。如果客户出现突然脸红、双手颤抖，或流下眼泪，就需要采取比较直接的手段缓解他/她的焦虑。只有当对方放松并集中注意力时，才有可能达到理想的双向沟通。

在交谈几分钟后，你和客户都能感觉到对方的"暖"或"冷"，以及对方对自己的关注程度。如果说话者表情愉悦并且在谈话中直视对方，听者会推论他/她可能是富于同情心的人。在建立了最初的正面印象之后，这种印象会蔓延到与原来观察到的行为并不直接相关的领域。

这也可以是一个相反的过程。如果你在交谈过程中不看对方、触碰对方动作太重或表情不愉快，可能会使客户产生负面印象——傲慢、不关心别人、冷淡或"冷漠"。尽管这些正面或负面的最初反应可能并不准确，但是这种情况却非常普遍。在很多情况下，你可能并没有赢得客户的信任和第二次合作的机会。

2.4.2.2 必须始终保持积极的影响

定期与客户或员工碰面，给了营养师或管理者加强或者改变别人看法的机会。一个人如果平时冰冷、不合群且对他人漠不关心，但在开会时突然表现得不同寻常，大家也是不会相信他/她的。你需要不断地强化客户或员工对你的正面印象。

除关注自身的非语言行为和形象之外，营造有助于交流的良好氛围、消除周围环境中的交流障碍也十分重要。有特色的办公室、浅色的房间、柔和的灯光、舒适私密的咨询空间和舒服的家具，所有这些都能增加客户或员工的集体感知。桌上成堆的文件、响铃的手机、持续的干扰，均应以私密和安静的环境取而代之。咨询常常在医疗场所中进行，因此，还应注意营造友好的氛围。

要做到有效、成功的人际沟通，你传递的语言和非语言信息应彼此一致。客户可能听到营养师说："我想帮助你；我担心食物选择对你的健康和心脏疾病复发的影响"。但是，如果客户发现营养师边记笔记，边看手表而不是看着自己时，那么，第二个信息留下的急躁印象会比之前言语中感受到的关心更为强烈。你可能说了所有"正确"的话，但却被对方判断为不诚实。那些并非真正喜欢与他人一起工作和交流的营养师和管理者注定会失败。

2.5 多样性

近年来，美国的人口变得更为种族多元化。随着多元化的发展，营养师需要掌握与文化相关的沟通技能和知识。由于移民和出生率上升导致人口构成改变，美国正在成为一个多种族的国家。2011 年出生的少数族裔婴儿已多于白种人婴儿。也就是说，更多儿童是来自少数族裔的，包括黑种人、西班牙人、亚裔和其他非白种人。

随着上一代婴儿潮人口的老去，而移民中缺乏白种人，预计将来白种人的人口会减少。根据 2010 年美国人口普查的预测结果显示，白种人在 21 世纪 40 年代将成为少数族裔。预测还显示美国在 2046 年后将没有多数族裔。

健康和营养教育的相关交流也受到文化的影响。来自其他文化背景的人们有自己的沟通方式、语言、实践、信仰、价值观、习俗和食物。与其他种族、民族、文化和语言等多样性的群体进行有效沟通需要文化理解能力,而发展这一能力需要时间。

文化习俗、健康信仰、疾病的应对方式和文化程度都可能影响沟通。与不同文化或语言的人进行交流,应该建立在相互尊重、信任、有同情心、宽容、真诚和没有偏见的基础上。在一个支持性氛围中,使用简单的词汇回应对方或交流饮食习惯的信息,有助于增进沟通。

一个人需要了解自己的文化价值观、承担的责任和信念,但也需要有与来自不同种族和文化背景的人相处的能力。关于对方文化的印刷材料和各种其他资源都可以从互联网上找到。

2000 年以前,黑种人是最大的少数民族。目前,拉丁裔是最大的少数民族,其次是亚裔。总体来说,拉丁裔的教育程度低于平均水平,且英语应用能力较低。在国家变得种族多元化的同时,也影响着教育、医疗和其他行业。

由于自我表露(self-disclosure)存在风险,因此不同种族的人在表露对象和表露程度存在着很大差异。女性往往倾向于比男性透露更多信息。美国人可能会比日本人、中国人和其他亚裔表露更多的信息(包括个人信息)。来自中国和日本等集体主义文化的人,则是遵循文化传统较少透露信息并愿意为团队的利益而工作。自我表露受到能力、参与度和自我感知相似性(perceived similarity to oneself)的影响。在集体主义文化中,句子很少以"我"开始,人们也避免引起别人的注意,而美国人则直接得多。

非言语行为应当体现出坦诚、尊重、关心和有兴趣,通过积极倾听和使用触摸、眼神交流、面部表情、身体姿态和手势等方法来调整文化差异的影响。你和别人见面时进行眼神交流吗? 个人空间取决于自身的文化背景。个人对于对话距离的偏好也有不同,比如有人喜欢在交谈时靠得近一些。声音的特点,如音高、音量、语速、音调和共鸣,也有差别。我们在对话中应该表示出尊重、同情和不带偏见的关注,主动征询问题并注意整合对方的民族价值观和信仰。

以患者为中心的沟通力可能还应包括对跨文化问题的评估、对疾病的解释、对社会生活环境的探询,以及合作与协商。医疗保健行业中,患者和员工所用的语言可能多达 20 种。要学好所有的语言是不可能的,但应该学习最常用的几种。

2.6　倾听技巧

倾听可能是最古老的医疗技能。倾听是"从语言和非语言信息中接收、释意并做出回应"的过程。大多数人都是以自我为中心或专注于自己,可能很难专注于与自身不直接相关的沟通。良好的倾听技巧是构建有效的人际关系和提供优质健康服务的基础。无论是与个人还是团体共事,人们期望被倾听的愿望最为强烈,如果做不到则会导致不满。

一个平均智力水平的人处理信息的速度快于说话速度。大多数人每分钟讲 125 个词,而有些人每分钟可以听 600~800 个词。因此,人们有时间同时考虑其他事情。对于两天前听到的内容,大多数人只能记得 25%~50%,客户和营养师也不例外。营养师在聆听客户谈话的同时可以想其他事情。但在沟通中,客户、患者和员工却必须确认对方在聆听且听懂了他们说的话,并对此真正感兴趣。基于共情、真诚一致、无条件积极关注的以人为中心的态度都是有助于沟通的。

每个人都有听别人说话时走神的经历。从讲话者的衣服、鞋子、首饰、用词和讲话方式,人们往往会在倾听时填充这些细节并想象一个精心设计的场景。良好的倾听需要你学会控制注意力,这样才能完全专注于讲述者传递的语言和非语言信息。学习这些技能并不困难,但需要付出努力和恒心。

只有当一个人渴望提升倾听的能力并且愿意在指导下进行实践时,这项技能方可提高。下面是五种最常见的影响倾听的情况或障碍:① 大多数人的注意时长都是有限的;② 人们可能会懒得听那些他们认为无趣的内容,而只是关注那些他们"喜欢"或者带来眼前利益的内容;③ 听者更相信自己的直觉判断,并主要通过对讲述者的非语言行为而非谈话内容来评判对方是否可信;④ 听者往往过于相信电子媒体的消息,如互联网、电视、电影等;⑤ 评判、偏见、成见、给予建议、提供解决方案、忽视他人关注的事项,都会阻碍沟通的顺畅进行。

【案例分析 5】
　你认为琼斯先生的倾听技能如何?

主动倾听是一种通过学习获得的技能,要求倾听者专注于别人的说话内容。倾听可以通过练习来提高。倾听并不是一项新技能,而是需要通过努力消除干扰因素。最重要的一步是消除影响因素以提高倾听的主动性和有效性。以下是提高倾听技巧的具体建议。

● 记住在保持沉默的同时仔细倾听。集中全部的注意力,提醒自己仔细听。可以总结主要事项,记笔记,或根据要点做提纲。当思绪偏离至你自己的关注点时,要提醒自己避免分心。

● 保持客观。沟通时应保持客观的态度,开放的心态和探究的精神;尝试在心里重复这个信息;不要预先计划你的回复。

● 从讲述者身上观察线索。正如在书写中使用粗体字和斜体一样,讲者要通过身体姿势、讲话提纲、语音变化、语速、强调、音质特征和身体动作帮助听众理解内容的含义及其重要性。

● 不要着急。倾听者应充分利用思维-讲话的时间差并提醒自己集中注意力。他们必须利用这额外的时间对信息进行批判性思考,探索并理解其意义、将之与已知信息联系、考虑各论据的逻辑性、关注伴随的非语言行为,所有这一切都是同步进行的。

● 寻求话语的真义。倾听者需要考虑话语的弦外之音,并判断其非语言行为是否与语意一致,并注意改述这些信息。

● 通过回应向对方确认自己听懂。倾听者需要向讲话者提供反馈来确认自己准确理解了对方的话语,可以通过间接的非语言反应,或改述、回应、总结等直接方式。点头或"嗯"都表示你正在倾听。

准确的反馈是听取和理解对方话语的最好证明。这可以营造信任的氛围,有利于人们轻松地进行开诚布公的交流。总的来说,提高倾听技能最有价值的方法是不断实践,在糟糕的环境中进行倾听练习和集中注意力。

2.7　总结

本章介绍了语言和非言语交流技巧、倾听技巧、沟通过程模型、多元化和文化交流,还对营养卫生专业人士如何提高与客户沟通能力给出了建议。想要培养这些技能,读者必须尝试新的做法,并按照书中的内容进行练习。但是,当人们尝试新的交流行为方式时,内心却会趋于回到过去。即使旧的方法不成功,人们通常也会选择重复。称职的专业人士必须与患者、客户、员工和其他同行进行有效的沟通。

2.8　回顾和问题讨论

(1) 在辅助性行业中,如何保证专业人士与客户和员工交流的有效性?

(2) 请解释沟通模型的组件。

(3) 语言和非语言交流如何联系?

(4) 你如何识别和解决沟通障碍?

(5) 请描述创建支持性沟通氛围的言语指南。

(6) 请描述一种同理性回应。

(7) 接收者同时接收的两种信息中哪个更有影响力,语言信息还是非语言信息? 请举例说明非语言信息使语言信息变得不可信。

(8) 哪些是影响倾听最常见的障碍?

(9) 有哪些改善倾听技巧的特别建议?

2.9　活动建议

(1) 在填写以下问题后,以 3 人一组,相互分享并讨论您的答案。

第一题:你的上级或主管出现哪些类型的非语言信息时提示他/她不开心了?

A.

B.

第二题:哪些非语言行为透露出你正在生气?

A.

B.

第三题:你在谈话中受到了他人打扰,请列出这种情况下你可能发送的非语言信息。

A.

B.

第四题：你想要对他人表示信任或认可，请列出这种情况下你可能发送的非语言信息。

A.

B.

第五题：为了在阅读的房间中营造积极的氛围，请列出你将做出哪些改变。

A.

B.

（2）请用两段话来描述你现在正在经历的人际冲突。请清晰描述：① 对方对你造成困扰的行为；② 经历这件事后你的"感受"。除非你想让别人知道，否则请不要署名。教师收到描述性作业后可以读出来，然后邀请学生在支持性语言和非语言交流的指南指导下进行角色扮演；或者采用课堂案例分析的形式，讨论可用于解决上述冲突的沟通技巧。

（3）你可以通过观察而不是听他人的谈话来提高你对非语言行为的认知。把电视转到肥皂剧或谈话节目，关闭声音，观看非语言行为并尝试解读。3～5分钟后，调高音量。然后再次关闭声音。重复几次，试着仅仅通过非语言信息去了解交谈内容。做好笔记并准备在课堂上分享。

（4）作为一个课堂练习，默记下你从下面列出的非语言行为中得出的主要"含义"，与同学的答案进行比较，大家的答案是否具有一致性？如果答案不同，请讨论可能的原因。

A. 缺乏持续的眼神接触。

B. 垂下眼帘或看别的地方。

C. 皱眉头。

D. 嘴唇紧绷。

E. 咬住嘴唇或下唇颤动。

F. 上下点头。

G. 垂下头。

H. 左右摇头。

I. 双手交叉放在胸前。

J. 展开双臂。

K. 前倾。

L. 没精打采，向后靠。

M. 双手颤抖。

N. 涨红的脸。

O. 手紧握。

P. 连续跺脚。

Q. 坐在桌子后面。

R. 坐得很近中间没有其他物体。

（5）你可以与朋友尝试进行以下练习。第一个人向第二个人说一个消息，第二个人传递给第三个人,依此类推,直到第六个人。通常这个过程会被录音和回放,这样参与者可以观察到消息在人与人传递时改变的多种方式。

消息的内容:一个女孩在泳池中受伤了,我必须向警方报告。然而,我要尽快赶去医院。有个穿着蓝色泳衣的人向前挤的时候,这个女孩正走到跳板上准备跳。一个穿红衣服的男孩试图拦住她,但是她仍然掉下去了,背部着地。男孩说都是这个年轻女孩的过错,但是女孩又指责他。

参考文献

1. Gates GE, Amaya L. Registered dietitian nutritionists and nutrition and dietetics technicians, registered, are ethically obligated to maintain personal competence in practice[J]. J Acad Nutr Diet, 2015, 115: 811 - 815.

2. Worsfold L, Grant BL, Barnhill GD. The essential practice competencies for the Commission on Dietetic Registration's Credentialed Nutrition and Dietetics Practitioners[J]. J Acad Nutr Diet, 2015, 115: 978 - 984.

3. Commission on Dietetic Registration. Code of ethics [R/OL]. http://www. eatrightpro. org/resources/career/code-of-ethics. [2016 - 09 - 28].

4. Beebe SA, Beebe SJ, Ivy DK. Communication: principles for a lifetime[M]. 6th ed. Upper Saddle River, NJ: Pearson, 2015.

5. Boyce B. HIPAA compliance from a private practice purview[J]. J Acad Nutr Diet, 2014, 114: 1341 - 1346.

6. Healthy People 2020. Health communication and health information technology[R/OL]. www. healthypeople. gov. [2015 - 11 - 01].

7. http://www. healthypeople. gov/2020/topics-objectives/topic/health communication-and-health-information-technology[EB/OL]. [2016 - 09 - 28].

8. Literacy and Health Outcomes[EB/OL]. http://archive. ahrq. gov/clinic/epcsums/litsum. htm. [2015 - 11 - 01].

9. Robbins SP, Judge TA. Essentials of organizational behavior[M]. 16th ed. Englewood Cliffs, NJ: Prentice Hall, 2014.

10. Duggan A, Street L. Interpersonal communication in health and illness//Glanz K, Rimer BK, Viswanath R. Health behavior: theory, research, and practice[M]. 5th ed. San Francisco, CA: Jossey-Bass, 2015: 243 - 268.

11. Stewart CJ, Cash WB. Interviewing: principles and practices[M]. 14th ed. New York, NY: McGraw Hill, 2014.

12. www. mindtools. com[EB/OL]. [2015 - 11 - 05].

13. Frey WH. Diversity Explosion: How New Racial Demographics Are Remaking America [M]. Washington, DC: Brookings Institute, 2015.

14. Luquis RR. Culturally appropriate communication//Perez MA, Luquis RR. Cultural competence in

health education and health promotion[M]. 2nd ed. San Francisco，CA：Jossey-Bass，2014：193 - 216.

15. Diaz-Cueller AL，Evans SF. Diversity and health education[M]. 2nd ed//Perez MA，Luquis RR，eds. Cultural competence in health education and health promotion. San Francisco，CA：Jossey-Bass，2014：23 - 58.

3 面　谈

学习目标

- 探讨不同面谈类型的目的,如食物和营养访谈或就业前的面试
- 阐述面谈有效性的必要条件
- 确定面谈的构成部分及每个部分的内容
- 讨论各种问题的优缺点
- 制订一份适合食物和营养访谈的问题清单,并进行排序
- 根据受访者的言论判断不同的反应
- 应用面试技术进行食物和营养访谈
- 使用面谈技巧进行一次食物与营养访谈

案例

　　德洛丽丝·梅纳德55岁,在一家公司工作。她参观了企业健康中心,并预约了与营养师琼·斯蒂弗斯面谈。德洛丽丝·梅纳德身高157.5 cm,体重86.2 kg,患有轻度高血压。她已婚,有两个成年子女。

　　营养师:为什么参加今天的面谈?

　　德洛丽丝·梅纳德:我需要减肥来控制我的血压。

　　良好的倾听是沟通和交流的有力手段。

——约翰·马歇尔

Listening well is as powerful a means of communication and influence as to talk well.

—John Marshall

3.1　前言

　　面谈是卫生专业人员和健康管理者所使用的技巧。你最后一次参与面谈是什么时候?是你申请大学的时候,还是找工作的时候?注册营养师、注册营养技师及其他卫生专业人员使用面谈技巧与客户、患者、员工及大众交流。谈论食物与营养的关系或使用其他面谈技巧

都是饮食摄入评估和营养状态评估的一部分,以此来预防或治疗肥胖、慢性疾病或维护健康。

在咨询之前要先了解他们的生活习惯、文化问题、饮食和健康实践。使用面谈技巧、专业的问题来完成对当前的食物选择、饮食习惯和营养状况的评估。除了其他步骤,营养评估是营养诊疗过程(NCP)中营养诊断和营养干预的基础。在最后一步营养监测和评估中,工作人员可能会采取另一种膳食回顾法来检查患者是否理解,并监督过程朝着目标方向进展。

人力资源管理(human resource management)是许多职位的职责。管理能力也包括面谈技巧。人们通常误以为面谈只是两个人的对话,其中一人提出问题,另一人回答。其实不然。面谈可以被定义为两个人之间一种有导向的沟通过程,其目的是通过提问和回答来分享、获取和核实具体信息。

我们的目标是在营养评估过程中收集准确的信息,作为营养诊断、营养干预、设定目标、解决问题的基础,同时维持一个有利于充分表达的人际关系。专业人员运用面谈技巧来促进融洽关系的建立,并收集信息。

本章涵盖了面谈技巧的基本内容。包括面谈的原则和过程、面谈的条件、面谈的三个部分、不同类型问题的使用,以及受访者反应的类型。我们必须意识到面谈还包括一些变量,包括环境的影响、语言和非语言行为的交流互动、双方的认知和角色、需要和兴趣、个性、态度、信仰、价值观和反馈。文化可能会影响表达的内容。要想成为一名熟练的咨询师,需要时间和不断地实践,直到有自己的原则和技巧。

一个有经验的咨询师必然是一个好的倾听者。咨询师要专注于客户的口头回答、非语言行为或肢体语言。要想发现一些重要的信息,不仅要注意陈述的事件,还要注意客户的情绪、态度、感受和价值观。例如,新诊断出的患有糖尿病的人可能会感到不安或焦虑。这些情绪需要得到咨询师的认可和处理。

为了阐明这一原则和过程,本章中举了两个访谈的例子,食物和营养访谈以及录用前的面试。对这些不同访谈的完整解释超出了本书的范围,可能会在其他书中找到更详细的信息。

3.2 营养访谈

食物和营养访谈或饮食史,是叙述一个人的饮食习惯、偏好、进餐习惯,以及影响食物选择的其他因素。有些客户可能已经在电脑上记录了自己的饮食习惯。有效的面谈取决于客户的记忆与合作,以及咨询师的技巧。最初的营养评估面谈有一个或多个目的。

- 使专业人员和客户意识到当前的饮食习惯及其起源、生活方式影响因素及其他相关信息。
- 确定与营养有关的问题并筛选营养不良,以便进行适当的营养诊断和干预。
- 结合其他数据,确定客户的营养状况。
- 明确问题,以便制订可行的改变方案。

● 帮助专业人员制订替代方案,因为会有变数。

● 提供可用来监督变化和进度的基线数据。

● 使咨询师能够继续与客户建立良好的关系。

病历是身高、体重、现病史、既往史和心理社会因素(如年龄、职业、家庭人数、受教育程度等)的信息来源。在调查营养和饮食史的过程中,专业的咨询师会通过收集特定的信息来确定食物和营养相关的问题。

(1) 食物的消耗,如食物的摄入量、进食的时间/地点、食物的种类、食物的分量、进食的诱因、营养和植物补充剂、以前/现在的饮食或限制以及不耐受。

(2) 营养和健康知识,如关于营养、自我监控和自我护理的知识、以前的营养咨询和教育,以及学习意愿。

(3) 身体活动和锻炼,如运动模式、久坐时间、运动频率、强度和持续时间。

(4) 是否有食物供应,即家庭食品规划、采购、制备能力、食品安全、申请利用食品和营养援助项目和食物缺乏。

【案例分析1】

你会问梅纳德女士什么具体问题来获取她的食物和营养史? 为什么?

膳食评估

评估方法包括饮食记录、口头或记录的饮食回顾、食物频率法或应用电脑来提高准确性。由于评估方法都是基于自我表述,因此获取一个人饮食摄入的信息是没有"金标准"的,常用的方法有24小时回顾法、每日常吃食物摄入量的记录及食物频率问卷(food-frequency questionaire,FFQ)。

用24小时回顾法时,咨询师会要求客户回忆所有摄入食物和饮料的种类和数量,包括制备方法、分量及在过去24小时内摄入的膳食补充剂。基于短期记忆是该方法的优势。

为了强化记忆,你可以提醒客户回忆一周的某一天、一天的某个时间、他吃饭的地方(家、工作场所、餐厅)、其他白天发生的事情(看电视、锻炼、发电子邮件、购物),以及其他在场的人(家人、朋友)。客户可能会被要求在下次见面时带上自己的饮食记录,饮食记录代表着每日的变化。咨询师可以为他提供书面指导和记录表格。国家癌症研究所(National Cancer Institute,NCI)在研究加拿大的饮食史问卷中就采用了24小时回顾法。

第二种方法是询问每日食物摄入量。咨询师让客户叙述一天中通常会摄入的食物和饮料的种类和数量。客户的回答表明了他在吃饭和吃零食时通常吃什么和喝什么。在这两种方法中,都要考虑分量大小、食物制备的方法(煎和烤)、加餐的零食、进食的时间和地点、调料、使用维生素和矿物质补充剂或替代的营养疗法,以及任何含酒精的饮料。

第三种方法是食物频率法。该方法可以确定客户每日、每周、每月某种食物的摄入频率,如牛奶和乳制品、禽畜肉类、鱼蛋类、水果和果汁、蔬菜和沙拉、面包和谷类、点心和糖果、黄油、奶油、植物油、零食、饮料(包括咖啡、茶、软饮料和酒精饮料)。或者另一种替代方法是,要求客户完成一份1～3天的食物记录,包含所摄入的每一种食物,以及它们的品牌名称、制备方法、进食地点和分量大小。

在评估客户的营养状况时,没有哪一种方法可以被认为是完全准确的,每个方法都有局限性和不确定性。缺点如下:

- 24小时回顾法对于描述一个人的食物摄入量不够典型。
- 周末的饮食与工作日可能会有所不同。
- 有季节性变化。
- 被调查者可能无法正确判断分量大小。
- 被调查者可能有记忆力衰退、缺乏动力,或者有读写能力的问题。
- 存在低估的现象,尤其是在超重人群中。
- 被调查者可能会认为某些食物是不受欢迎的或不健康的,于是就不说食用过它们。

【案例分析2】
关于食物购买和食物制作准备,你有什么问题要问梅纳德女士?

客户对分量大小的估计是很重要的。咨询师可以通过展示三维食物模型、食物图片、器皿、盘子、量杯和勺子,以及各种大小的饮料杯来减小估计的误差。例如,与便利店和快餐店的大分量相比,226.8 g(8盎司)的杯子分量很小。

认为大份食物适合食用这一观念是"部分扭曲"的。消费者可能很难认识到自身适宜的体重和运动水平。无定型的食物,如薯片、炸薯条、土豆泥和爆米花等,可能很难想象食物分量多少。可以用一副扑克牌、一个棒球或各种大小的泡沫片帮助想象。选择实际的食品包装、零食包装、食品标签和其他资源或许也有帮助。

一些报告指出,客户可能不会自愿提供他们知道的其他人认为不可取的食品信息。敏感话题包括糖果、甜点、酒精饮料、某些零食、黄油或人造黄油、外卖食品、暴饮暴食等。少报食物摄入量是常有的事。提供的信息及敏感程度取决于客户。

新技术通过充分的验证后会提高实践和研究,通常应用自我报告饮食摄入或持续1～7天的饮食记录。可以将饮食回顾和进餐前后照片对比相结合来进行研究。移动电话的创新可以捕捉零食和食物的图像,使用可穿戴式摄像头提供基于图像的饮食记录。图片辅助饮食评估提供了额外的信息。

数码相机拍摄食物和零食,可穿戴式相机和智能手机可以记录已摄入食物的图像。这些补充的客户数据显示了已摄入的食物和分量大小。可穿戴式摄像机通过显示未报告的食物,如零食,提高了自我报告的准确性。使用可穿戴式相机4天,可以显示进食地点、食物摄入部分、看电视情况和与环境、社会的互动。

数码相机摄影被用来评估成人和儿童的食物摄入量,将所选食物的图片、剩余食物的图片与标准分量比较。在另一项使用远程方法的研究中,参与者使用下载到智能手机上的应用程序收集信息。为了估算食物摄入量,他们捕捉到了食物和剩饭剩菜的图像,这些图像通过无线传输进行分析。该程序将进一步完善。

通过计算机管理 FFQ 结合 24 小时回顾,得以提高纸质问卷的准确性。目前正在使用最新的技术和基于网络的方法来改进调查和研究的评估。其他技术也正在测试中。

为了节省时间,我们可以通过饮食史和(或)FFQ 的短期饮食评估来反映健康问题,比如强调与心脏病相关的脂肪饮食来源,与高血压相关的高钠食物,与骨质疏松症相关的钙和维生素 D。

其他的小型评估,如西班牙学者开发的 16 项的调查问卷包括食物照片;还有一个在线钙测试用来评估膳食钙的不足,一个 16 项简要的钙评估工具(Brief Calcium Assessment Tool,BCAT);以及 FFQ 来评估 n-3 多不饱和脂肪酸的摄入量。

【案例分析 3】

关于梅纳德女士的家庭及其生活方式,你有什么问题吗?

3.3　录用前面试

对管理职位来说,面谈技巧也同样重要,它们是用来挑选新员工、从当前的员工获取信息、探索解决问题的方法。管理人力资源负责许多岗位的招聘。下面以经理对潜在的雇员进行录用前的面试为例。

在录用前,通过面试可以评估应聘者在工作方面的资质和技能。看过应聘者的简历后,面试官会与应聘者沟通工作信息。结构化面试使用的是预先计划好的与工作职责相关的标准化问题和工作要求。每个应聘者都被问及相同的问题。这不会显得老套并能提高效率。对每个应聘者提出不同的问题会很难比较,可以根据应聘者对实践性问题的反应进行评判。

了解一个人在实际工作中如何表现的关键之一,就是分析过去表现的一些实例。行为面试会询问一个人关于前一份工作的一些实际情况,以及他们是如何掌控工作的。能力招聘则使用职位描述来强调员工需要的知识、技能和行为,而不只是一份职责清单。除了知识和专业技能外,行为还包括计算机和人际交往技能。其他一些成功所需要的行为,比如主动性和与团队成员的协作,都是被确定和可以讨论的。基于行为的面试会将重点放在过去的工作表现、挑战和经验上,以衡量其工作表现。

收集之前的例子会让你更好地了解应聘者的工作经历、知识、以前的经验和动机。应聘者可能会被要求描述一个问题是如何解决的、一个决定是如何做出来的、一个令人满意的或具有挑战性的经历,或者是过去学到的东西。由于互联网网站提供了面试问题的答案,针对应聘者所做的事情以及如何做的,使用基于行为面试会更有帮助。例如,一个声称有计算机技能的人,需要提供其所做的事例。

大多数面试都分为三个阶段(或组成部分):① 介绍过程;② 双方的提问;③ 结尾,包括下面每一步的计划和时间安排。有时也可以给出一个情景性访谈,给应聘者一个场景来说明他/她会做什么。

除了有其他不同的目的,一般都使用相同的面试原则和技术。对于潜在员工,面试官会根据他们与工作相关的知识、技能和职位描述的能力来找一个对工作有担当、有责任的人。美国联邦政府立法禁止因种族、肤色、宗教、性别、怀孕、国籍、年龄 40 岁及以上和残疾而歧视他人,因此,面试时要避免这些问题,它们可能会导致昂贵的诉讼费(详情可以搜索相关信息)。

3.4　优化面谈条件

为达到最佳效果,专业人员需要做到以下几点来增加其效率。
- 向咨询者明确面谈的目的。
- 通过倾听来处理语言和非语言行为,并建立融洽的关系。
- 防止干扰。
- 保护心理隐私。
- 物理环境舒适。
- 情感上保持客观。
- 考虑咨询者的个人背景。
- 不作记录或解释为什么需要记录。

3.4.1　目的

区分面谈和一般对话的目的。咨询者可能想知道为什么这个问题是必须的,顾问要解释清楚其目的,否则咨询者可能不愿回应。对于医疗客户,咨询师很有必要强调面谈在问题、服务或健康建议上可以提供更好的帮助。例如,“我们要对你吃的食物做一个仔细的评估,来看看是否能找到优化你选择的方法”。对于职业申请者,请注意,想找到一个胜任公司和岗位的员工是很重要的。如果目的明确、能被理解,就可以期待能与应聘者有很好的合作。

【案例分析 4】
　　与梅纳德女士面谈的目的是什么?

3.4.2　集中注意力和建立融洽关系

面谈需要的是倾听的技巧——倾听是一个主动而不是被动的过程,需要集中注意力。认真倾听有助于与他人建立一种协作关系,并创造一种让咨询者可以轻松沟通的氛围。咨询师应该仔细倾听,帮助咨询者交流他们的想法、感受和信息。谈话内容包括语言和非语言行为。偶尔地转述或总结可以证实你在倾听,并尽力理解他们。

请记住,咨询者也在观察你。经常看手表、使用电子设备、没有眼神交流、用太放松的姿势坐着、皱眉头、打呵欠以及语音语调都可以传达负面信息，影响面谈的效率。咨询师可以通过适当的非语言行为，如友好的目光接触、丰富生动的面部表情、姿势端正、微笑或点头来表现自己很专注。

对人们来说，在面谈时感到不适或不情愿是正常的。融洽的关系是咨询师和咨询者之间建立的个人关系。融洽的关系应该在面谈早期建立好并持续发展。建立一个友好的氛围，使人放松，建立信任，并不管对方说什么都要做出没有偏见的语言和非语言应答，这些都是很重要的。人的自我展示不应该被贴上"正确"或"错误"的标签。

咨询师可以通过安排一些个人认为自己被接受、受到热烈欢迎、被重视和理解的条件，来努力创造一个尊重和信任的环境。必须要获得对方的信任，否则咨询者的自我叙述可能会被限制。把自己定位成"专家"而咨询者定位为"受教者"会影响这种关系。"我在这方面有很多的经验，能够告诉你要做什么"并不是一个有效的方法。对咨询者来说，会被咨询师的专业知识和职位所折服，回答一些自己认为是合咨询师意的或正在寻求的信息，而不是有用的信息。

在特定的文化中，直呼其名也会影响融洽关系的建立，会被认为太不正式、对别人缺乏尊重。举个例子，一位 72 岁的女士可能不喜欢被 30 岁的人称为"玛莎"。当不确定时，称呼全名，如"玛莎·史密斯""史密斯太太"，或询问"你喜欢被称呼为史密斯太太还是玛莎？"，称呼自己的姓和咨询者的名字可以创建一个从属关系。

3.4.3　防止干扰

为了把全部注意力都放在咨询者身上，咨询师应该合理安排电话并关掉手机。如果是必须要接的电话，电话内容应该尽量简短，并向咨询者道歉。在医院，要求关掉电视、关上门，并选择工作人员和访客不太可能打扰的时间段为宜。环境设施应该舒适、安静和隐私。

3.4.4　心理隐私

如果要讨论私事，咨询师和咨询者应该独处。一个安静的没有打扰的办公室是最好的。如果在患者的床边，其他人也可能出现在房间里。只要有可能，就要安排好面谈环境，保证面谈不会被偷听、打扰，如此可提高专注力，并坚持《健康保险携带和责任法案（Health Insurance Portability and Accountability Act，HIPAA）》的要求。同时要向咨询者保证他们的信息会被视为机密并只与相关医疗服务提供者共享。

3.4.5　物理环境

一个舒适的环境（有合适的家具、照明、温度、通风）可以提高面谈效果。应安排可以保持眼神交流的环境。就像在患者床边站着可能会被认为是恭敬的行为，所以最好是两人在同一高度。咨询师与咨询者之间的最佳距离是 0.6～1.2 米（2～4 英尺，大概是一个手臂的长度），但是文化习俗不同可能距离也会不同。

最正式的座位安排是让两人面对面坐在桌子两边，且旁边放着一些椅子，会让人感到地位更平等。双方在没有桌子的情况下坐着是非正式的，但当看材料的时候，圆桌因为缺少了主位而没有正方形或矩形桌子那么正式。一般来说,视线的障碍越少越好。桌面上放着的电脑、电话、书籍、植物和其他材料会是你与咨询者之间的心理障碍。

3.4.6　情感上保持客观

患者应该可以自由地表达所有的感觉、态度和价值观。咨询师应该保持接受和关心咨询者的态度,并带着理解而不是判断的目的。眉毛的挑动、震惊的表情、惊讶、开玩笑或怀疑性的问题(如"你喝了三杯啤酒作为午饭吗?"或者"你午饭只吃一盒饼干?")可能会导致咨询者改变或结束叙述。

咨询师需要清楚认识自己有意识和无意识的价值观、成见和偏见,如种族、民族、宗教信仰,以及极其不喜欢的人和他们的个性;又如衣着褴褛的人、没文化的人、咄咄逼人的女人、温柔的男人、尖锐的声音或敷衍的握手。认识自己的偏见有助于控制非语言行为的表达。

3.4.7　个人背景

每个人都有自己的背景、信仰、态度、情感和价值观,这些都必须被认可。例如,觉得健康受到威胁的担忧是很可怕的,这种担忧会让咨询者无法思考别的,也无法继续交谈。咨询师就需要认识到咨询者的情况,包括主观和客观方面。例如,心脏病发作后,一个人可能感到恐惧、怨恨、愤怒、焦虑、依赖或心理成熟度退行(regression,指遇到挫折和应激时,心理活动退回到儿时水平),这些都可能会影响集中力和合作力。了解疾病的心理反应和处理它们的方式是有益的。

与和自己相似的人最容易建立职业关系,与其他人就可能出现障碍。面谈时应该根据人们的饮食习惯来确定特定年龄和特定人群的个体化饮食。深入了解食物选择和食物搭配是很重要的。

来自不同社会经济团体、不同文化和民族、不同年龄段(从年轻一代到年老的一代)的人们参与职业关系的方式不同。比较合适的方式是通过眼神交流或其他非语言行为。例如,孩子不习惯与家人或朋友以外的成年人说话。因此,我们要了解孩子的词汇水平。

咨询师可能需要在面谈之前帮助咨询者宣泄情感。例如,咨询者可能是最近从长期的职位中被解雇的。人们会主观地感觉到这种情况,然而事实也一样重要。焦虑、紧张和其他情绪可能是显而易见的,咨询师就应该对所给出的语言或非语言线索保持敏感,以此作为参照来理解他们。

【案例分析5】
　　你会和梅纳德女士讨论她以前的减肥尝试吗?

通常,咨询师会提前知道咨询者的背景信息。在医院,病例的信息来源于社会、文化、经济状况、婚姻状况、家庭、年龄、就业、宗教信仰、教育程度、健康状况、药物、身高和体重、病史、实验室检测和 X 线片检查结果等。在录用前面试中,应提前看一下申请表和简历,了解求职者的教育情况和以前的工作经验。

3.4.8　笔记

记太多的笔记会妨碍谈话的进行,影响咨询师与咨询者之间的关系,分散咨询师对咨询者语言和非语言答案的注意力。此外,记笔记也会使咨询者分心,他会担心咨询师写了些什么。然而,一个没有经验的咨询师会觉得需要记笔记。如果是这样,笔记也应尽可能简短。为了避免不必要的麻烦,咨询师应该获得咨询者的许可后再记一些笔记,并应该解释记这些笔记的必要性及其将被如何使用。例如,医生可能会说,"请问我可以记一些笔记吗? 以便我之后回顾我们说了些什么?"

写字的时候,还是要尽可能保持眼神交流。咨询师只需记一些关键的词、短语或缩写。早餐的橙汁、麦片粥、烤面包和咖啡奶油可以缩写为"OJ、cer、tst、C‐C‐S",菠萝屋奶酪沙拉可以记为"P/A‐CC sld。"

当咨询者离开后要立即记录完整的笔记。否则等15分钟或更长时间后,或接待另一位客户或咨询者,或接听电话,都可能使咨询师忘记重要的信息。

在面谈中,不仅可以考察这个人说了什么,也可以考察他没有说什么。同时还要注意非语言行为,如紧张、无法保持眼神交流、手部动作、坐立不安、面部表情不适、紧张、愤怒或缺乏了解等。非语言行为可能会与所说的内容不一致。

尽管咨询者可以按自己的节奏来叙述,但面谈的大方向还是应该由咨询师来把握。当讨论的话题不合适时,有经验的咨询师会把对话带回到主题上。例如,当咨询者开始谈论他的妻子或孩子时,咨询师要把主题拉回到营养史。当咨询者讨论最近的一次西班牙旅行时,咨询师要把主题拉回来。特别健谈的人可能经常会漫谈,这就需要咨询师来把握谈话的大方向。在这些情况下,重申和强调最后一件说的与面谈相关的事,并提出一个相关的问题,是很有帮助的。

3.5　面谈过程

每次面谈可以分为三个部分: ① 开始;② 探讨(或主体);③ 结束。

面谈的开始,可以相互问候、自我介绍和建立融洽的关系,这是双方之间建立信任和善意的过程。面谈的探讨(主体)阶段可以通过提问来获取信息,咨询师会通过回答来指导和决定面谈的方向。在最后阶段,面谈结束,咨询师表示有问题之后可以随时咨询。表3‐1总结了面谈过程。

表 3‐1　面 谈 过 程

阶　　段	任　　务
开始	介绍和概述
	建立融洽的关系
	讨论目的

阶　　段	任　　务
探讨（或主体）	通过问题收集信息 探讨问题 了解想法和情感 继续构建融洽的关系
结束	表达理解 回顾面谈的目的；征求意见或者问题；计划下一次随访

3.5.1　开始

第一印象（友好或不友好、专业或非正式、放松或紧张、悠闲或匆忙）会影响咨询者对你的看法。咨询师应该问候咨询者并进行自我介绍，例如："早上好！我是朱迪·琼斯，我是一名注册营养师。"友好的肢体动作包括微笑、眼神交流、面部表情和语音语调、握手或把一只手放在对方的手或手臂上。

在医院，咨询师可能会问："你是玛丽·约翰逊吗？"如果回答是肯定的，你可以回应，"我很高兴见到你。你喜欢被称呼为约翰逊太太还是玛丽？"如果更严谨的话，比如，可以说"请叫我马克。"

如果医生要求与患者进行面谈，咨询师可能会问："史密斯医生有告诉过你，他让我来拜访你"。如果对方回答"没有"，就需要解释一下关于医生的要求。紧接着，讨论关于这次面谈的目的和性质，以及患者将如何从这次面谈中受益。例如，"史密斯医生提到你有高血压。他让我和你谈谈，看看我们是否能找到一种方法减少你饮食中盐和钠的量，从而帮助你控制血压。"

在提问之前，可以先花一些时间和咨询者聊一下别的话题，以此建立和谐的关系。因为接下来要进行的是对话，而不是独白。比较合适的做法是讨论病例、申请表或简历中的已知信息。或者也可以讨论天气、体育赛事、节假日、国家或国际赛事、交通、停车，或任何共同感兴趣的话题，这都可能有助于面谈。闲聊对于发展和建设关系很重要，尽管你的任务并不在此。但是，不要花很长的时间来闲聊，否则咨询者会困惑到底什么时候才进入主题。可以预先提一下这次面谈的时间安排。

当面谈开始时，最好让应聘者或咨询者用他们自己的语言来陈述他们遇到的问题或此次来的目的。咨询师可以问："是什么吸引你来友好公司找工作，史密斯·菲尔德先生？"如果对象是客户的话，可以问"上次我们谈到了你想减肥，现在进展如何？"如果谈话是在电话中进行的，可以问"琼斯太太，你提到医生告诉你已经到糖尿病前期了，我能帮什么忙吗？"当应聘者或咨询者有机会首先表达自己的时候，面谈就从他们的议程或者他们认为是重要的事情开始。

虽然这看起来很费时，但开头的交流、信息交换、客套话都是重要的，不应该被忽略。它为开放式交流创造了一个积极的氛围。融洽的关系、温暖的程度、一个支持性的氛围和共同参与的感觉,在面谈中至关重要。双方的信任度会影响到咨询者是否愿意透露自己的信息,而合作和相互信任是面谈成功的关键。

咨询者很快就能对形势有自己的认知,并决定将透露什么样的信息以及透露多少。他们会形成对咨询师的第一印象,就像咨询师对他们一样。在引导谈话进入第二阶段之前,面谈的目的、性质、长度以及信息将如何被使用,都应该解释清楚,以便让咨询者知道接下来将发生什么。

【自我评估 1】

下文的面谈开场你满意吗?他们能怎样改进?

录用前面试:

(1)"进来吧。今天我很忙,但是需要雇佣一名新员工。你有什么工作经验吗?"

(2)"你好,我是史蒂夫·约翰逊(握手)。我们正在寻找一个早班厨师。你更喜欢早点还是晚点?"

患者/客户面谈:

(1)"你好,琼斯先生。我是玛丽,注册营养师。你以前在吃糖尿病饮食吗?"

(2)进入患者的房间:"早上好,茉莉亚。今天感觉怎么样?我是来告诉你限钠饮食该吃些什么的。"

3.5.2　探讨(或主体)

在第二阶段,面谈的过程中,咨询者会被问一系列的问题,咨询师可以通过这些问题来获取信息。这些问题并不是一时冲动被问的。一个好的咨询师会仔细计划要问什么问题,预先准备一份"面谈指南",涵盖了与面谈目的相关的所需信息或主题的大纲。这份指南应该能够告诉我们要问什么问题,并且指导我们在有限的时间内如何提问才能获得最多的信息。实践多了,有经验的咨询师也会即兴发挥,而不是照本宣科。

题目应该按一定顺序排列。例如,在营养或饮食情况上,咨询师可能会想要了解有关食物和饮料的信息,如是否在餐馆吃饭、食物的分量、烹调方法以及零食摄入情况等。按顺序排列的话,这份列表应当包括餐数、分量、食物烹调方法、零食饮料的消费情况、在餐馆吃饭的情况等。表3-2为了解饮食史的问题指南。

如果是录用前的面试,指南的顺序可以按以前的工作经验、职业目标、教育情况、目前与工作相关的活动和兴趣以及个人的资格证书来排列。要预先计划一些细节性问题用于获得申请人资格的信息。

面谈指南可以确保收集来的信息是系统化的,但我们不能完全遵循指南。问题应该根据年龄、地区和人群进行调整。不要完全按照列表上的问题或顺序来提问。咨询师应该对问题非常熟悉,而不是频繁地参考这份指南。当咨询者提出一个话题或者一个问题时,表明他对此感兴趣,那这个话题就应该继续进行。了解每个问题的目的和意义非常重要,这样提问才不会显得敷衍,所以咨询师也不会接受肤浅的或不恰当的回答。

表 3-2　了解饮食史的指导与问题指南

序号	问　　　题
1	"在家谁做饭？谁去超市购物？"
2	"你目前有限制自己的食物选择吗（因为过敏、宗教、不耐受等）？"
3	"请告诉我，你在进行食物选择时的问题或困难；有哪些家庭成员和你一起进餐，他们有任何饮食问题吗？"
4	"你经常锻炼吗？"
5	"现在我要你回忆某一天中你消费的所有食品和饮料。请告诉我首先想到的食物或饮料以及它们的量。"
6	"很好。现在告诉我你接下来吃了什么，喝了什么，包括数量。"
7	"然后，接下来你会吃什么？"
8	"告诉我你在烹饪中使用哪些调味料。"
9	"零食和饮料往往被遗忘。在两餐之间、晚上或睡觉前，你吃了什么？"
10	"你还没有提到酒精饮料，包括啤酒和葡萄酒。请告诉我关于它们的信息。"
11	"你每隔多久吃维生素矿物质补充剂？是否使用草药或替代疗法？请描述它们的类型和数量。"
12	"你每天什么时候吃饭？"
13	"你一周有几次不在家吃饭？出去吃的话你会吃什么？"
14	"你所说的食物分量是特定的，比平时更多还是比平常少？"
15	"为了总结以上信息，你能告诉我你每天或每周吃几份这样的食物吗？"（使用食物频率表继续提问）

例如，询问求职者在公司的职位，是为了试图寻找有关领导力和责任心的信息。询问未来 3～5 年的职业规划是试图了解他的短期和长期目标。要全面回答的话，求职者就需要把这些问题视为与工作相关的。而对于咨询者或患者，专业人员的回答是基于营养评估、咨询或者教育的解释。一般来说，录用前面试的问题应该与工作相关或预测求职的成功相关，他们应该从中获取信息，比较个人资质、兴趣爱好与空缺职位中的职位描述是否相符，表 3-3 是进行录用前面试的问题。但有些问题在录用前面试中应该避免，如有关种族、肤色、性别、婚姻状况、国籍、宗教、年龄和残疾问题会被投诉，如表 3-4 所示。因此，如果不是与工作相关的问题，请不要提问。

表 3-3　录用前面试问题

序号	问　　　题
1	"现在我想问一些关于你个人和你以前的工作经验的问题。"（介绍问题的范围）
2	"告诉我你以前的工作经验，以及它是如何与你感兴趣的工作相关的。"（对求职者是否满意有个大致印象）
3	"请描述两个在你先前的工作中对你来说重要的成就。"（显示能力）
4	"你以前的工作职责是什么？"（显示知识、技能和能力）
5	"作为一名员工，你认为你最大的优势是什么？还有提升的空间吗？"（显示技能和能力）
6	"你对什么样的工作感兴趣？"（显示兴趣和动机）

序号	问　　题
7	"你属于哪个组织,这个组织与你现在正申请的职位有相关性吗?"(显示兴趣和人际关系技巧)
8	"你曾在哪些办公室工作过?"(展示领导能力和责任的接受力)
9	"你的职业目标是什么? 未来的3~5年你怎么看待自己?"(看看你是否对未来有计划,该计划是否与公司的一致)
10	"你更喜欢在什么时间工作? 你的日程安排是否灵活?"
11	"什么原因让你来我们公司求职? 为什么你愿意为我们工作?"(测试求职者是否对公司有足够的了解)
12	"你喜欢一个人工作还是集体工作?"(看看该求职者在团队环境中能否很好地工作)
13	"告诉我在你的上一份工作中,非常重要的一次团队合作。"
14	"告诉你在工作中解决的一个问题,以及你是如何解决的。"
15	"描述你是如何在工作中做出重要决定的。"

表3-4　录用前面试不应该提问的问题

序号	问　　题
1	"你的国籍和母语是什么?""出生地在哪里?"
2	"你的宗教信仰是什么?"
3	"你的婚姻状况如何? 配偶的名字是什么?""你的娘家姓什么?"
4	"你的配偶在哪儿工作?""他/她觉得你的工作怎么样?"
5	"你有家庭吗?"或"你是否计划开始组建一个家庭?""谁来帮你照看孩子?"
6	"你的生日是什么时候?""你什么时候毕业的?""你的年龄多大?"

3.5.2.1　提的问题

问题在面试中作为交易的工具发挥着重要的作用。问题的措辞和礼貌、语气是一样重要的。以友好的方式提问有助于理解沟通。提的问题应要求对方回答的时间达到60%~70%。非常具体的或可以用一个词回答的问题,诸如"是"或"否",应首先避免,但有的为了后续的具体信息可能是必要的。一名有经验的咨询师会倾听和评估每个答案,并可能进一步探讨。

问题可以分为以下几类:开放的或封闭的、初级的或中级的、深入探索的、探索性的或引导性的。

3.5.2.2　开放式和封闭式问题

开放式问题是广泛的,能给咨询者很大的自由来决定叙述什么事实、想法或情感,也给了咨询师倾听和观察的机会。开放式的问题让人们可以讲述他们的故事。

【示例1】
"你能告诉我一些关于你自己的情况吗?"
"你喜欢吃的食物是什么?"

"你过去在减肥时怎么做的?"

"是什么让你决定到这里来求职?"

在面谈开始的时候,开放式问题显得不那么有威胁性,并能传达出兴趣与信任;咨询者的回答能透露出他们认为最重要的事情。

缺点是回答开放式问题需要更多的时间,会收集到不必要的信息,以及一些冗长的、杂乱无章的答案。

以下是一些有适度限制的开放式问题的例子。

【示例 2】

"你能告诉我你吃了什么类型的食物吗?"

"关于你的健康和饮食情况,医生是怎么说的?"

"你以前的工作职责是什么?"

"你为什么会对这个职位感兴趣?"

"对于这份工作,你有哪些重要的技能?"

【案例分析 6】

关于血压控制,你想和梅纳德女士讨论些什么?

在后续的谈话中,开放式问题应该更广泛,以便让咨询者确定面谈的重点。举例来说,"你的饮食目标进展如何"或者"自从我们上次谈话之后,你取得了什么进展"。咨询师应该就咨询者当前关心的问题开始讨论。对于开放式问题来说,咨询师也可以参考咨询者的个人背景、问题和之前的咨询记录。

封闭式问题相比开放式问题要严格一些,因为它们在获取或丢失信息时,限制了答案的长度。

【示例 3】

"在家是谁做饭的?"

"你经常吃腌制食物吗?"

"你在两餐之间吃什么零食?"

"你有特殊膳食要求或食物选择限制吗? 如果有的话,你会遵循吗?"

封闭式问题让咨询师能更好地把控,能让咨询者回答时不需要太费脑,也不太耗时,这是很有价值的,因为这样的话,只需要经过必要且短暂的筛选就可以得到有效的信息。但封闭式问题也有缺点,它抑制了交流,可能会导致咨询师对答案失去兴趣从而需要提额外的问题来获取信息。表 3-5 总结了不同问题的优缺点。

表 3-5　问题的优点和缺点

问题的类型	优　　　点	缺　　　点
开放式问题	咨询者主导 传达信任/兴趣 不具有威胁性 可以透露出咨询者认为最重要的事	耗时 提供不需要的信息
封闭式问题	咨询师主导 快速回答 验证信息	答案不完整 答案简短,导致需要提更多的问题
初级问题	介绍新话题	
中级问题	引出进一步的信息	
引导性问题		指导咨询者回答 暴露咨询师的偏见
中立性问题	答案更准确	

3.5.2.3　初级和中级问题

问题也可以分类为初级或中级。初级问题或请求主要用于介绍新话题或新领域的讨论。

【示例 4】

"我们已经讨论过了您最近的职位,现在让我们来谈谈以前你在史密斯公司的工作情况。"

"我们已经讨论过了你在家里吃的食物,现在让我们来谈谈你去饭馆时会吃些什么。"

注意提及刚刚所说的来表明你一直在听。

中级问题,也被称为"后续"问题,用来获取初级问题所未能引出的进一步的信息或解释。咨询者可能回答不充分的原因有很多,包括记忆力差、对问题或所需细节有误解、觉得问题太私人或无关紧要。于是就可能会被问一些具体的后续问题。

【示例 5】

"你们吃了什么甜品?"

"你还喝了什么其他的饮料?"

"在你以前的工作岗位上,你管理多少人?"

3.5.2.4　探索性问题

咨询者可能一时无法回答前面的问题,但我们可以通过一些提示来改善他的食物短期记忆。咨询者可能会想起某一周的某天,他/她在哪里度过了一整天,在家里还是在餐馆吃的饭,其他人是否在场,等等。

探索性的问题属于中级问题,能让咨询者对部分回答阐述得更清楚。

【示例6】

"你能详细说明……"

"你能告诉我更多关于……"

3.5.2.5　中立性和引导性问题

中立性问题是引导性问题的首选。中立性问题的答案由咨询者决定,而引导性问题把回答指引向一个答案,这会对没有经验的咨询师产生无意识的影响。引导性问题趋向于得到一个预期的答案。

【示例7】

"你喝牛奶吗?""是的,当然。"替换,问:"你喝什么饮料?"

"你不再吃甜点了,是吗?""不。"替换,问:"你吃了什么甜点?"

"早餐是非常重要的。你吃了什么?麦片吗?"替换,问:"你早上醒来后首先吃了什么,喝了什么?"

这些问题中的其中一种就是基于咨询者已经吃过早餐了的假设,在这种情况下咨询者会回答"是的",即使他们通常不吃早饭。如果咨询者看到咨询师表现出惊讶、厌恶、不喜欢、不同意咨询者的说法等非语言行为,他们可能就会改变自己的回答。为了能从咨询者那接收到不受干扰的回答,咨询师就需要避免这种提问方式。

【自我评估2】

练习:确定以下问题是开放式、封闭式、初级的、中级的,还是引导性的?

(1)"你说过你只有晚饭是在家吃的,那请你告诉我,你的早餐和午餐是在哪儿吃的,以及吃了些什么?"

(2)"你吃汉堡时涂芥末吗?"

(3)"你会在沙拉里面放些什么东西?"

(4)"你是怎样煮肉的?"

3.5.2.6　指令

作为咨询师,当你感觉问的问题太多,咨询者可能会有被审讯的感觉时,你可以提出一些问题作为陈述或指令。例如,当想问咨询者"你的饮食情况如何"时换种问法,改为"我想听听你的饮食情况",这样会更好。

"你是如何对这个职位感兴趣的"改为"我很好奇你决定申请这个职位的原因"会更好。这能使咨询者更健谈。问题应该一次问一个,而且咨询师应该集中精力认真聆听答案而不是先考虑下一个要问的问题。

3.5.2.7　问题的排序

提问的顺序可以按照"漏斗""倒漏斗"或"隧道"来排列。"漏斗"顺序以不受限制的开放式问题开始,随着面谈的进程,可能会有更多的限制性或封闭式问题。"漏斗"顺序包含了一系列的问题,每个问题都涉及不同的主题来获得特定的信息。对于营养面谈来说,选择这个顺序是合适的。

【示例 8】

"请告诉我你一天中吃的食物。"

"在两餐之间你吃什么零食?"

"我们还没有讨论酒水,你喜欢喝什么?"

以开放式问题开始面谈,对咨询者构成的威胁最小,并能鼓励其回答。咨询者会自愿提供更多的信息,就不必要问额外的问题。不过有的时候,"倒漏斗"顺序可能会更好。例如,在录用前面试中,相比于开放性问题,如"告诉我关于你的情况",求职者会觉得特定的封闭式问题更容易回答,也不易感到焦虑。随着面试的进行,问题可以变得更开放。

讨论饮食情况时,以"你为什么……"或"请告诉我关于……"开始的问题或语句,比"你吃了……吗?"能引出更好的回答。示例见表 3-2,饮食回顾。不需要充分地回答或可能用一个词"是"或"否"就能回答的问题是低效的。

【示例 9】

"你吃了早餐吗?""是的。"

"你喜欢喝牛奶吗?""不喜欢。"

"你多久吃一次肉?""每天。"

短的、连续的、没有出路的问题,会妨碍咨询者的叙述,也会导致忽略某些信息。所以,应该通过不受限制的开放式问题或指令来收集信息。

【示例 10】

"请告诉我大多数日子里你第一样吃的食物或饮品,及其数量。"

3.5.2.8 "为什么"问题

有些人建议提问要避免以"为什么"开头。"为什么"可能表示一个人的不满、不开心或不信任,从而引起咨询者的防御意识,因为这样的问题似乎要求咨询者来证明或解释他/她的行为。

【示例 11】

"你为什么不更严格地遵循你的饮食习惯呢?"

"你为什么不吃早餐呢?"

"你为什么不经常锻炼呢?"

"你为什么辞去你的工作呢?"

咨询者便可能会用他们认为是可接受的方式,防御性地反应或解释他们的行为。

【示例 12】

"我不严格遵循我的饮食习惯是因为我不喜欢它。你也不会喜欢它的。"

"如果你认为我应该吃早餐,我可以吃。"

"我不锻炼是因为我没有时间。你锻炼吗?"

"我辞职是因为没有晋升的机会。"

如果咨询者被问到"为什么"问题,他就可能会不愿意回答,或以一种逃避的方式来回答。如果是这样的话,咨询师就收集不到信息。

3.6　回答

在咨询者给出答案后,咨询师可能会以多种方式做出回应。有些回应是推荐的,另一些则不那么有用。如:① 理解性回应;② 探索性回应;③ 对抗性回应;④ 评价性回应;⑤ 充满敌意的回应;⑥ 让人安心的回应。

3.6.1　理解性回应

给出理解性回应是一个最好的选择,这表明咨询师在试着了解咨询者所给出的信息并有自己的参考。相比于评判自己的人,人们与理解自己的人能相处得更融洽。理解的反应能让咨询师与咨询者之间有更多的合作。

【示例 13】

琼斯太太:"这周我只吃了一些饼干,但体重并没有减轻。看来节食并没有效果。"

咨询师要解释她的这种感觉而不是解释事实:"你感到担心是因为你没有减轻任何体重,琼斯夫人。你可能会疑惑这是因为你吃了某样东西呢,还是饮食有问题呢?"

尽管并不完美,但这种表示理解的回应会让咨询者更容易接受。咨询者在表达她的情感并进一步叙述时会有安全感。要注意的是,咨询师应重点关注琼斯太太的感受和态度,而不是只在意她所说的内容。她可能会对饮食或自己感到内疚、担心、失望。咨询师会猜测咨询者的担忧,如果猜错了,咨询者可以纠正它,从而加深咨询师的理解并证明他有试图理解咨询者所说的。

理解的回应对于咨询者认识问题、自己找出解决方法是最有益的。咨询者就可能会从最初的消极情绪转变到中性情绪,最终转变成更积极的态度。

区分和理解咨询者所说的内容以及他们的情绪是很有必要的。为了确定咨询者所说的内容,你可以问自己"这个人告诉了我什么或他在想什么?"感情可以分为积极的、消极的或矛盾的,而这些可能都会随着面试的进展改变。

具体的解释可以看第 2 章,检查一下你的理解是否正确。对咨询者的理解是同理心的一部分,指的是咨询师试图站在咨询者的角度来理解他,并将这种理解传达给他。你可以用自己的语言来阐述咨询者所说的,以确保双方所沟通的内容是被理解了的。为了确定是否已理解,可以用以下的句子来验证。

【示例 14】

"我刚听到你说你觉得……,是因为……"

为了避免机械和用相同的短语,句式可以多样化。

【示例 15】

"你觉得……,我理解得正确吗?"

"你说你感觉……"

"我想……"

"听起来……"

"换句话说,你感觉……"

咨询者的回答表明,一个人行为的关键是对某一件事的看法。咨询者如何看待他们的生活方式、饮食习惯或选择、健康,对饮食依从性是至关重要的。饮食行为可能会受到心理、文化和环境等的影响。

求职者也可以对以前的工作经验,与上司和下属的关系、活动和兴趣的看法进行表述。以"我认为……","我觉得……"或"我认为……"开始表述,给出一个信号,表明将开始陈述意见、信仰、态度或价值观。

【示例 16】

"你能多解释一下你的感受吗?"

"你怎么看……?"

"那你认为是什么原因造成的?"

有些人可能会觉得表达情绪或感情很困难,有些文化也会限制感情的表达。

3.6.2 探索性回应

当咨询者回忆细节时,探索性回应有助于明确问题或获得更多的信息。例如,在饮食情况的面谈中,总是在探索细节性信息,如食物的数量、添加成分、食品制备方法和零食等。探索意味着咨询者应该给出更多的信息,以便咨询师能被理解。

【示例 17】

琼斯太太:"这周我只吃了一些饼干,但体重并没有减轻。看来节食并没有效果。"

顾问:"琼斯太太,你似乎认为节食不奏效。我想知道你能否再多告诉我一些。"

相比于直接给出建议,这种回应有助于咨询者的叙述,也能获得更多的信息。

有许多探索方法,可以用于中级或后续的问题。他们应该是没有威胁的、无偏见的、非指导性的,以避免引导咨询者给出特定的答案。回答中的短暂沉默可能是很有效的,因为可能最后一个短语或总结句是由咨询者说的。在下面的段落中,将进一步探讨一些肤浅的含糊的回答,以及对事情的看法。

面对肤浅的答案,我们想要了解更多细节性信息的时候,可以问以下问题。

【示例 18】

"你能告诉我更多……吗?"

"接下来你会怎么做?"

"请多解释一下……"

"还有什么?"

如果给出的回答很模糊,你可以给出如下回应。

【示例 19】

"你能告诉我你是什么意思吗?"

"我认为我不太理解……"

释义是另一种确保信息清晰、正确的方法。就是通过重复、总结或重新措辞,来表明顾问正努力理解。

当咨询者似乎不太愿意继续进行叙述时,咨询师可以停顿一会儿,为咨询者整理他/她的想法,然后再继续下去。咨询师应该很专注,表现出深思熟虑的样子,但此时应避免眼神交流。没有经验的咨询师可能会觉得沉默很尴尬,于是推进得太快。但是,如果过了30~60秒后仍没有回应,咨询者可能会沉默,因为咨询师对此不赞成或不感兴趣;咨询师应该在咨询者产生这种印象之前开始推进。其他示例如下。

【示例 20】

"继续。"

"我明白。"

"我理解了,琼斯太太,请继续。"

"嗯。"

"嗯……"

"接下来呢?"

"哦?"或"哦!"

"真的吗?"

"很好!"

"真有趣。"

打破沉默的一种方法是提高声调,重复对方所说的最后一个词或句子。

【示例 21】

"除了出去吃饭,我一直都遵循我的饮食习惯。"

"除了外出吃饭吗?"

"我特别喜欢和同事一起做特别的项目。"

"和同事做特别的项目?"

当然,重复不能过度,否则就会类似鹦鹉学舌。如果咨询者注意到这一点,就会影响谈话。

用总结性的话语作为问题也能引出进一步的阐述。

【示例 22】

"你说你已经知道如何计划糖尿病饮食了?"

"你认为你想在这家公司工作吗?"

"我明白了""我知道"和"真有趣"会给人一种被认可的感觉,能促进交谈或详细阐述观点。一边说"很好",一边轻拍他人的背是另一种认可。非语言行为的探索包括古怪的表情、坐在椅子上时身体前倾和不时地点头。

3.6.3　对抗性回应

对抗性回应是一种权威的回应,顾问巧妙地、短暂地把咨询者的注意力集中到他们叙述或行为上不一致的地方,比如咨询者声称会遵循饮食,但体重并没有减轻。

这个回应挑战和鼓励人们在心理上承认和处理一些自我挫败的行为,或检查某些行为的后果。当集中解决问题时,应该可以说这是不带偏见的。

对抗是一种高级技能,一位缺乏经验的咨询师应少用,在关系融洽、相互信任以及支持性的氛围中也应少用。否则,这样的回应可能会威胁、影响谈话效果。

3.6.4　评价性回应

在评价性回应中,咨询师对人们的行为或反应做出判断或暗示人们应该如何感受。评价性回应就是咨询师提供建议来解决客户的问题,但很少有帮助。被给予建议的人可以选择听从或不听从这个建议。

【自我评估 3】

练习:识别以下反应的类型是理解、探索、对抗、评价、敌意还是让人安心。

(1)"这种食物不放盐吃起来味道会不一样。让我们看看是否能找到一些可尝试的替代品。"

---

(2)"我知道你能做到,只是需要时间。"

(3)"如果你继续每天吃快餐,你怎么期望减肥?"

(4)"这很有趣,请多告诉我一些。"

(5)"你说你工作日会严格挑选食物,但周末随心所欲。你觉得这是你体重没有减轻的原因吗?"

(6)"当你参加聚会时,会找一个人和他交谈而不是只顾着吃饭吗?"

3.6.5 充满敌意的回应

在充满敌意的回应中,咨询师的愤怒或沮丧是不受控制的,这种回应可能导致咨询者产生敌意或羞耻感。充满敌意的回应可能会导致咨询者进行报复。这种回应导致的恶性循环会破坏咨询师与咨询者之间的关系。

3.6.6 让人安心的回应

当咨询师给出让人安心的回应后,咨询者就不会通过感觉来行动,因为没有什么可担心的。咨询者频繁地表达焦虑情绪后,咨询师就会安抚,情况就会改善,所以咨询者其实不用焦虑。这种回应表明这个问题不存在,或咨询师不想讨论该问题。这样的回应会使我们很难讨论或解决咨询者的问题。承认饮食失败对咨询者来说可能是困难的,但表明了他/她想要讨论这个问题的愿望。

3.7 结束面谈

第三部分为结束面谈,面谈的结尾部分所花的时间是最少的,但不能草草了事。用积极的方式来结束会比较好,如真诚地表达感谢,感谢对方抽出时间合作。或者也可以回顾一下此次面谈的目的、总结要点或目标,并宣布面谈结束。"这就是我所有的问题。谢谢你抽出时间并提供信息。"

你可能会问,咨询者是否会想问一些别的问题,能够引出新的重要的信息,如果时间充足的话。例如,"你还想问或者告诉我其他什么吗?"你可以要求咨询者总结一下要点、目标、或下一步计划。

未来接触的时间、地点和目的等都应有所提及。对于一个住院患者,咨询师可能会说"我明天来拜访你"。对于一个咨询者来说,安排日后的面谈时,可以说"我们什么时候再见面讨论进展和你的疑惑呢?"为了确保双方能彼此理解,可以用自己的话转述。人们通常比较能记住最后说的话。

对于求职者,如果合适的话,可以问他对公司是否还有疑问和建议。对于那些不符合要求的求职者,向他们致谢但不要说还有其他的候选人。出于对求职者的礼貌,应该告知他们大概何时会决定录用人选,以及如果被录用,将以什么方式通知他们。如"我们还正在面试申请这个职位的其他求职者,但是如果你被录用了,你将在一到两个星期内接到人力资源部的通知。感谢你们的到来,感谢对我们公司感兴趣。"

你可以通过打断眼神交流、推椅子、站起来、主动握手、微笑着和咨询者一起走到门口等这些非语言行为来结束面谈。

面谈结束后应进行自我评价,以确定哪些方面进展顺利,以及哪些方面可以在下次面谈中改善。自我评价的问题包括:

- 氛围如何? 轻松吗? 有利于建立融洽关系吗?
- 面谈的开场如何?
- 我的提问对我获取所需的信息有帮助吗?
- 怎样对对方的回答做出更好的回应?
- 我是否不带偏见? 是否足够投入?
- 面谈的结尾如何?
- 在对话方面花了多长时间?

3.7.1 总结

总而言之,面谈是一项技能,它和其他技能一样,可以通过多练习来提高。那些缺乏经验的咨询师应提前记录下会被涉及的话题。不同种类的问题应该以一定的顺序被合理地安排在面谈的三个部分中提问。应当提前设计好周围环境以避免干扰。这些条件都能使咨询师更好地专注于咨询者,与他们建立融洽的关系,注意语言和非语言的回答,以及对产生的共鸣做出理解认同的回应。

3.7.2 回顾和讨论

(1) 进行饮食回顾或者营养面谈的目的是什么? 录用前面试的目的是什么?

(2) 哪些条件有助于面谈?

(3) 面谈分为哪三个部分? 每一部分包括什么?

(4) 区分以下不同的问题类型: 开放式和封闭式、初级和中级、中立性和引导性的。

(5) 说一说回应的六种类型。

3.7.3 建议

(1) 观看电视上的访谈节目时,注意访谈的内容、使用的技巧、语言和非语言回答,并写下你的反馈和分析。

(2) 把你认为理想访谈应该具备的特点列一个表,然后仔细观看一档电视访谈节目。例如,Piers Morgan、Tonight Show(美国有线电视新闻网 CNN 晚间访谈节目)或者 Dr. Phil(美国心理访谈节目)。观看后反思: 访谈中问了哪些问题? 询问者从中得到了什么反馈? 访谈中双方之间的亲密程度如何? 这档访谈节目达到了你的标准吗? 按照这些问题的顺序给自己设计一份面谈指南。

（3）制作一份面谈指南，说明访谈内容以及问题的顺序。写下各种类型的问题，如：开放式和封闭式问题、初级和中级问题、中立性和引导性问题。如果是你，你更倾向于回答哪类问题？

（4）以两个人为小组进行 24 小时回顾法的角色模拟，每个人轮流采访对方。注意使用不同的回应方式。例如，调查型、意译型以及理解型。如果三个人一组，第三个人可以作为评价方。

（5）征求参与者的同意后，按照访谈指南围绕日常食物摄入量进行一个模拟或者实时的访谈并录音，结束后对访谈进行评价。

（6）征求参与者的同意后，按照访谈指南进行一个模拟或者实时的访谈并录像。通过录像可以观察语言和非语言的动作，包括各种个人特质，结束后对访谈进行评价。

（7）无声观看电视节目，尝试理解你看到的非语言动作。

（8）参观三个办公室并观察它们的周围环境。哪种办公室最舒适、最有利于访谈的进行，为什么？哪种最不舒适，为什么？为达到最佳的访谈模式，可以在办公室或房间里放一些家具。

（9）将下列专业术语转变成被咨询者易于理解的词汇：纤维、营养素、钠、脂质、蛋白质、血糖、碳水化合物、低密度脂蛋白、多不饱和脂肪酸、饱和脂肪酸、结肠炎、胃溃疡、高血压、液体摄入量、骨质疏松症。

（10）练习：阅读下列标有字母的语句，辨析咨询者所表达的想法以及当时的感受，并写一篇转述，来反映这些信息所包含的内容及想法。

A. "我患有糖尿病已经 6 年了。最初发现的时候，医生就让我限制饮食并且注射胰岛素。我自己有时候也会检测血糖。饮食不算太糟糕。"

B. "我打算怀二胎。怀第一胎的时候，我从来没注意过自己吃什么，并且我的宝宝是健康的。"

C. "医生告诉我明天就可以回家，但是我一个人住，回去就没人帮我限制饮食了，而且我也不急着离开。"

D. "琼整天跟别人闲聊，自己的工作不完成。我们其他人就不得不帮她完成，不然她就会对我们大发脾气。"

E. "我在这里工作了 10 年了。现在你以一个新的管理者的身份进来就想改变这里所有的事物。让它们保持原来的样子有什么问题吗？"

F. "你要我怎么把这些事情都做好？你一会儿让我做这个，一会儿让我做那个。"

【练习】

重新组织一下语句来反映前述例子所表达的感情。例如，"你好像有点（生气、沮丧、孤独等）因为……""你好像感觉……""我听你说你觉得……，如果我理解正确的话，请告诉我。"

【示例 23】

咨询者："我和我的朋友都在节食。她体重降下来了,但是我体重没减,尽管我一直很努力。"

咨询师："你好像因为你朋友体重降下来而你没有这件事很沮丧。"

和其他人一起讨论你的理解。

(11) 对一名老年人进行小型营养评价(mini nutrition assessment,MNA)并对结果进行评估(小型营养评价表有 20 种语言版本,访问 http://www.mna-eldrly.com 获取)。

(12) 确定下列哪些问题在录用前是被允许问的,哪些是不被允许的。

A."我们的地板湿的时候很滑,你走的时候是不是又慢又费力?"

B."你周末能加班吗?"

C."你打算生孩子吗?"

D."你能在宗教的法定节假日工作吗?"

E."你电脑知识怎么样?"

F."你以前的工作职责是什么?"

(13) 采访一名资深人力资源招聘人员,询问面试中提问的问题、结构化程度以及平等就业机会等问题。

参考文献

1. Jortberg B, Myers E, Giglotti L, et al. Academy of Nutrition and Dietetics: standards of practice and standards of professional performance for registered dietitian nutritionists (competent, proficient, and expert) in adult weight management[J]. J Acad Nutr Diet, 2015, 115: 609 - 623.

2. Writing Group of the Nutrition Care Process, Standardized Language Committee. Nutrition care process and model part 1: The 2008 update[J]. J Am Diet Assoc, 2008, 108: 1113 - 1117.

3. Stewart CJ, Cash WE. Interviewing principles and practices[M]. 14th ed. New York, NY: McGraw-Hill, 2014.

4. Dessler G. Fundamentals of human resource management[M]. 2nd ed. Upper Saddle River, NJ: Prentice-Hall, 2012.

5. Morris SS, Snell SA, Bohlander GW. Managing human resources[M]. 17th ed. Mason, OH: South-Western, 2015.

6. Thompson FE, Suber AF. Dietary assessment methodology//Ferrizzo M, Coulston AM, Boushey CJ. Nutrition in the prevention and treatment of disease[M]. 3rd ed. San Diego, CA: Elsevier, 2013: 5 - 46.

7. Lee R, Nieman D. Nutritional Assessment[M]. 6th ed. Boston, MA: McGraw Hill, 2013.

8. Johnson RK, Yon BA, Hankin JH. Dietary assessment and validation//Monsen ER, Van Horn L. Research successful approaches[M]. 3rd ed. Chicago, IL: American Dietetic Association, 2008: 187 - 204.

9. Stumbo PJ. New technology in dietary assessment: a review of digital methods in improving food record accuracy[J]. Proc Nutr Soc, 2013, 72: 70 - 76.

10. Kirkpatrick SI, Subar AF, Douglass D, et al. Performance of the automated self-administered 24 - hour recall relative to a measure of true intakes and to an interviewer-administered 24 - h recall[J]. Am J Clin Nutr, 2014, 100: 233 - 240.

11. Subar A, Kirkpatrick SL, Mittl B, et al. The automated self-administered 24 - hour dietary recall (ADA24): a resource for researchers, clinicians, and educators from the National Cancer Institute[J]. J Acad Nutr Diet, 2012, 112: 1134 - 1136.

12. Diep CS, Hingle M, Chen TA, et al. The automated self-administered 24 - hour dietary recall for children, 2012 version, for youth aged 9 to 11 years: a validation study[J]. J Acad Nutr Diet, 2015, 115: 1591 - 1598.

13. Dietary Assessment Primer: National Cancer Institute (NCI) [EB/OL]. http: // dietassessmentprimer.cancer.gov. [2015 - 11 - 01].

14. Ptomey LT, Willis EA, Honas JJ, et al. Validity of energy intake estimated by digital photography plus recall in overweight and obese young adults[J]. J Acad Nutr Diet, 2015, 115: 1392 - 1399.

15. Gemming L, Utter J, Mhurchu CN. Image-assisted dietary assessment: a systematic review of the evidence[J]. J Acad Nutr Diet, 2015, 115: 64 - 67.

16. Kristal AR, Kolar AS, Fisher JL, et al. Evaluation of web-based, elf-administered, graphical food frequency questionnaire[J]. J Acad Nutr Diet, 2014, 114: 613 - 621.

17. Hutchesson MJ, Rollo ME, Callister R, et al. Self-monitoring of dietary intake by young women: online food records completed on computer or smartphone are as accurate as paper-based food records but more acceptable[J]. J Acad Nutr Diet, 2015, 115: 87 - 94.

18. Gemming L, Rush E, Maddison R, et al. Wearable cameras can reduce dietary under-reporting: doubly labelled water validation of a camera-assisted 24 h recall[J]. Br J Nutr, 2014, 28: 1 - 8.

19. Gemming L, Doherty A, Utter J, et al. The use of a wearable camera to capture and categorize the environmental and social context of self-identified eating episodes[J]. Appetite, 2015, 19: 118 - 125.

20. Martin CK, Nicklas T, Gunturk B, et al. Measuring food intake with digital photography[J]. J Hum Nutr Diet, 2014, 27: 72 - 81.

21. Mochari H, Gao Q, Mosca L. Validation of the Medficts dietary assessment questionnaire in a diverse population[J]. J Am Diet Assoc, 2008, 108: 817 - 822.

22. Friedeburg AMW, MacIntyre E, Rheeder P. Reliability and validity of a modified MEDFICTS dietary fat screener in South African school children are determined by use and outcome measures[J]. J Acad Nutr Diet, 2014, 114: 870 - 880.

23. Ollberding NJ, Gilsanz V, Lappe JM, et al. Reproducibility and intermethod reliability of a calcium food frequency questionnaire for use in hispanic, non-hispanic black, and non-hispanic white youth[J]. J Acad Nutr Diet, 2015, 115: 519 - 527.

24. Yang YJ, Martin BR, Boushey CJ. Development and evaluation of brief calcium assessment tool for adolescents[J]. J Am Diet Assoc, 2010, 110: 111 - 115.

25. Sublette ME, Segal-Isaacson CJ, Cooper TB, et al. Validation of a food frequency questionnaire to assess intake of n - 3 polyunsaturated fatty acids in subjects with and without major depressive disorder[J]. J

Am Diet Assoc，2011，111：117 - 123.

26. Beebe SA，Beebe SJ，Ivy DK. Communication：Principles for a Lifetime[M]. 6th ed. Upper Saddle River，NJ：Pearson，2015.

27. Peregrin T. Competency-based hiring：the key to recruiting and retaining successful employees[J]. J Acad Nutr Diet，2014，114：1330 - 1339.

28. AbuSabha R. Interviewing clients and patients：improving the skill of asking open-ended questions[J]. J Acad Nutr Diet，2013，113：624 - 633.

交流和语言文化

学习目标

● 描述语言文化能力的各个方面
● 解释文化同化、文化适应和文化互渗的差异
● 讨论工作场所多样性的特点
● 比较文化能力模型
● 确定在文化多样性人群中有效的关键咨询策略

案例

朱迪·R.是一位新的注册营养师。在医疗中心,她的职责经常涉及营养面谈、咨询和社区教育。她的许多客户都来自与她自己不同文化的民族。他们主要是墨西哥人、波多黎各人、泰国人和韩国人。她发现他们吃的各种陌生食物有点难以理解,这也阻碍了她在提出调整饮食建议时提供合适的食物选择。她希望提高自己作为顾问的工作效率。

我们需要做的是学会尊重和拥抱我们之间的分歧,直到我们的分歧没有影响我们如何被对待。
　　　　　　　　　　　　　　　　　　　　　　　　　　　　——兰达·金

What we need to do is learn to respect and embrace our differences until our difference don't make a difference in how we are treated.　　　　—Yolanda King

4.1　前言

文化交流、咨询、优质的医疗保健等领域正日益受到关注。全球社会人口结构的不断变化,使食品和营养专业人员与其他不同文化背景的医疗保健专业人员、员工和客户进行互动变得很常见。了解食物和饮食习惯、食物的文化影响以及生活方式的影响因素是有效的沟通和教育技巧的基础。通过将多样性和文化能力融入注册营养师(RDN)和注册营养技师(NDTR)的实践范围,营养和饮食相关学会的成员准备好了面对文化多元化社会的挑战。在美国,联合委员会认证医疗机构时需要机构提供有关文化和语言上合格的证据。

由于美国日益混杂的人口组成,使得美国的文化多样性并非新问题。由于全球移民和

流动性,其他国家同样面临多样性的新挑战。"健康人民 2020"计划的目标反映了不同人群的健康需求。因为营养和饮食专业人士每天都会遇到不同的客户,他们必须尽一切努力去学习与自己不同的习俗和文化。通过这种方式,他们可以为所有服务的客户制定有效的方法和干预策略。关注文化多样性的差异性和相似性将使专业人员在多文化环境中更好地适应和工作。

文化能力是一个宽泛的术语,试图涵盖多个层面的个人或团体"与文化多样化的人员有效合作的核心要求"。能力是指一个过程,而不是终点。卫生专业人员面临的挑战是在文化上有能力帮助客户改变他们的食物选择,而不影响食物的社会文化功能。为了成功改变饮食,需要几种方法的联合来协助人们改变食物选择,包括行为和认知的干预措施、自我效能感、预防复发、自我监测、变化阶段、社会支持和教育策略。

几个世纪以来,食物一直受文化的影响。文化是一个群体学习和共享的行为总和。它来源于人们每天的生活,并提供认同感、秩序和安全感。作为一种群体现象,文化从他人身上学到,并且正式和非正式地传播给下一代。这些学习的传统不是静止不变的,而是动态的,会随着时间而改变。家庭和文化决定什么食物是适当的,什么是不适当的。在一定程度上,所有文化和民族通过饮食行为、价值和信仰来保持自己的身份。

本章探讨营养和饮食专业人士在与文化多样化的客户、员工和其他医疗团队成员沟通时的有效策略。

4.2 文化多样性

什么是文化多样性? 除民族、国籍和语言之外,文化多样性和文化特征有许多组成部分和定义。文化特征包括种族、年龄、性别、宗教、残疾、社会经济状况、职业、教育水平、政治、体能、性取向和移民状态。多样性由多种形式组成,每个个体是独特的或不同的,同时在其他方面也有相似之处。美国拥有不同文化和种族背景的个人和家庭,他们说着不同的语言。在美国,人口普查局报告至少使用 350 种语言(见图 4-1)。美国人口包括不同种族、宗教、性别、性取向、身材、身体素质、健康状况、教育水平、年龄、工作经历、生活方式、价值观、婚姻状况、社会经济地位等。重视和了解多样性的文化非常重要,多元文化意识可以对一个组织的政策、管理、教育方式和整体成功产生积极的影响。

亚洲有句古老的谚语:"在许多方面,我们都与别人不一样,或与某些人一样,或与所有其他人一样"。确实,我们在生物和遗传上都是独一无二的,没有两个人有同样的社会阅历。但是我们与社会、民族和文化群体有相似之处,通过共同的经历和特征,我们也与其他有共同语言和生活经历的人有相似之处,像爱情、婚姻、性别、死亡和情感等生活经历。

因此,所有人的身份认同都有个体水平、群体水平和普遍水平,这使我们独一无二。卫生专业人员必须认识到所有的方面和特性,因为文化决定了人们如何看待健康和疾病,他们在哪里寻求治疗,以及客户与卫生专业人士之间预期的关系。

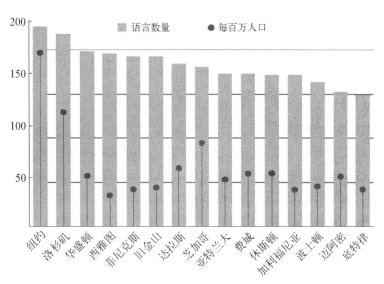

图 4-1 在美国 15 个最大的城市或地区使用的语言数量

资料来源：美国人口统计局，2009—2013 美国社区调查

【案例分析 1】

怎样的文化多样性信息对朱迪有益呢？

4.3 文化进展

文化是一种学习和分享的知识，是特定的群体用来形成他们的行为和解释他们在这世界上的经验的知识。它包含了关于现实的信念，人们应该如何与他人互动，"认识"世界，以及应该如何应对自己所处的社会和物质环境。具体体现在人们对宗教、道德、风俗、技术和生存策略上，并影响着他们的工作、父母、爱情、婚姻、健康理解、心理健康、身体健康、疾病、残疾和死亡。

文化是"指导和约束人生的实践的框架"。它使一个人能够识别一个特定的群体或人口。人们在很小的时候就开始学习他们的文化，直到上学的时候，文化已经在他们心中根深蒂固了。作为一个深层的固有概念，文化实践逐步演变，它们影响并指导特定群体的活动和日常行为。

文化影响着一个人身份的许多方面，包括食物的供应、食物准备的方法、遵循的饮食模式、节日的庆祝方式、价值观、信仰、灵魂、养育子女的方式以及期望的家庭角色。文化根源影响人们的态度，并对行为产生深远的影响。

价值观的不同与合作和竞争、主动和被动、青年和老年、家庭和朋友的重要性、独立和依赖等有关。例如，一些文化鼓励竞争，而另一些文化则促进合作。

【案例分析 2】
　　你可以提供什么资源给朱迪,来帮助她的咨询? 她能在哪里找到这些资源?

4.3.1　文化濡化和文化差异

　　文化是后天习得的,不是遗传的。它通过一个称为"文化濡化"的过程在家中代代相传。然而,在每一种文化中,都存在着不同的习俗、做法、意识形态和观点。世界上的许多国家都有一个主要的群体,也有许多不同的亚群,它们之间的差异各不相同,这也被称为文化内的变异。例如,拉丁美洲人或西班牙人是美洲的主要民族;然而在这个群体里,有许多亚群体,包括墨西哥人、波多黎各人、古巴人、中美洲和南美洲人。这些亚群体进一步发展出亚文化,在这些亚文化中可能有许多相似之处,但也有明显的文化差异。另一个例子是亚洲文化。有超过 25 个国家属于这个类别,每个国家和地区都有自己的传统文化,有自己的习俗、生活方式、传统、食物、语言和方言。在非裔美国人和其他许多文化中也可以看到了这一点。文化中有亚群体和多样性是正常的,而不是一个典型的刻板印象。

4.3.2　文化互渗和文化同化

　　一个文化群体的人们通过接触新的主导来改变他们的传统行为、态度和观点,这一过程被称为"文化互渗"。与同化过程不同的是,少数群体的成员采用主导群体的做法和信仰体系,文化互渗意味着传统民族文化和新的主导文化在文化认同过程中都扮演着重要的角色。这个过程的结果就是,人们可能走向主导文化,可能整合两种文化,也有可能拒绝新文化并再次肯定自己的传统文化,或者可能变得与两种文化都不同。

　　文化互渗和饮食习惯之间的关系是众所周知的。长期接触一种文化导致更高的文化互渗。这可以通过饮食回顾、食物频率问卷和一般的膳食模式来观察。例如,与新的移民相比,长时间居住在美国的拉丁美洲人增加了含糖饮料的饮用,同时减少了来自豆类和新鲜水果的纤维摄入量。此外,西方饮食的全球化也对许多国家的传统饮食消费产生了影响。新的移民也不太可能根据一份写好的食物清单来购买食物,他们倾向于购买一些熟悉的食物。

　　作为一名营养从业者,理解"文化互渗"的概念是很重要的。必须懂得文化互渗,这样他们就能更好地理解阻碍或促进选择特定食物的因素。从业人员不能认定所有的饮食文化互渗都是健康的或不健康的。例如,亚洲人通过吃快餐来适应美国的主流文化,将被视为做出不健康的食物选择,而少数亚洲人维持的富含全谷类和粳米的传统饮食则被视为健康的。性别差异同样存在。营养和饮食专家必须确定适应美国文化是否是影响慢性疾病的因素,如果是的话是如何影响的。

【案例分析 3】
　　朱迪可以在社区里计划什么活动来教育这些不同文化的群体? 为了让朱迪的努力取得成功,你会向她提什么建议?

4.4 工作场所多样性

工作场所一直存在多样性,但政府立法规定了平等的就业机会、平权行动和残疾人获得工作的权利,这些立法在 20 世纪 60 年代以后发生了变化。图 4-2 显示了美国人口普查局公布的 2005—2010 年不断变化的移民模式。每年新移民的涌入,尤其是最近的亚裔和西班牙裔移民,为工作场所的文化多样性做出了贡献。在早些年,大多数移民来自欧洲和加拿大。最近,移民来自亚洲、墨西哥、拉丁美洲和中美洲。据估计,到 2060 年,没有种族或民族会按传统划分为"少数民族",但 18 岁以下的人群将从 48% 增加到 64%。

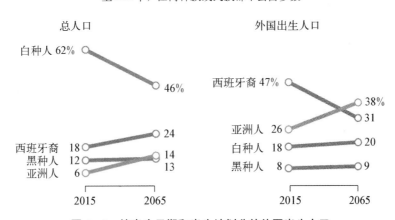

图 4-2 按出生日期和出生地划分的外国出生人口

注:资料来源于 Pew 研究中心预测。白种人、黑种人和亚洲人只包括单一种族的非西班牙裔;亚洲人包括太平洋岛民;拉美裔是任何种族的人,包括在总数中但未显示的其他种族

4.4.1 文化多样性的挑战

许多选择美国成为他们家园的移民面临着文化同化的问题。一般来说,第一代移民在适应美国文化方面是最困难的。他们中的许多人在说英语和翻译英语时遇到了困难。对于那些现在非母语学习者或客户来说,必须以英语阅读或写作而不是使用他们的母语,其读写能力往往是最大的问题。因此,食品和营养专业人士在与员工沟通方面可能会遇到困难。

食品服务部门雇用了大量的移民人口和少数民族。随着现有人才储备不断增加,文化差异越来越大,管理人员面临着诸多挑战。营养专家和管理者们面临着将这些多样化的人口融入劳动力市场中去。他们还必须制定战略和培训计划,让所有的工作人员都能互相学习和交流。由于许多不同类型的移民都在食品行业工作,因此在管理者和员工之间也可能存在非英语的语言障碍。因此,双语厨房和文化多样性是所有医疗保健雇主和员工所面临的挑战。

工作场所中另一个多元化的领域是年龄文化。较低级别的工人并不总是最年轻或最缺乏经验的。食品服务人员的短缺经常由移民和(或)年长的雇员填补。许多老年人正重返工作岗位,会寻找兼职工作来补充收入或与他人保持联系。从 2006—2016 年,按年龄计算的预期劳动力比例发生了改变,65 岁及以上年龄段的劳动力增幅最大。

4.4.2 多样性的益处

多元化的组织有很多好处。首先,由多样化员工组成的组织能够更好地制定和实施各种各样的想法、政策和程序。一个组织可以通过雇佣来自不同观点、经验和意识形态背景的人来更好地满足广大民众的需要和需求。对公司来说,多样化的员工对于服务不同消费者或客户群体是至关重要的。研究表明,客户会更认同那些性别和种族背景与他们相似的服务提供者。这一发现可能归因于内在的规则,相似的背景使客户能够更好地理解和联系服务提供者。一个由多样化员工组成的组织对业务也有好处,因为它使公司能够更好地理解市场的某个特定部分,而这部分是产品或服务的目标。如果组织反映了它所服务的社区,那么提供所需商品和服务的机会就会增加。

管理人员需要致力于发展和支持多样化的群体和团队,这样他们才能有效地管理文化多样化的员工队伍。为了建立一个文化多样性的组织,管理者每天都需要践行多样性。这包括工作面试、对员工的监督、员工发展计划,以及创造公平、平等、不受影响的工作环境。例如,在招聘实践中,管理者应该在少数群体可能会看到的地方刊登招聘职位描述。组织的所有成员,包括主流文化的成员,不仅要接受文化多样性,还要保证并重视它。

4.4.3 管理多样性

一个有效的组织和工作场所的目标是营造一个所有员工通过贡献各自的天资和能力来最大限度地发挥他们潜能的环境。为此,管理者必须利用文化差异,创造一个有效的环境,让人们感觉到他们的能力被有效地利用和重视。因此,所有员工都必须共同努力在实现个人繁荣的同时实现组织的全体目标和目的。

尽管尊重组织内的每个人是必要的,但组织中的一些成员可能难以培养出文化敏感度,可能会在不经意间区别对待其他员工。此外,当与不同于自己的同事或客户打交道时,有些人可能会倾向于对这些人的行为做出假设或归纳。例如,在某些环境中,人们倾向于根据种族、民族或性取向来给员工贴上标签。具体来说,人们可能还会把同事称为"黑人上司""白人服务员""墨西哥厨师""日本女服务员""同性恋洗碗工"或"波多黎各经理"。为了纠正这种种族标签,人们必须意识到自己的偏见,审视自己的偏见,并努力克服这些偏见。重要的不仅是要接受文化多样性,还要重视它,并通过言语和行动来证明你的接受。在塑造文化能力和多样性的榜样这一方面,领导作用是有影响力的。

多元化的环境培养和强调个性。因此,不同的想法和经验可以为解决问题带来更有创造性的解决方案和更好的决策。合作、共识和共享的权力,通过一个人的知识和技能来共同决定专业的权威性,让每个人都感觉更平等。在这些类型的工作环境中,员工的工作效率更高,公司在实现目标方面更具竞争力。

员工合作方式的持久性改变可能需要一定的时间。然而,管理层的责任是建立一个接受文化准则的工作场所。以下是在评估工作场所文化多样性时要考虑的一些问题。

● 所有员工都被视为资产吗？

● 是否因为种族和文化水平，他们的员工期望值会较低？

● 是否存在一种对所有工作人员都接受和鼓励的氛围？

● 不同的工作人员与优势群体是否有相当的责任水平？

● 管理者对某些群体或个人的期望是否会降低？

● 在某些部门或地区，是否某些特定族群会过度代表或代表不足？

● 招聘和晋升机会对所有人都开放吗？ 女性和少数民族的管理职位占了多大比例？ 少数民族或女性是被视为"象征性"的雇员，还是受到尊重？ 他们有不满吗？

● 每个人的想法、提议和意见都被认真对待吗？

● 在工作时间里，所有的团队都参与到正常的社交活动中吗？

● 说英语的员工是否对那些说英语缓慢或很差的人不耐烦？

● 不同的文化习惯和肢体语言是被接受，还是被误解和嘲笑？

● 所有的人都能得到耐心、宽容和理解的对待吗？

● 培训材料和课程计划的观点是否被所有人理解？

4.5　文化能力模型

文化能力有很多种定义，人们实现它的方法也很多。有种模式确定了一个具有文化能力的专业人士的三个特征：① 专业人士能意识到自己的设想、价值观和偏见，比如年龄歧视、性别歧视或种族歧视；② 专业人士能够理解不同文化背景的客户的世界观，以及他们对人类行为的价值观和设想；③ 专业人士为不同文化的客户制定适当的干预策略和技巧。例如，自我表露可能不适合某些群体，比如亚裔美国人、拉美裔美国人、美国印第安人、男同性恋、女同性恋、双性恋或变性人。人际交往可能需要不同的语言和非语言的方法和反应。上述模式在意识、知识和技能方面定义了文化能力。为了有效地工作，顾问必须认识到他们的偏见，提升对他们合作的群体的认识，并为不同的群体制定适合的文化干预策略。一个人不可能对每一个群体都有了解，专业人士必须对那些经常见到的群体有了解。欧美人通常是自己的文化条件的产物，必须防范对其他群体的生活方式的负面看法。

ETHNIC 模式是另一种文化主管护理模式，它包括解释（explanation）、治疗（treatment）、治疗物（healers）、谈判（negotiation）、干预（intervention）、协作（collaboration）这六个步骤。解释就是要求客户陈述他/她的病情，以确定客户的理解力。治疗是询问患者期望的治疗方法及其为了保持健康可能吃什么或不吃什么。治疗物是询问患者是否使用了非传统的资源。在谈判阶段，与客户合作寻找可接受的治疗方案或措施。干预要求客户对治疗的选择和任何疑虑进行反馈。协作讨论来自其他医疗团队成员或社区和家庭的帮助。

Campinha - Bacote 模型是卫生保健领域中文化能力的一个框架。它包括文化意识、文化知识、文化技能、文化愿望和文化碰撞五个部分。在文化意识方面，专业人士会考虑他们自己的信念和价值观。文化知识检验了专业人士所需的文化知识。文化技能的重点是在评估和干预的过程中收集客户的文化信息。文化愿望是顾问在咨询中遇到包括跨文化治疗时的愿望和追求更强大的文化能力的愿望。最后,文化碰撞由卫生保健专业人员与客户的经历形成,包括互动、激励和接受,这些都促进了对文化的理解。口头和非口头的技能,如倾听、观察、讨论和非评判性的问题,都会加强文化的碰撞。

文化敏感性的手模型(Hand model)是由新西兰的一位护理教师开发的,那里的卫生专业人员与毛利人的土著居民一起工作。拇指代表"意识",其他四个手指代表"连接、沟通、谈判和支持"。所有的手指都与手掌相连,这代表了牵手和握手,促进了分享健康的意义。营养顾问可以尝试不同的模型来确定哪些方法适合特定的客户。每种模式沟通和尊重都是基本前提。

4.6　咨询过程中的文化能力

营养和饮食专家经常与不同的客户和群体进行沟通。具有文化能力是很重要的,但也要确保与客户的紧密合作,并将整个咨询经历个性化,需要提问和回答许多问题。永远不要忘记,客户首先是人,而不仅仅是一种文化。下面就文化评估中的咨询、文化能力(counseling, cultural competence in cultural assessment)进行阐述。

4.6.1　文化评估

为了确保移民和少数民族的饮食健康,营养和饮食专家应该从文化评估开始,评估包括对美国饮食习惯的适应程度。这就涉及传统食物、食物与健康的关系、食物的制作或购买、食谱和食物准备,以及家庭和食物相互影响的问题。

从业人员应该咨询并仔细倾听客户的意见,因为他/她是消费食物类型的最佳信息来源。根据这一评估,从业人员可能会决定那些更适应文化的人在选择健康的美国食物时需要更多的帮助。同样,如果食谱不健康的话,那些不太适应文化的人可能需要帮助调整适合他们文化的传统食谱。

美国人会尝试不同的食物,并将各种文化传统的食物混合在一起,从而使饮食习惯成为一种多样化的文化荟萃。美国的地区差异也可能影响到人们的食物选择,如得克萨斯-墨西哥、新英格兰、中西部和西南部。地区性食物的例子有:新英格兰蛤蜊浓汤、波士顿烤豆、南方烤面包、新奥尔良什锦饭、德州辣椒、加州酸面包和威斯康星州的鱼煮。在其他国家也发现了类似的地区差异。

营养咨询和教育的目标是通过制定个性化的行动计划来帮助客户修改和管理食物选择和饮食行为。然而,心理学家告诉我们,食物和语言是人类首先学习的文化特征,也是他们最不情愿改变的。一个主要的影响是,童年时常吃的食物永远定义了什么是熟悉的和舒适的。成年期会继续表现出儿童时期的食物偏好,提示早期家庭经历在培养饮食习惯方面非常重要。改变一个人的饮食选择是可能的,但不容易实现,而且一些干预策略比其他方式更有效。我们应该记住,必须始终尊重客户对食物的选择。很多时候,这些选择都是建立在家庭习惯、传统或信仰的基础上的。

【自我评估 1】

描述自己从童年开始的食物偏好,以及它们与你目前选择的饮食和生活方式的关系。

4.6.2 不同人群的健康差异

HHS 的少数民族卫生部门已经制定了针对种族和民族健康差异的实践建议。"健康人民 2020"计划的首要目标是提高生活质量,创造促进健康的社会和物质环境,并通过促进所有人群的健康发展和行为来消除健康差距。追踪和衡量美国的健康状况的十项首要健康指标中,有两项是体育活动和超重/肥胖。在十个导致美国人死亡的原因中,营养与其中五个疾病的治疗或病因有关:癌症、糖尿病、心脏病、肾脏疾病和卒中,肥胖被认为是一个混杂因素。随着时间的推移,这些指标被追踪、监测和测量,以确定目标是否已经实现。然而,目前达到健康体重和减少超重和肥胖发生率的目标都还没有实现。

卫生统计数据也清楚地表明,在美国文化多样性的人群中,许多疾病的风险较高,尤其是肥胖和糖尿病的风险较高。事实上,数据显示,非美国人超重和肥胖的比例也在上升,全球的营养不良人数也在增加。这些健康差异数据在规划社区计划和指导不同年龄、文化或民族的个体方面是非常有用的。最近的一个干预措施是从小组讨论开始评估需求,以降低太平洋岛民社区的糖尿病风险。成功的以家庭为中心的教育计划是基于以社区为中心的过程实施的。表 4-1 中显示了一些教育内容。

表 4-1 在太平洋岛民的生活方式干预社区教育计划中,为
减少体重反弹提供的量身定制与标准化的例子

量 身 定 制	标 准 化
家庭饮食历史活动	回顾常规饮食和运动目标
家庭用餐计划活动	回顾典型的健康饮食模式
确定社区资源来支持家庭活动	列出社区资源的标准化列表
确定家庭成员共享的健康饮食价值观	列出健康生活方式的清单

引自:Kaholokula JK, Mau MK, Efird JT, et al. A family and community focused lifestyle program prevents weight regain in Pacific Islanders: a pilot randomized controlled trial[J]. Health Educ Behav, 2011, 5: 1-10.

营养和饮食专家需要确定哪些群体是最脆弱的群体,并创建针对这些群体的营养信息。尽管所有的人群都可以从营养教育中受益,但是重要的是根据现有的消费数据集中关注那些最危险的人群。例如,在许多不同的人群中,尤其是美国原住民和西班牙裔中,糖尿病的发病率更高。在这些人群中,有许多机会提高对本地食物模式的认识,并保留健康的文化食品,从而有可能降低患糖尿病的风险。文化适宜的健康信息和治疗方法可以进一步加强对医学营养治疗(medical nutrition therapy)的依从性。

在"健康人民2020"计划中新提到的一个文化群体关注的例子是女同性恋、男同性恋、双性恋和变性人(lesbian，gay，bisexual，and transgender，LGBT)人群。有一些问题影响这类人群的健康和营养状况。同性恋者和双性恋者的进食障碍风险较高。女同性恋者和双性恋女性更有可能超重或肥胖，而LGBT群体的烟草、酒精和其他药物使用率最高。

在文化多样化的美国，医疗保健专业人士有机会给许多不同文化的客户提供服务。因此，营养顾问必须认识到文化因素对各民族居民饮食模式的重要影响。具体来说，他们必须了解每个文化群体的传统食物和食物做法。这种学习的传播需要医疗保健专业人员与客户之间进行有效的沟通。这样积极的学习环境可以促进信息交流和协作交流。营养和饮食专业人士必须认识、尊重、理解和承认文化差异或变化，以消除来自不同文化背景的人的营养状况的差异。否则，营养咨询和教育将是无效的。

4.6.3　刻板和偏见的感觉

作为服务多元化客户的人，营养和饮食专业人士不能因其国籍或外表形成刻板印象。以印度为例，他们含有几个文化团体，有不同的宗教、习俗、语言和食物。

虽然医疗保健专业人士可能会认为在印度的所有人都会信奉印度教，必须认识到这种狭隘的假设并不正确。同样，从业人员也必须认识到，并非所有的阿拉伯人都是穆斯林，并非所有的爱尔兰人都是天主教徒。对每种文化中各代人之间及各群体之间存在文化鸿沟的认识也很重要。在他们坚持的文化模式的程度上，个体是独一无二的，有些人对主流文化有更强烈的认同感。一般来说，大多数第一代移民依附于他们的文化方式。随着时间的流逝，这些移民的第二代和第三代倾向于更加完全地融入主导文化。他们更有可能采纳美国习俗和意识形态，但同时也保留了一些他们的本土文化习俗和食物选择。例如，孩子们比成年人更容易适应新的文化模式，因为他们经常与学校或社会活动中具有不同文化的人进行互动。

营养专业人员还必须做好抵抗和预防民族中心主义的准备，并认识到自己的偏见。他们必须看清自己的文化，意识到可能拥有的任何偏见。每位专业人士必须将所有偏见放在一边，首先将客户的利益、教育和对客户的尊重放在首位。虽然文化在民族中创造和谐，但也可能造成不和谐。民族中心主义是天生的信仰，即自己的价值观和做法是绝对的真理。反过来说，民族中心主义者则倾向于根据自己建立的信仰体系来判断所有其他人。他们认为，其他文化或种族群体的规范和价值次于他们自身文化的规范和价值观。为了防止民族中心主义渗透到工作场所，营养和饮食专业人员需要知道他们的观点、意见和意识形态可能与同事或客户有所不同。他们也必须明白，自己的文化和世界观可能不是固有的且"正确的"。这种认识要求人们知道自己文化的起源、历史和信仰。

营养和饮食专业人士需要发展文化能力，尊重、理解、关心和高效地应对客户。虽然文化能力与文化理解相似，但还存在着重要的差异。文化能力包括思想和行为，使一种文化、种族或语言群体的成员能够有效地与另一个文化的成员一起工作。营养和饮食专业人士不能掌握所有的文化，但他们必须具备常规的文化能力，才能面对他们经常遇到的各种文化。他们还需要识别和调查与每种特定文化和个人之间的独特差异，以便能够确定对待客户的最佳方式。

【自我评估 2】
　　(1) 描述你自己的文化、起源、历史和信仰。
　　(2) 你有什么文化团体有能力提供咨询？

4.6.3.1　理解健康行为

　　文化决定了一个人如何定义健康,认识疾病和寻求治疗。每种文化都有关于健康和疾病预防的价值观、信仰和做法,涉及患者的护理和治疗、生病时咨询的人以及客户与医疗服务提供者之间的社会角色和关系。例如,大多数美国人相信西方医学。然而,许多文化具有不依赖循证基础的食物和健康信仰。这些做法需要受到尊重,如果不造成伤害或剥削他人,就不一定要消除这些做法。举个例子,在许多文化中有间歇性禁食或使用综合补充药物的做法。

　　美国人通常通过知情同意做出告知个人健康的决定,并将医疗保健提供者作为治疗的管理者。西方化医疗保健也将身体、心理和精神分开治疗。然而,其他文化的医疗取向可能会有所不同。例如,在许多非美国文化中,家庭成员或整个社区作为一个整体可能都具有决策责任而不是个人;情绪和心理疗法可能取代科学医学;身体、心灵和精神都可能被看作不是独立的,而是融合的。

　　在墨西哥,健康被认为是命运或神的意志的问题。许多墨西哥人不是相信科学、医学或医生的力量来治愈疾病,而是认为疾病可以由民间治疗者或草药和茶来治愈。同样,他们认为特定的医疗条件应伴随着特定的食物选择。这些食物选择被归类为"热"或"冷"。具体来说,怀孕被认为是"热"的情况。因此,怀孕的墨西哥妇女会被督促避免这些被分类为"热"的食物,如大蒜、谷物、昂贵的肉类和酒精。相反,他们被督促吃"冷"食物,如蔬菜、乳制品、便宜的肉类和热带水果。有趣的是,在回顾这个"热"与"冷"的食品列表时,这种健康概念与食物的温度或调味无关(毕竟面包或谷物实际上并不是很热);而是根据墨西哥文化中的传统标注的。此外,在墨西哥文化中,男性往往被认为是主要群体,与妇女怀孕有关的所有决定其丈夫或其家人都被纳入参考。因此,与西班牙裔孕妇一起工作的营养和饮食专业人员可能需要让其父亲及其家人参与决策。专业人士需要一直向客户询问他们是否参与医疗保健讨论。另外,专业人士还需要询问客户使用的替代药品、草药和补品。

　　许多其他的文化也认为,疾病是由西方科学医学鉴定出来的因素引起的。在印度,疾病被认为是由打破身体平衡引起的。在一些种姓制度中,丈夫对妻子的统治地位是相当普遍的,对老人的顺从是无可置疑的。相反,海地人认为有些疾病是超自然的或神奇的,可以用巫药治疗。应该询问客户他们认为可能导致疾病的原因,客户的信仰必须始终被尊重。营养专家必须保持不带偏见。如果这些做法与医疗保健相冲突,客户和主要医疗保健提供者应该进行讨论。

4.6.3.2　了解非语言行为

　　非语言行为在文化群体之间也存在差异,具有不同的含义。有关个人接触、身体姿态、眼神交流、人际空间、公开表达的情感和时间观念等习惯存在很大差异。在个人接触方面，有关触碰他人的规定是由文化决定的。例如，在许多穆斯林社区，拥抱已婚妇女被认为是非法的。类似的概念也适用于眼神接触。

在美国文化中，不看某人的眼睛被认为是不尊重的或怀疑的。然而，在一些文化中，看着一个人的眼睛被认为是不尊重的。关于触碰和交往空间的规定也是由文化决定的。有些文化支持人与人之间保持近距离，而另一些文化则希望更远的距离。这些空间关系也延伸到男女之间的感情。在美国，看到合作伙伴交换浪漫手势或表达爱意在文化上是可以接受；而在其他地方，亲密的伴侣甚至不能互相握手。

守时也是文化决定的。在快节奏的美国强调准时，迟到是不可取的。相反地，在亚洲以及南美洲和中美洲的部分地区，客户在没有联系服务提供者的情况下迟到或错过约定是可以接受的。在这些地方，人们对自己时间的个人使用往往被认为比时钟更重要。营养咨询师需要了解这些不同的习俗，以便更好地服务和理解客户的行为和选择。通过设置一个中立的专业场所来开始每一次面谈。通过倾听和观察的客户的言谈举止来评估情况。在握手、接触客户，或在最初的咨询阶段做一些猜测时都要保持谨慎。

4.6.3.3 了解语言行为

除了理解非语言行为外，营养和饮食专家还必须了解不同文化之间不同的语言行为。俚语是一种口头上的习惯，专业人士在工作场合与员工或客户一起时应该谨慎地使用。在美国文化中，人们通常会问"How's it going?（怎么样？）"或者插话"What?（什么？）"让别人重复他们刚刚说的话。在许多文化中，这种熟悉程度被认为是不恰当的，甚至是不尊重和傲慢的。相反，营养专业人士应该用"Welcome（欢迎）"或另一种正式的语言来问候客户。当他们想要一个客户重复陈述时，他们应该说"Excuse me（对不起）"，然后礼貌地要求客户用他们自己的话重新措辞。

同样，营养和饮食专家应该注意如何称呼客户。美国人是世界上最不讲究措辞的人群之一，他们经常以名字来称呼朋友和陌生人。营养和饮食专家应该询问客户希望的称呼。几乎所有其他的文化都希望使用这个人的姓来更正式和尊重地称呼他们。例如，如果一个客户的全名是戴安娜·莫拉莱斯（Diana Morales），那么卫生专业人士应该把她称为莫拉莱斯女士（Ms. Morales），而不是Diana（戴安娜）。

专业人士应该精心设计他们询问客户的问题类型。美国人倾向于直截了当地问一些个人问题，但在许多文化中，直接的问题被认为是不恰当的。它们甚至会让人们感到不舒服。此外，为了获得个人健康和营养数据，询问客户的个人问题可能会被认为是侵犯的和不尊重的。因此，卫生专业人员可能希望尝试一种正式的方法，而不是一种快速、直接的方法。说话缓慢而清晰。首先倾听，并结合言语交谈来理解非语言行为。

膳食管理者和员工应该尝试理解客户期望的与服务提供者的关系。在世界各地的许多文化中，专业人士都非常重视他们的专业知识。如果他们期待有一个可以依赖并告诉他们应该吃什么类型食物的人，那么期望个人和家庭变得健谈和自信是不现实的。

4.6.3.4 理解家庭关系

营养和饮食专业人员必须学习和理解的另一个因素是各种类型的家庭组成。家庭可能是家长制的、母系的、核心的或扩展的。因为一个人的文化通常决定了家庭的互动和构成，每个家庭成员的角色可能因年龄或性别而异。在一些非美国文化中，女性可能不被允许公开发言，可能不允许在外面工作，而且可能不得不顺从她的丈夫或婆婆。在这些文化中，一个女人在为自己及其家庭做决定时，可能起不到重要的作用。因此，咨询面谈可能需要包括女性的父亲、丈夫或任何家庭决策者。如果有强烈的家庭支持，女性可能更愿意母乳喂养。

营养咨询也必须确认这个家庭是单一文化的还是双文化的。单一文化家庭对一个主要民族有认同感，而那些双文化家庭则认同两个或更多的团体。客户可以轻松地在文化群体中来回移动。因此，客户所做的食物选择可能取决于情境因素或对不同的文化认同。

4.6.4　多文化意识

为了实现多文化营养咨询(multicultural nutrition counseling)的能力，卫生专业人员必须首先努力培养多元文化意识。在美国，个人对各种文化的认识首先要求其意识到自己的文化传承。每个人都有一个文化、民族、语言和种族的身份。对个人价值观、信仰、揣测、偏见和歧视的认识必须被提升到意识层面，才能使一个人具有文化能力。因此，专业人士应该了解他们自己的家庭和文化的习俗和传统，确定他们的文化和其他文化之间的历史联系，并审视他们的世界观和文化设定。

个体可能不知道自己的文化如何影响他人的行为、反应和互动。这种影响来自所有塑造自我的价值观、信仰或行为，包括家庭遗传、社会经济因素、政治、偏见、宗教、教育水平、职业、手势和自己喜爱的术语。卫生保健专业人员必须具备三个关键能力，以胜任多元文化的能力。第一，营养学家必须培养一种多元文化的态度，即尊重文化差异和文化相似性，同时容忍由于语言障碍而导致的不清晰的跨文化交流。这种态度要求卫生保健专业人员保持高度耐心，以确保有效沟通所需要的额外时间。它还要求专业人员可能需要修改常规的培训材料，使其更易于阅读和解释(见第 14 章)。在某些情况下，对某些客户来说，利用视觉效果或图片可能会取得更大的成功。第二，营养学家必须培养多元文化的实践能力。这些做法应当确保客户的传统健康观念和饮食与健康的美国食品选择之间的平衡。第三，营养专业人士必须培养多文化的咨询技巧。这些技能包括听力技巧、双语沟通技能、饮食调整技能或评估技能。

4.6.5　关于食品和营养咨询的知识

为了向客户提供有效的咨询服务，营养专业人士必须了解多文化的食品和不同群体的饮食文化习惯。他们应该收集许多信息，包括文化食物选择、有文化背景的食物准备方法、文化饮食模式的知识、家庭动态、典型的饮食模式，以及庆祝的传统。具体针对每种文化和社区的信息同样需要收集。顾问可以通过与每个家庭成员单独交流，来确定家庭中每个成员遵循这些文化传统的程度。

如何才能了解客户和员工的文化？一个建议是去访问他们的社区，或者去不同的民族食品店和民族餐馆。如果可能的话，在他们的礼拜场所或其他的社区活动中参加宗教仪式。

另一个建议是参加关于各文化中饮食做法的讲习班或培训课程。营养和饮食专业的人员也可以通过阅读食品在健康和疾病中的作用、促进健康的方法、疾病的治疗以及关于护理和护理人员的理念来学习各种文化。营养和饮食专业的专业人士也可以查看各种文化的食谱，并尝试烹饪各种文化的特色食品。

分组座谈会可以帮助营养专业人士了解客户的文化和饮食习惯。在这些会谈中，专业人士应该通过谈论食物偏好、食谱、材料、分量大小以及特定食物的准备方式来探讨文化群体之间的差异。如果对一种特殊的食物不熟悉，比如马肉、韩国泡菜、印度酥油或鹰嘴豆泥，顾问应该询问食物及其烹饪方法。收集这些信息是很重要的，这样人们就可以将家庭食品和文化习俗纳入饮食改变的建议中。

在为不同种族背景的人提供咨询时，营养和饮食专家应该使用适合文化的教育材料。来源于政府和私人的教育材料有许多可供选择。由美国农业农村部出版的"选择我的餐盘"也有西班牙语版，现在更有许多其他的语言版本。一些饮食评估系统可能无法满足其目标人群的文化或民族需求。比如某个文化习俗中人们食用大量炖菜和汤的文化。

以下的短语可能有助于获取有关客户文化饮食习惯的信息。

【示例1】

"我不熟悉你烹饪_____（食物的名称）的方式，你能告诉我吗？"

"当你庆祝文化节日时，你会准备什么食物？你更喜欢什么类型的小吃？"（把焦点引导到整个群体）

"你提到的那个晚餐听起来很有趣。你能告诉我你是如何准备的吗？"

"你就是你自己的食物选择专家。你可以教我很多。"

你应该使用以下语句之一来增强任何客户的回应。

【示例2】

"谢谢你的信息。"

"你正在帮助我理解。"

"非常感谢你花时间给我解释你们文化中的食物。"

4.6.6 营养咨询技巧

多元文化的营养咨询技巧（nutrition counseling skills）表明了一个人处理与文化相关问题的互动能力，包括开展营养和文化评估、确定与营养有关的问题，以及规划和实施相关的干预措施。表4-2为文化多元化群体咨询提供了一些建议。

有效的咨询技巧需要人们去了解和认识各种文化。顾问必须认可和尊重不同文化的健康和医疗理念。例如，有些人认为体重更重会更好，更受青睐。这种信仰的理由因文化不同而不同。客户的信仰必须得到认可和尊重，在这种情况下，与其把咨询的重点放在体重上，不如多采用"健康饮食"的方法。

表 4 - 2　在提供文化多样化的营养咨询时使用的通用有效的策略

（1）通过倾听来评估先前的知识，集中在已知和（或）已确信的事情
（2）加强正确的知识，澄清错误信息
（3）使用简单的语言，采用整合视觉媒体来展示你的教学内容
（4）用缓慢、清晰的语言交谈；寻找认同；根据需要重复
（5）鼓励提问，进行文化习俗的交流
（6）利用 teach-back 方法，在讨论了每个关键概念之后，让客户用自己的语言重新叙述所呈现的内容

注：改编自 Academy of nutrition and dietetics. practice tips: cultural competence resources. http://www. eatrightpro.org/10877.pdf.[2016 - 01 - 10]；Goody CM, Drago L. Cultural food practices. Chicago, IL: American Dietetic Association, 2010；Duggan A, Street L. Interpersonal communication in health and illness//Glamz K, Rimer BK, Viswanath R. Health behavior: theory, research, and practice. 5th ed. San Francisco, Jossey-Bass, 2015；Kittler PG, Sucher KP, Nelms J. Food and culture. 6th ed. Belmont, CA: Wadsworth, 2011.

信任是一项重要的咨询技能，所有的专业人士都必须具备。在客户眼中，他必须是可信的。尽管顾问可能会发现信任很难培养，但它是成功的关键。无论客户是自愿的还是被推荐的，专业人员和客户之间的差距都必须克服。实现这一目标的途径之一是通过与健康或营养无关的中立话题来建立融洽的关系。例如，你可能首先想要与你的客户建立一种私人关系，可以问一些问题，比如"你在哪里长大的？"在提供咨询服务时，你可能想先告诉客户你将要做什么，说"你可能想知道我们要做什么。""让我解释一下。"然后，你可以解释目的、过程和你指导的客户的角色。客户应该在面谈和决策过程中发挥积极作用。

最后，顾问可能会要求翻译人员来协助传播营养信息。翻译人员可以帮助重写书面材料或将口头信息翻译成客户的语言。一个有经验的翻译永远是第一选择。虽然客户的儿子或女儿的翻译技能足以满足这些目的，但是营养和饮食专业的专业人士必须谨慎地使用家庭成员。在许多文化中，让孩子担当翻译的角色会带来角色逆转的问题，这可能会导致怨恨，也会改变家庭动态。不管翻译的人是谁，记住要直接解决客户的问题，而不是翻译人员的，并且在提供答案的时候重点关注客户。

4.7　有限的文化能力

大约有 4 000 万到 4 400 万人（约占美国成年人口的 25%）无法理解以基础熟练程度书写的材料。尽管读写能力有限的人各有不同，但大多数人的社会经济地位较低、辍学、学习障碍，或者年纪较大。他们可能是移民并且不太懂英语，甚至不会用母语阅读。辨认这些人很重要，因为阅读能力差与健康状况不佳有关。

从业人员可能会遇到比想象中更多的不识字的客户，因为这些人隐藏了他们无法阅读的事实。营养专业人士应该意识到客户的以下言论是为了掩盖他们是文盲："我没有戴眼镜，待会儿再阅读，"或者"我的眼镜破了。"另一种识别这些人的方法是将他们的书面材料颠倒过来。阅读者通常会把纸反过来，而非阅读者可能不会。另一种方法是让这个人从纸上

的列表中选择食物,然后大声朗读这个单词。如果客户不能读出这个单词,那么他/她不太可能知道如何阅读。

美国成年人的平均阅读水平是 8 年级左右,但在医疗补助人群中,平均水平仅为五年级。通常情况下,健康教育的印刷材料是针对十年级或更高级别写的,而不是一般的适合顾客的五年级水平。为了纠正这种不平衡,在对文化水平低的人进行教育的时候,营养和饮食专家可能需要测试书面材料的可读性,并纳入更多的视觉信息(图形和图片)。他们还应该保持语言简单,并重复重要的信息。例如,"膳食胆固醇"和"血糖",这是一种理解起来有挑战性的术语,对这类听众来说是不合适的。另一个建议是保持句子的简短(10~15 个单词),并尽可能使用单音节和双音节的单词(见第 14 章)。段落也应该限定在 3~4 句话。为确保客户理解这些话,营养顾问应要求他们重复所讲的内容。这就是所谓的"教学-回顾"方法。实际的做法,例如规划菜单或食品购物清单,以及角色扮演是有助于客户将单词与语言联系起来的活动。文化评估工具可用来评估书面材料,这些工具和其他工具可以帮助专业人士提高不识字或文化水平有限的客户的营养文化水平(更多关于如何开发更低文化水平建议的材料参见第 14 章)。

我们必须时刻记住这个现象的存在,许多有阅读问题的客户在评估过程中可能试图隐藏这一问题。如果没有正确地诊断、解决和补救这个问题,那么成功的可能性就会大大降低。你也不能认定特定文化的客户就可以阅读该文化中常用的语言。客户可能是非母语读者。因此,在书面材料之外,需要使用更多的视觉材料和实例。

4.7.1 总结

本章探讨了应对多元化的工作人员接受文化多样化客户的咨询和教育的挑战和重要性。随着世界变得越来越多样化,跨文化能力的需要是至关重要的。食品和营养专业人士必须培养意识、提高知识、沟通技巧和尊重所有文化才能取得成功,这需要人们去了解并认可所有文化的价值和独特性,无论是少数人的文化,还是多数人的文化。

4.7.2 回顾和讨论问题

(1) 什么是文化多样性? 人们有哪些不同之处?

(2) 作为管理者,你会看到工作场所多样性的哪些目标和好处?

(3) 可以计划哪些活动来解决工作场所的多样性问题? 如何评估这些活动?

(4) 比较几种文化能力模式。

(5) 文化同化、民族主义、文化适应和文化互渗的定义。

(6) 文化如何影响人们的日常行为,包括食物选择?

(7) 想想你自己的饮食行为,是什么影响了它们? 在多大程度上是与社会和文化因素相关的?

(8) 与同行讨论你的饮食习惯和家庭文化起源。

(9) 什么是文化能力? 专业人士可以通过哪些步骤来培养?

4.7.3 建议的活动

（1）在你的工作地点，确定哪些文化和民族有代表性。你相信文化背景不同的工人的才能都能得到承认吗？

（2）列出你和你的家人准备的文化传统食物。与邻居和朋友分享你的文化食物，并告知他们你的文化习俗。

（3）选择一个你不熟悉的文化或民族，研究这种文化的食物选择和做法。

（4）找一个你想要继续了解的文化的人，要求该人成为你的文化指导或老师。在预先准备好要问的问题清单之后，采访这个人收集关于他们在特殊场合下（例如假期）的食物选择、做法、食谱、烹饪方法，包括影响食物选择和整体健康的精神信仰和行为。

（5）采访为不同文化背景的人群提供咨询的营养和饮食专家，询问给这个群体工作提供咨询的挑战和机会。

（6）去一家专门卖各种文化食品的杂货店，比较一下你在当地的连锁杂货店里可以找到的两种文化产品的价格、包装和营养标签信息。

（7）在网上搜索四种文化适宜的教育材料，根据表4-2中提供的信息对它们进行评判。

参考文献

1. Academy Quality Management Committee, Scope of Practice Subcommittee of Quality Management Committee. Academy of Nutrition and Dietetics: Revised 2012 standards of practice in nutrition care and of professional performance for registered dietitians[J]. J Acad Nutr Diet, 2015, 113: S29 - S45.

2. Academy Quality Management Committee, Scope of Practice Subcommittee of Quality Management Committee. Academy of Nutrition and Dietetics: Revised 2012 standards of practice in nutrition care and standards of professional performance for dietetic technicians, registered[J]. J Acad Nutr Diet, 2015, 113: S56 - S71.

3. The Joint Commission. Crosswalk of Joint Commission Ambulatory Program adthe National CLAS (Culturally and Linguistically Appropriate) Standards[S/OL]. http: //www.jointcommission. org/crosswalk_of_joint_commission_ambulatory_prorgram_and_the_national_clas_standards. [2016 - 09 - 28].

4. U.S. Census Bureau, 2009 - 2013 American Community Survey[EB/OL]. http: //www.census.gov/acs. [2016 - 09 - 28].

5. U.S. Department of Health and Human Services, Office of Disease Prevention and Health Promotion, Healthy People 2020, Washington, DC [EB/OL]. http: //www. healthypeople. gov/2020/topicsobjectives2020/default.aspx. [2016 - 01 - 10].

6. Alizadeth S, Chavan M. Cultural competence dimensions and outcomes: a systematic review of the literature[J]. Health Soc Care Community, 2015. doi: 10.1111/hsc.12293.

7. Academy of Nutrition and Dietetics. Practice tips: cultural competence resources[R/OL]. http: //www.

eatrightpro.org/10877.pdf. [2016 - 01 - 10].

8. Academy of Nutrition and Dietetics. Cultural Competency for Nutrition Professionals[M]. Chicago, IL: Academy of Nutrition and Dietetics, 2015.

9. Goody CM, Drago L, eds. Cultural food practices [M]. Chicago, IL: American Dietetic Association, 2010.

10. United States Department of Health and Human Services, Office of Minority Health and Health Disparities, Center for Linguistic and Cultural Competence in Healthcare[EB/OL]. http://hhs.org/omh. [2016 - 01 - 10].

11. Lynch EW, Hanson MU. Developing Cross-Cultural Competence: A Guide for Working with Children and Their Families[M]. 4th ed. Baltimore, MD: Brookes Publishing, 2011.

12. Bilyk H. Role of registered dietitian nutritionists in the research and promotion of native and cultural foods[J]. J Acad Nutr Diet, 2015, 115(S1): 531 - 533.

13. Frank GC. Simplifying education to improve health food purchases by Latina women[J]. Adelante LAHIDAN, Newsletter of the Member Interest Group Latinos and Hispanics in Dietetics and Nutrition of the Academy of Nutrition and Dietetics, 2016, 9: 4 - 8.

14. Ayala GX, Baquero B, Klinger S. A systematic review of the relationship between acculturation and diet among Latinos in the United States: implications for future research[J]. J Am Diet Assoc, 2008, 108: 1330 - 1344.

15. Barak MM. Managing diversity: toward a globally inclusive workplace[M]. 3rd ed. Los Angeles, CA: Sage Publications, 2013.

16. Pew Report 2015[EB/OL]. http://pewresearch.org/2015. [2016 - 09 - 28].

17. Luquis RR. Culturally appropriate communication//Perez MA, Luquis RR. Cultural competence in health education and health promotion[M]. 2nd ed. San Francisco, CA: Jossey-Bass, 2014: 193 - 216.

18. U.S. Bureau of Labor Division of Information and Marketing Services. Projected growth of labor for participation of seniors, 2006 - 2016[EB/OL]. http://www.bls.gov/opub/ted/2008/jul/wk4/art04.htm. [2016 - 09 - 28].

19. Robbins SP, Judge TA. Essentials of organizational behavior[M]. 16th ed. Englewood Cliffs, NJ: Prentice Hall, 2014.

20. Cliffe S. Companies don't go global, people do[J]. Harv Bus Rev, 2015, 86: 83 - 85.

21. Dauvrin M, Lorant V. Leadership and cultural competence in healthcare professionals. A social network analysis[J]. Nurs Res, 2015, 64: 200 - 210.

22. Campinha-Bacote J. Coming to know cultural competence: an evolutionary process[J]. Int J Hum Caring. 2011, 15(3): 42 - 48.

23. Mackay B, Harding T, Jurlina L, et al. Utilizing the hand model to promote culturally safe environment for international nursing students[J]. Nur Prac NZ, 2011, 27: 13 - 24.

24. Cassel KD, Boushey CJ. Leveraging cultural knowledge to improve diet and health among affiliated Pacific Islanders populations[J]. J Acad Nutr Diet, 2015, 115: 885 - 888.

25. Eckhardt CL, Lutz T, Karania N, et al. Knowledge, attitudes, and beliefs can influence infant feeding practices in American Indian mothers[J]. J Acad Nutr Diet, 2014, 114: 1587 - 1593.

26. Everett-Murphy K, De Villiers A, Ketterer E, et al. Using formative research to develop a nutrition

education resource aimed at assisting low-income households in South Africa adopt a healthier diet[J]. Health Educ Res, 2015, 6: 882 - 896.

27. Wilson B. First bite: How we learn to eat[M]. New York, NY: Basic Books: 2015.

28. Steiber A, Hegazi R, Herrera M, et al. Spotlight on global malnutrition: a continuing challenge in the 21st century[J]. J Acad Nutr Diet, 2015, 115: 1335 - 1341.

29. Kaholokula JK, Mau MK, Efird JT, et al. A family and community focused lifestyle program prevents weight regain in Pacific Islanders: a pilot randomized controlled trial[J]. Health Educ Behav, 2011, 5: 1 - 10.

30. Fleischhacker S. Emerging opportunities for registered dietitian nutritionists to help raise a healthier generation of Native American youth[J]. J Acad Nutr Diet, 2015, 115: 219 - 225.

31. Mechanick JI, Marchetti AE, Apovian C, et al. Diabetes-specific nutrition algorithm: a transcultural program to optimize diabetes and pre-diabetes care[J]. Curr Diab Rep, 2012, 180 - 194.

32. Duggan A, Street L. Interpersonal communication in health and illness[M]. 5th ed//Glamz K, Rimer BK, Viswanath R. Health behavior: theory, research, and practice. San Francisco, CA: Jossey-Bass, 2015: 243 - 268.

33. Patterson RE, Laughlin GA, LaCroix AZ, et al. Intermittent fasting and human metabolic health[J]. J Acad Nutr Diet, 2015, 115: 1203 - 1212.

34. Pinzon-Perez HP, Perez MA. Complementary, alternative, and integrative health: a multicultural perspective[M]. San Francisco, CA: Jossey-Bass, 2016.

35. Kittler PG, Sucher KP, Nelms J. Food and Culture[M]. 6th ed. Belmont, CA: Wadsworth, 2011.

36. USDA. Myplate Spanish[EB/OL]. http://www.choosemyplate.gov/multilanguage-spanish. [2016 - 03 - 23].

37. USDA. My Plate, Other languages[EB/OL]. http://www.choosemyplate.gov/otherlanguages. [2016 -03 - 23].

第二部分
健康行为改变的咨询技术

5 健康行为改变的阶段和过程

 学习目标

- 解释改变的六个阶段
- 明确至少有一个过程是适合所有行为改变阶段的
- 讨论什么是决策性平衡以及如何实施
- 描述自我效能对行为改变的影响
- 解释目标建立过程中的步骤,并在实践中加以应用
- 描述营养诊疗过程(NCP)中的营养检测与评估
- 解释健康保险携带和责任法(HIPAA)的要求

案例

莱恩·霍华德(Len Howard),48 岁,男性,一家世界 500 强公司的高级管理人员。他身高 182 cm,体重 79 kg。在最近一次体检中,检测到他的血清胆固醇水平为 7.5 mmol/L(理想值:5.2 mmol/L),高密度脂蛋白水平为 0.4 g/L(理想值:≥4 g/L)和低密度脂蛋白胆固醇水平为 4.1 mmol/L(理想值:<2.6 mmol/L)。从霍华德先生的家族史中发现,他的父亲和哥哥均死于心脏病。他的妻子是一名律师,他们有一个 15 岁的儿子。

营养专家:"你说医生建议你改变饮食,我们先来了解一下你目前的饮食情况。然后确定你的饮食中哪些是对的,哪些是需要改变的。"

霍华德先生的饮食情况如下。

早餐:橙汁、培根、2 片涂有花生酱的土司、咖啡。

上午零食:咖啡和甜甜圈。

午餐:牛肉三明治或培根芝士汉堡、炸薯条和可乐。

晚餐:8 盎司(227 g)牛排、涂有黄油和酸奶油的烤土豆、绿色蔬菜、色拉配蓝纹奶酪、曲奇饼干及葡萄酒。

晚加餐:啤酒和椒盐脆饼。

某种改变可以为其他人创造机会。　　　　　　　　——尼古拉·马基雅维利

One change leaves the way open for others.

　　　　　　　　　　　　　　　　　　　　　　　　—Niccolo Machiavelli

5.1　前言

在与患者咨询方面，没有"金标准"或统一的理论可以解释行为改变的复杂性，并保证能成功改变人们的食物选择、饮食方式以及运动行为。相反，营养和饮食顾问需要精通多种方法和干预措施，选择咨询者能够接受的方法进行咨询。食物和健康行为受家庭、文化、身体和社会环境等多种因素的影响。

本章探讨行为改变的跨理论模型(transtheoretical model of behavior change)和目标设定(goal-setting)过程。该模型强调，人们在改变饮食、锻炼和其他健康行为的过程中会经历不同的阶段，而咨询干预策略应该根据客户的变化阶段进行修改。后面的章节强调了其他的咨询方法，包括动机式访谈法、健康信仰模型、行为修正、认知改变及自我效能在改变生活方式、预防和处理失误和复发中的作用。

5.2　跨理论模型/变化阶段

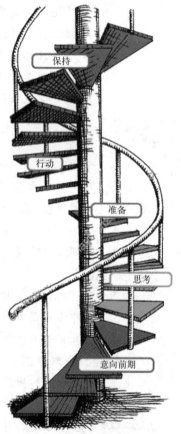

普罗查斯卡和他的同事们开发了"跨理论模型"(transtheoretical model，TTM)，也称为"循序渐进阶段"(stages of change，SOC)(见图 5 - 1)。跨理论模型的目的是指导干预措施的时间和内容，以使人们更健康。它由四个方面构成：① 改变阶段；② 改变的过程或人们如何发生变化；③ 决策性平衡；④ 情景下自我效能(situational self-efficacy)。该模型已经指导了多种健康行为的干预。

【案例分析 1】
在降低食物中胆固醇和饱和脂肪酸饮食方面，霍华德先生哪些是做得对的且需要鼓励坚持的？

跨理论模型用于促进行为改变以改善健康。在了解了咨询者的持续变化动机之后，帮助咨询者规划并实施适当的干预。人们在这六个阶段会试图改善影响健康的行为以取得进步，改变如吃得太多、吃不健康的食物、不运动等行为。在不同的阶段，不同的构想和过程在某些程度上可以用来促进整个阶段的发展。

图 5 - 1　客户行为改变在
各个阶段的进展

许多健康干预手段和教育项目都以行动为导向，假设来咨询的人们愿意发生改变。实际上，大多数人都会拒绝或抵抗改变，其他人可能还在犹豫，只有少数人愿意改变。非要假设这些咨询者愿意改变饮食和运动行为，结果往往会适得其反。

即使知道有需要改变的健康问题,人们也不愿意改变对食物的选择。因而,帮助人们积极改变饮食行为并鼓励他们终身坚持健康生活方式是一个挑战。成功的营养咨询和教育的关键在于评估和确定咨询者所处的阶段以及改变的意愿,并采用相应的干预措施。对待不同的人应有不同的咨询策略,对那些抗拒去改变的人应采用不同的策略。使用适当的策略或干预手段应该能提高效率,有助于咨询者进入下一个阶段。因为已经有了动机并做好了准备工作,会减少因不适当的干预方法导致的退出治疗的情况。

5.3 行为改变阶段

改变不能看作是一个简单的事情。例如,"今天开始我会摄入更少量的钠",而且这种改变需要长期坚持。表5-1中的模型显示了人们如何改变,而不是为了什么改变,他们要么接受咨询,要么不咨询仅依靠自己。为了做出改变,人们通过六个确定的阶段取得进步。每个阶段的任务各不相同,各个阶段的活动代表了咨询对象的进步。

表 5-1　行为改变的阶段

1. 意向前期	未来六个月内,没有要改变的打算
2. 思考	打算改变,但近期不会
3. 准备	已经做出了一些小改变,并计划在未来的 30 天内开始改变
4. 行动	已经在食物的选择方面做出规律的改变
5. 保持	行为改变保持六个月以上
6. 终止	行为改变保持至少一年以上

5.3.1 意向前期

在第一阶段,预先设想,一个人的意识不足以认识到健康问题的存在,不承认存在问题且没有改变的意向;那么,这个人没有重新改变饮食习惯的计划或在未来 6 个月不会实施饮食改变的计划。有可能这个人以前曾尝试过改变一些行为但是失败了(例如,减肥),同时这个人对健康专业人员提出的建议有一种抵抗心理。或许偶然一次看医生,医生建议他向营养师咨询以控制体重,但这样的人往往对自身的体重并不在意。

由于这些咨询者不知道、不了解或不关心健康问题,咨询师需要评估患者的改变意愿,找出他不想改变的原因,而不是仅仅给他提供饮食信息。在这一阶段并不适合对咨询者进行饮食改变的教育。为了确认对方确实处于这一阶段,咨询者可以问问"在未来 6 个月,你真的打算改变吗?(说出问题行为)"

例如,对于忽视高脂饮食和冠心病之间关系的人,你可以问:"你是否考虑过在未来 6 个月内减少脂肪摄入(或摄入更多的水果和蔬菜)呢?"在这个阶段,有心脏问题的患者除了需要知道不解决他的健康问题所带来的风险,还需要知道改变带来的益处。

咨询者需要承认存在的问题及它们带来的消极影响。在预设过程里,努力改变饮食习惯效果可能不佳,因为这些人没有准备好方向明确的干预行动。了解个人的阶段变化将会有助于营养顾问确定最合适的干预手段。表5-2列出了每个阶段的典型问题和干预措施。

表5-2　行为改变的各个阶段的典型问题和干预措施

阶　段	营养顾问的问题	干预措施
预设阶段	我能帮你做些什么?	强化意识
	你读过关于……的文章吗?	评价认知
	关于……和……之间的关系,你知道多少?	增强自我意识,给予书面或口头信息
	你家里其他人有这个问题吗?	评估价值观和信念
	你意识到后果了吗?	认知重建
	你认为做一个改变怎样?	讨论风险和利益
思考阶段	你想怎样改变?	评估知识
	优点和缺点是什么呢?	评估价值观和信仰
	你感觉如何?	评估思想和感受
	是什么让它更容易或者更难做到?	增加利弊,减少障碍
	改变后的结果怎样?	自我评估
	需要我怎样帮你?	认知重建
准备阶段	接下来1~6个月内你打算改变自己吗?	自我效能、承诺
	你会怎么做?	做决定
	你已经做了哪些改变?	讨论关于能力的信念
	你的生活将如何改善?	规划目标
行动阶段	你现在做的与以前相比有什么不一样?	刺激控制
	你有什么问题?	自我强化
	谁可以帮你?	社会支持
	我怎么帮你?	自我管理
	你将用什么行动替代原来的做法?	目标设定、小组会话、自我监测、预防复发
维持阶段	当你碰到困难的时候,你将如何应控制时间?	应对回应
	你面临什么样的障碍?	预防复发
	你将来有什么计划?	自我管理
	你解决了什么问题?	承诺、目标设定、控制环境
终止阶段		自我管理 自我效能

5.3.2 思考

第二阶段是思考,指一个人意识到存在健康问题并打算去做得更好。例如,不同的饮食或更多的锻炼。然而,他没有严肃地去思考这个问题或者承诺做出改变,不断放弃改变。这个人可能因克服健康问题而花费的时间、精力、努力和开销使其在精神上感到煎熬,并且可能因之前的失败产生挫败感。当改变行为的缺点很多而优点很少时,结果可能是矛盾的,使人们长期滞留在这个阶段,几个月甚至几年。因此,他需要做出决定。比如,顾问或许会问:

"你在做出改变决定时一般在想些什么呢?"

"这样做的优点和缺点是什么?"

"怎样去改变你所在的环境?"

"你怎么看待低脂饮食,你认为阻碍你改吃低脂饮食的障碍是什么?"

5.3.3 准备

第三阶段是准备过程,人们决心改变并打算在未来的 30 天内就采取初步行动。他可能报告一些在解决问题的行为上发生的微小变化。例如,阅读一些食品标签或购买无脂冰激凌。客户需要做出改变的承诺,确定优先事项或目标,并制定有计划的行动。

咨询者对有关减肥的问题可能感兴趣,变得更加活跃,做出更健康的选择并保持饮食记录。一项关于需要控制体重的肥胖儿童家长的研究显示,有 62% 的家长参与了儿童饮食行为的 SOC,但只有 41% 的家长参与了肥胖儿童体育活动的 SOC。认为自身体重有问题的家长不太会纠正他们超重子女的行为。

5.3.4 行动

第四阶段是行动,人们会试图通过积极改善对食物的选择、行为、环境和经验来实施之前定下的行动计划,以解决健康问题。请记住,大多数咨询者在当初被转诊来进行营养咨询时尚未处于这个行动阶段。只有那些已经成功地改变了一个行为并持续 6 个月,如购买不同的食品或每周锻炼 3 次的人才算真正进入了行动阶段。

当进入行动阶段试图进行改变时,人们需要付出相当多的时间和精力。营养师可能会问"你现在有什么改变了呢?"在这个阶段,客户需要有一定的知识和技能帮助他们应对。在一个星期或一个月内的新行为并不一定能保持,因为之前的模式很有可能重现。

对于使用跨理论模型和 SOC 模型的超重成年人,在干预中有一些证据表明他们的饮食习惯和体育活动有所改善。例如,增加了运动频率、持续时间及水果和蔬菜的摄入量,减少了膳食脂肪的摄入量。

【案例分析 2】

　　爱华德先生的 SOC 是什么呢?

5.3.5　保持

第五阶段是维持,过去几个月内新的健康行为已经形成并整合到生活中去。随着时间的推移,新的行为就会自动形成。咨询者必须保持新形成的、更健康的习惯并预防旧的习惯再次出现。例如,持续努力来保持减肥的状态。对于一些人而言,这个阶段会持续几个月、几年或者一生,或者直到他们的行为成为一种模式,即一种已经融入他们生活方式的模式。在这个阶段,营养顾问可能会问的问题有"你如何处理一些小的失误?"关于失误和问题复发的咨询附加信息见第 8 章。

5.3.6　终止

最终的目标是终止阶段,在这个阶段中,行为改变已经持续了多年。行为问题的终止发生在客户不再被以前的行为所诱惑,不再会失误或复发。有些人从来没有达到这个阶段,但却周期性地与健康问题作斗争。在体重控制等情况下,需要终身维持可能是最终的目标。

5.3.7　行为的重复

大多数人不会在第一次尝试时就能成功地保持行为变化。比如说,你年前的决心能持续多久?Prochaska 提出以螺旋而不是线性的方式来完成这些阶段的进展。因为失误和复发是常见的问题,可能重新退回到更早一些的阶段,例如当人们改变或终止行为时,从行动到准备阶段或从准备到思考阶段的情况可能会多次出现。

例如,人们会避免高脂和油炸食品,一段时间后又会再次食用。在这些阶段中来来回回的反复代表着咨询者的一个学习过程。在第 8 章中更详细地讨论了失误、问题复发及其导致的负面情绪(内疚、耻辱和失败)以及如何恢复。人们可以在营养顾问的帮助下从错误中汲取经验并继续努力。

5.4　改变的过程

模型的第二个维度检验了当人们在行为、思想和意图方面动摇时的十个过程的变化,或者人们通过 SOC 进行的活动。是当行为、态度和意识转变时,人们通过某种活动促使自己进入下一阶段。这十个过程是咨询者在不同阶段促进变化的认知和行为活动。每个阶段都需要咨询者完成特定的、合适的任务和目标,以便进入下一个阶段。

这十个过程应该整合到 SOC 中,这样治疗干预就能与客户所处的当前阶段相匹配。这些是人们采取或修改新的健康促进行为,去除危险隐患,或改变个人环境的具体方法,不管是依靠他们自己还是在咨询条件下完成的。

(1)意识提升:可提高客户对健康风险的认识,并深入了解问题行为所带来的健康后果。这是行为改变过程中最受关注和认同的。由于人们关注自己的积极信息而忽视消极信息,所以外部团体可以提供关于健康行为的反馈和教育。可能的干预是来自顾问或其他人的反馈、直接询问、提供教育阅读材料、媒体及动机性访谈方法(详见第六章讨论)。在第一阶段和第二阶段的意向前期和思考会更好地意识到他们行为所产生的负面后果,比如暴饮暴食和体重增加。

(2) 剧烈的情绪宣泄:会产生一种关于不健康行为的情感意识和感觉,如果采取一些合适的举动,这些感觉或许会得到缓解。采用的技术包括角色扮演、个人见证、反馈、媒体播放和动机访谈(motivational interviewing)等方法。

(3) 重新自我评价:包括客户对是否存在不健康饮食的自我形象认知和感觉的重新评估,比如说一个人认为自己是胖的或者是瘦的。健康的角色模范,认清个人的价值和形象或许是有用的。当一个人有意识去思考和感受,往往才会发现自己需要改变。

(4) 社会环境重新评估(environmental reevaluation):包括认知和情感评估,个人或家庭成员的行为及健康状况会影响客户的社会环境。咨询者意识到自己可能是其他人的积极或消极的榜样。重新评估可能通过同理心训练、书面记录或家庭干预而获得。

(5) 自我解放:是人们可以改变的信念,以及对这种信念采取行动的承诺。公开见证、新年决议及多种选择和替代方法可以增强意志力和提高自信。

(6) 社会解放:为那些缺乏健康行为的人增加了社会选择和机会,应当多多提倡。

(7) 对抗条件反射作用:需要改变行为以响应活动,例如对不健康的人采取健康的应对措施。积极的自我陈述("我可以做到")、放松和果断是行动阶段的其他策略。

(8) 刺激控制:会消除不健康饮食行为的环境暗示,同时使健康饮食行为得以加强,这些将在第 7 章进一步讨论。避免不健康的食物,消除这些信息提示,选择更健康的食物,互助小组可以支持在行动阶段改变饮食习惯。

(9) 强化管理(reinforcement management):包括对健康行为的积极强化和激励,对行动阶段也会有所帮助。行为受其结果的控制,当强化取决于某种反应时,这个行为将会进一步加强。激励措施、书面合同、他人的强化、团队的认同感都是可行的。

(10) 帮助关系:为健康的食物选择和行为改变提供关怀、开放、接受和支持。咨询师的电话、朋友的陪伴、参加支持小组、与他人的交流可以提供社会支持。

【案例分析 3】
　　爱华德先生的 SOC 正处于哪一种改变过程?

阶段的匹配过程

这十个过程在特定的六个 SOC 的某些部分中更有效。每个阶段都会面临不同的挑战。因此,咨询师需要将咨询者所处的变化阶段与他的 SOC 相匹配。建议在早期阶段,比如意向前期,关注做出改变的好处,以及如何改变可以对个人的生命健康有帮助。目的是让咨询者考虑健康问题。然而,咨询者可能会怀疑他们自身改变的能力,从而降低了自我效能。

例如,在意向前期,咨询者没有考虑进行改变,有抵触情绪,并且没有计划去改变。增强意识的方法可以帮助咨询者意识到他们行为的负面后果和可能的有益改变。如果咨询者的朋友因相似的医学原因患病或死亡也会增加其意识。

在意向前期,建议通过提供关于健康食物选择的益处,关于个体基于饮食习惯的患慢性疾病风险以及改变后的益处的营养信息(包括口头、书面和网站)来增强意识。对思想、情感、价值观、自我和环境的自我重新评价是合适的。客户需要权衡改变的利弊(利:"我能看到我的孙子长大了";弊:"我不能吃任何我想要的"),在这个阶段咨询者往往认为弊比利重要。

在沉思阶段会继续提升自我意识,因为这个阶段客户注意到健康问题的本质,并重新评估自己。客户自我价值和环境的重新评估将考虑这些行为对他们关心的人造成的影响。人们如何思考和感受他们的健康问题及生活方式是需要改变的。在思考阶段,除了增强意识,同时也需要重新进行认知和情感的自我评价。

准备阶段包括了为改变所做的准备,并且可能包括从过去的尝试中进行改变。设定明确的目标、优先事项和制定一个行动计划,并遵守承诺是很合理的。由于已经做出了一些小的变化,实际上客户已经参与了自我调节的过程。他们正在采取小小的步骤,可能使用刺激控制和强化控制,相信他们是可以改变的。

在准备阶段,自我解放、可以改变的信念、对自己做出承诺以及行为技巧的使用是重要的。自我解放部分是基于自我效能或相信一个人能够成功。在客户评估中,获益必须大于弊端。

行为阶段需要刺激控制、逆条件刺激和强化管理,以应对可能导致失效的情况。在行为和维护阶段,在第7章中讨论的行为技巧(刺激控制、强化管理、自我监测)、食谱修改和学习应对可能复发期间反应是有帮助的。发展社会支持系统对重点关注对象是有用的。分析失误和复发的技能详见第8章。

总之,客户的有效健康行为变化取决于在正确的时间(阶段)做正确的事情(过程)。一个阶段的最佳策略在另一个阶段可能是无效的。在确定了这个人的健康、饮食问题和需要做出的改变之后,将阶段水平与变化过程相结合为食品和营养专业人员提供了干预的可能性。请记住,客户可能处于一个变化的早期阶段,例如增加水果和蔬菜摄入量,以及处于不同行为的另一个阶段,例如增加锻炼或减少食物的体积。

咨询师需要有协作性、同情心,并支持和鼓励客户了解健康问题。在行动阶段,顾问更像是一个教练和咨询师,可以提供专业的建议和支持。

5.5　决策平衡

决策平衡方法(decisional balance method)是一种权衡客户优势的过程,改变其中的弊端。咨询师可能会要求客户写一份关于利弊的书面清单,以鼓励那些不愿讨论自身缺点的客户这样做,因为他们需要得到解决。利与弊之间的平衡因阶段而异,在较早的阶段中弊大于利。在思考阶段,专业人士需要开始权衡利弊,如表5-3所示,这是一个引起成本-效益变化的例子。

无论是控制体重、减少饮食中的脂肪或钠,还是增加运动。当一个人在情绪沮丧时、与他人社交或渴望一种喜欢的食物时,可能会产生吃不健康食品的冲动。当决定吃什么时,你有可能会遇到不能应付的高风险情况。

在不同阶段,优点的改变需要比缺点的改变更频繁。专业人士可能更容易改变,因为好处来得更直接,比如减肥后会自我感觉更好。

表 5-3 改变的利弊分析

像以前一样一直吃		改变吃的行为	
好 处	坏 处	好 处	坏 处
愉快	损害健康	更健康	改变困难
舒适	家庭的坏榜样	感觉更好	不能与同学去聚会
容易		减轻体重	需要努力
减少寂寞			

有些缺点可能超出了个人的控制范围,比如健康食品的成本花费和可获得性;而另一些缺点则可能被强烈地认为是预先存在的观念。通过提高对改变收益的意识,可能会更容易增加客户的利益,其中一些也可能是客户未识别的。

【自我评估】
(1) 提出一个你想改变的健康问题或饮食行为。
(2) 确定哪个是你的改变阶段。
(3) 哪些过程或干预措施是你改变阶段所推荐的?
(4) 列出变化的利弊清单。
(5) 1~10 级,最高 10 级,改变对你有多重要?

5.6　自我效能

自我效能是一种信念,有了这种信念,人就可以应对诱惑,坚持正确的行为或不再重复以前的错误行为。根据班杜拉(Bandura)的理论,自我效能指的是客户对采用新健康行为的信心。因为导致不健康行为的诱惑很可能会再次出现,所以客户必须努力避免故态复萌,这种诱惑可能是消极的感觉和情绪、放假期间、有情绪问题、渴望食物、参加供应食物的社交活动。自我效能强的人即便在不理想的条件下也会坚持健康的行为。

自我效能会对一个人的行为积极性和如何应对客户产生影响。建议多做一些改变,比如食用低脂、低热量食物;摄入更多的水果和蔬菜;每天锻炼,戒烟。这些因素可能受年龄、性别、经济地位、收入、文化群体、教育程度等因素的影响。第 8 章探讨了自我效能和行为复现与预防的内容。

在利用互联网上健康行为改变的个案故事中,有一项研究选择并使用对客户减肥态度产生最大影响的案例。结果显示,在阅读个案故事前后,减重的自我效能和决策平衡都发生了变化。

5.7 目标设定

目标设定是在咨询中常用的一种方法,如果客户 SOC 的评估表明了改变的意愿,其新行为可以通过决定并做出特定的目标来增强。营养顾问可以帮助个人制定目标和行动计划,客户要对自己的营养诊疗负责,因此营养干预应该基于客户愿意改变的行为,与客户自己的医保相结合,促进他们在自我保健和治疗中主动积极地采取健康行为。

例如,糖尿病患者的疾病管理是一项日常活动。客户自己确定的行为目标可以有效地支持自我管理行为。例如,糖尿病或糖尿病前期自我管理和自我保健的目标和行动计划可以改善饮食、体育锻炼和自我效能。

在探讨问题和设定目标之前,最好先与客户一起讨论,赞同并强化当前无须改变的食物选择,也就是说,让客户知道哪些行为是正确的。在确定问题后,讨论应该转向可能的解决方案,如应该限制哪些食物或什么烹饪方法,应该改变哪些饮食行为。首先从客户愿意改变的方面着手可能更容易。

应该基于营养干预和期望的临床结果的平衡来设定目标。在正常营养的情况下,美国人的膳食指南(Dietary Guidelines for Americans,DGA)是合理科学的,有利于促进健康和降低疾病风险。膳食指南为预防疾病提供建议,并为那些患慢性疾病风险增加的人提供建议,如在表 5-4 中所示。在研究了食品行为的条件和环境后,客户需要找到问题的解决方案,并在咨询师的帮助下制定目标和行动计划。

根据法律规定,一个由营养和健康领域的专家组成的咨询委员会每五年就科学和医学知识提供建议以更新指导方针。他们为健康促进和疾病预防提供以证据为基础的营养和体育活动策略。

表 5-4　美国膳食指南,2015—2020

- 在整个生命周期中遵循健康的饮食模式
- 关注所有食物的多样性、营养密度和数量
- 限制糖和饱和脂肪的热量,减少钠的摄入量
- 在所有食品种类中选择更健康的食品和饮料
- 支持所有人的健康饮食模式:在家、学校和工作单位
- 为美国人制订身体指导方案

健康饮食模式的关键建议包括:

- 多种蔬菜——深绿色、红色、橙色蔬菜,豆类(豆/豌豆)、淀粉和其他
- 水果——特别是完整的整个水果
- 谷物——至少有一半是全谷物
- 脱脂或低脂奶制品,包括牛奶、酸奶、奶酪和(或)强化大豆饮料
- 多种蛋白质食品,包括海鲜、瘦肉和家禽、鸡蛋、豆类(豆类/豌豆);坚果、种子和大豆制品
- 油

限制：

- 饱和脂肪和反式脂肪，添加糖和钠
- 每天从饱和脂肪中摄入的热量少于 10%
- 每日钠摄入量低于 2 300 mg
- 如果饮酒，女性每天最多喝一杯酒，男性每天最多喝两杯酒，且只有成年人才可饮酒

营养咨询不应只针对客户的知识，也应针对情感、态度、信仰和价值观，这些都对饮食行为有强大而有力的影响。只有当一个人做好了改变的准备并被激励去改变的时候，知识才会成为一个工具。咨询师可能会问以下任何类型的问题。

【示例1】

"这是改变的合适时机吗？"

"你今天的目标是什么？"

"你认为你可以尝试哪些方法或改变？"

"最容易的是什么？""最困难的是什么？"

"你能允许什么食物被替代？"

"在你做出改变之后，事情会变得更好，还是更糟？"

"你觉得做这个改变怎么样？"

"你认为你能成功吗？"

客户权衡选择的利弊。

我们选择的目标决定我们如何生活。在准备、行动和维护过程中，客户（不是咨询师）应该为接下来一周左右的时间选择一两个优先事项或目标。例如，肥胖干预小组通过小组会议和新闻简报获得健康信息和设定目标。结果显示，为达到改善饮食和运动的目标，参与者从静观变成积极行动。

那些对立即做出完全改变的人，如一个月减掉 9.1 kg（20 磅）的人，是充满热情或不切实际的，他们会因为可能的失败而感到沮丧，这可能会导致完全放弃饮食的改变。咨询师应该防备和使用其他干预措施，随着时间推移，缓慢、稳定的变化更可取。与其专注于长期目标，重点应该是实现日常饮食和运动目标的短期行为目标。例如，与一个需要限钠膳食模式的客户进行的会话可能会发现以下障碍。

（1）在餐桌和烹饪上使用盐。

（2）零食，包括饼干和薯片。

（3）使用一些高钠香料和调味品。

（4）喜欢熏肉、火腿和腊肠。

（5）在餐馆吃午餐。

（6）是家里唯一饮食限钠的人。

(7) 妻子负责购物,但是不读食品标签。

在与客户设定目标时,可以使用四个步骤。它们包括① 目标识别;② 目标重要性和接受度;③ 目标分析和克服障碍;④ 目标实施。

步骤1: 目标识别

目标设定的第一步是识别客户认为合适和可行的内容。个人目标可以激励客户获得新的成就和改变,因为他们为人们提供了奋斗目标,同时也给了他们一个衡量进步的标准。由于客户更多地致力于其所选择的改变,因此,咨询师可以首先询问他想要解决的一个或多个潜在的改变。咨询师问:"你认为你能在这周做一两次改变吗?"并告诉客户:"当人们在选择目标方面发挥重要作用时,他们会管理自己的进程。"如果目标是由咨询师制定的,人们可能不会接受他们,也不会觉得自己有责任去实现这些目标。

【案例分析4】

霍华德先生想要考虑的一些短期目标是什么?

目标应该满足 S.M.A.R.T.系统的每个要素:明确、可衡量、可实现、现实性和时间明确。客户选择的目标应该被积极地表示为具体的行为。目标应该指定人员将要做什么或正在尝试实现的目标,以下是设定目标的具体例子。

【示例2】

"本周 5 天我会吃水果,而不是烘焙甜点。"

"在接下来的 4 周内,我将每周减少 1~2 磅。"

"这周的礼拜一、礼拜三、礼拜五,我将会走路运动 20 分钟。"

相比一般目标,具体、明确和可实现的目标可以被更好地完成。为达到最好的目的而设置更高的目标,效果反而不好或根本没有效果。如下面这个例子:"下一次在便利店时,我会寻找低钠食品"。当目标设置得过高而不切实际时,表现可能会令人失望。比如说,如果客户从前面钠列表中选择编号为(1)和(2)的问题,这些可以重新解释为可实现的目标,如下所示。

【示例3】

"从今天开始,我会在餐桌上用低钠调味品和胡椒粉做饭。"

"本周我将吃 4 天水果和低钠饼干。"

请注意,使用低钠调味料的态度比避免盐摄入的目的更积极。做一些积极的事情比避免做某事更加容易。通过提出"你会怎么做?"这个问题,可以探索达成每个目标的计划,制定具体的目标可以激励并产生积极的结果。例如,"我将每天步行 30 分钟。"可衡量的目标应该按照频率和时间框架记录下来,并定期提交,以便不断提醒履行计划的目标。

一个人应该在达到目标的过程中协同进行记录。为了现实和合理,目标设定应该基于个人的过去和当前的行为。第一个挑战应该只是一个小的步骤,而不是一个大的变化,应该与客户的实现能力相匹配。营养顾问应该引导人们去实现他们认为可以实现的目标。关于"为什么"一个人决定一个目标的简短讨论可能会增加激励,比如"告诉我你有兴趣减掉 5 kg 的原因"。

必须区分短期目标和长期或最终目标。短期目标具有挑战性,但是努力可达到的目标可能更具动力和自我满足感。通过逐步实现短期目标可以提高对自我的激励,即使长期目标(失去 9.1 kg)难以实现。例如,人们需要承诺遵循今天的饮食改变或饮食目标,而不是再也不吃高脂食物的长期目标。当远期目标成为重点,如减轻 10 kg,则很容易推迟目标,并总是想在后一天再开始。通过以下方式确保最终掌握活动的持续性:通过短期目标的进展,每个目标的成功率更高。

步骤 2:目标的重要性和可接受性

在确定了一个或两个目标之后,营养顾问通过询问来评估目标的重要性。例如,"在 1 到最高等级 10,这个目标对你有多重要?"如果答案是"5 等级",应该寻找另一个不同的目标。因为客户认为不重要的目标不太可能实现。

【案例分析 5】
    你会如何让霍华德先生评估选择目标的重要性?

一个人的目标承诺和优先级的强度受到几个因素的影响。营养顾问需要询问这些问题:

"你会怎么做?"

"什么让你觉得这很重要?"

"达到目标有什么好处?"

"有没有人可以分享你的计划?"

步骤 3:目标分析和障碍克服

认识到身体、文化、社会和认知环境如何影响目标实现是很重要的。营养顾问可能会问:"你在实现这个目标时遇到什么问题?""什么情况可能会干扰你?""你觉得这个改变怎么样?"建议告诉客户预期的一些问题,因为可能会出现一些没有考虑到的阻碍。"当顾客意识到问题出现的可能性时,他可能会继续选择最初的饮食模式。毕竟,篮球运动员即使不能在投篮时每次都中,但是他们在不断努力。

【案例分析 6】
    你会如何讨论霍华德先生在达成目标过程中可能遇到的障碍?

步骤 4:目标实施

在干预过程的最后一步,客户可以讨论他们计划采取哪些具体的行动步骤来实现目标。

例如,使用低钠调味料的目标可能需要识别和购买它们,获取使用它们的新食谱,以及修改最喜欢的食谱来代替食盐。

【案例分析 7】

　　霍华德先生可以采取哪些措施来实现他的目标呢? 你认为关键的讨论点是什么?

　　通过选择绩效水平,人们创造了一些有激励意义的东西来坚持自己的努力,直到符合目标的标准。客户不断将结果与目标进行比较,以便他们知道何时成功。与绩效成就相比较的个人标准会影响客户从目标中获得多少自我满足感或自我效能感。通过与目标的心理比较和自我评估来提供对进展的反馈。客户积极参与选择和设定饮食和体育锻炼目标,取得了成功的结果。无论多么小的变化,咨询师也应该提供积极的反馈。

　　短期目标的实现建立了动机、能力、兴趣和自我效能感。激励效应不是来自目标本身,而是来自完成它们。当个人承诺实现目标时,他们正在做的和他们想要达到的目标之间的负面差异会造成自我不满,这可能需要激励来刺激并增加努力。

　　没有衡量业绩的标准,人们很难判断自己做得如何,也没有判断自己能力的依据。短期的成就会提高自我效能感,自我满足感也会持续下去。人们的成就所得到的回报有口头上的肯定以及得到客户想要的东西。

【案例分析 8】

　　你会向霍华德推荐什么样的后续行动?

5.8　营养干预

　　营养干预是根据营养评估、营养诊断和客户的目标来确定的。目标提示客户需要做出饮食改变的信息、知识和技能。营养咨询师来决定提供什么信息,每次会面有多少信息可被吸收、要考虑客户处于什么样的教育水平、交流用什么样的讲义和宣传品作为补充。提供的信息量和最佳方法必须个性化,并与客户的 SOC 和文化影响相匹配。

　　干预措施可能包括营养教育,例如关于以下主题和活动:阅读食品标签;调整食谱;菜单计划;餐厅或外出用餐;健康饮食的原则;食品安全;选择食物中的营养素;营养补充剂;关于营养的错误信息;脂肪、糖类、钠或热量的摄入量;营养-药物相互作用;管理食欲;营养与健康问题的关系。此外,客户需要了解运动、自我监控和自我管理。咨询师需要考虑如何制定膳食计划,以及如何进行食物准备和食物采购的问题。文化性敏感的干预措施对于满足民族客户的需求、愿望和生活方式很重要。

　　咨询结束后,客户不仅应该知道做什么和怎么做,而且还要做出承诺。应该要求客户总结他们的计划,以检验他们的理解和承诺。为了取得成功,客户必须认识到并接受改变的需要。应探索改变的动机并认识到继续目前饮食习惯带来的危险。仅仅提供关于饮食方案的信息通常不足以使人们改善他们的饮食习惯。

咨询师在特定的时间获取并记录客户对特定行为的承诺。咨询师经常要求客户保持对食物摄取、运动和环境的自我监测记录。他们可能提前提交,或转入下一个预约,以了解影响饮食行为的因素,并作为承诺改变的证明。

自我监测是个人观察和记录饮食摄入、体育活动和体重信息的过程。它通常与目标设定相结合,有助于控制体重。客户的个人记录、观察和环境分析有助于他们的个人意识和理解。在超重的成年女性中,有一些证据表明,对饮食、体重或两者的自我监控,都与更好的减肥结果有关。对食物摄入量的自我监控改善了与体重减轻有关的营养结果。

5.9 营养监测与评估

营养监测与评估(nutrition monitoring and evaluation)构成了 NCP 的第四步,监测是后续步骤,评估是比较步骤,可以是与上次访问比较或是与标准或目标进行比较。监测和评估的目的是确定进展情况,根据需要修改建议,以推动实现目标。确定用何种措施干预以及评估需要个性化,因人而异。

结果是咨询过程的测量结果。结果数据确定了医学营养治疗在患者和客户管理中的益处。在使用这些质量控制系统时,营养学专家可能希望评估几件事:① 客户在遵循设定的目标和实施新的饮食行为方面的成功;② 营养干预措施的完成程度,包括优缺点;③ 自己作为营养顾问的个人技能。

咨询者应该记录客户的问题和目标、影响因素,以及对客户未来变化的衡量及干预。一些结果的实例是体重、血糖控制、血压、血脂和其他实验室检验结果的变化;患者在自我护理和自我管理方面的认同和进步;知识和饮食变化的改善;生活方式的改变。这些信息提示干预的效果,并且可用于评价治疗的有效性。咨询师和客户应共同参与评估。

一些成功的措施是显而易见的。例如,一个超重的人现在吃得有所不同了。其他结果测量可能是护理质量的指标。用于监测和评估的一些工具或数据源是问卷调查、访谈、人体测量评估、生化和医学测试,以及食物和营养摄入记录。例如,可以监测心血管疾病患者的血压和血脂水平,尽管它们更难评估,因为它们可能取决于饮食依从性以外的因素。尽管客户对饮食改变的承诺,结果可能并不能反映出其完成并遵守了方案。以上结果可以由医疗团队共同使用和调整,以达到或维持治疗目标。

在客户自我管理之前,经常跟进并重新评估,进一步干预、指导和支持是至关重要的。以后的讨论应该把重点放在进展顺利的方面,即成功的经验和达成的短期目标,无论这个目标有多小。这种积极的关注可以帮助客户感受到他们对自己的饮食、健康和生活有一定的控制,并建立起一种个人掌握和应对能力的感觉。

由客户保存的自我监控记录应与顾问共同检查和讨论,确定遇到的困难并做出解决方案。忽略记录会让客户认为记录是不重要的。如果取得进展,可以在适当的 SOC 联合建立新的短期改变目标。在客户成功进行自我管理之前,只要有必要,支持和强化以加强理想的习惯并保持渐进的、明确的变化。

随着不断碰到困难和障碍,取得改变的热情可能会在第一周甚至第二周降低。因此,如果可能的话,应该安排频繁的随访预约。在紧急护理机构中没有机会进行随访的营养顾问可能需要将患者转介到门诊或私人诊所的营养师,因为与患者的一次会面不足以促进健康实践的长期变化。

5.10　文件

联合委员会制定了解决卫生保健环境中的保健质量问题所需的标准。文件对保障高质量的患者护理和医疗保险费的报销至关重要,卫生保健专业人员需要按照联合委员会标准的规定执行。

专家对患者的干预过程,应使用营养诊疗步骤进行记录,在医疗记录中传达给医疗团队或其他转诊源。执行中的文件应符合营养诊疗过程中的所有步骤。医院出院指示必须记录在案,并提供给负责该患者持续护理的组织和个人。

当客户返回随访预约时,应注意所取得的健康结果和目标的结果;可以评估体重、膳食摄入量、耐受性问题、最新实验室检查结果、药物治疗和自我管理技能的变化;应记录新的目标和干预措施的后续评估。

5.11　电子交流

随着技术的进步,传统的咨询角色正在改变,食品和营养专业人士可以通过更多的方式与客户进行沟通,如互联网、电子邮件和电话,有些还拥有自己的网站。客户可以使用电脑、电子邮件,也可以在互联网上搜索健康和营养信息。

一些食品和营养专业人员通过电话、电子邮件或网络咨询。近期一份关于使用电脑、智能手机或者基于纸质调查问卷选项评估的饮食摄入调查的报告显示,在线用电脑或者智能手机调查的结果与使用纸质记录的一样准确。用计算机进行的食物频率调查(FFQ)与采用传统方式的 FFQ 是一样的。客户可能被要求在他们的面谈前提交食物记录或直接带去给他们。

私人执业的营养顾问需要合理处理私人健康信息(private health information,PHI)的法律规定和流程。健康保险携带和责任法案(HIPAA)要求遵守其保护客户和患者的 PHI 的标准和规定,包括任何可以通过口头对话、纸张或电子形式识别客户的健康保健信息。

视频会议已经在美国和澳大利亚用于提供远程医疗服务。当信息通过电信或视频服务以电子方式传播时,HIPAA 对患者信息的保护仍然是必需的。HIPAA 需要维护保护措施,以保护包括电子传输的个人信息在内的安全和保密。

可识别健康信息隐私标准保证了患者医疗记录和信息的隐私性和保密性。在私人诊所,被视为可以访问和传输 PHI 的受保护实体(covered entity,CE),因此必须遵循 HIPAA

的规定。任何可能访问或传输 PHI 的 CE 的商业伙伴也必须遵循 HIPPA,并且需要书面的商业伙伴协议或合同来安全地处理客户的健康信息。

私人执业专业人员必须拥有隐私惯例通知,负责将其提供给客户。可以在卫生与公众服务部和美国医学协会网站上找到有关文件和解释的在线资源,包含 PHI 的笔记本电脑应采用密码保护或加密以保护健康信息。允许以安全的形式发送客户的健康信息。由于政府规定的复杂性以及规则和信息的变化,其他资源应该由相关人员审查。

患者/客户信息必须得到保护。应该制定政策,禁止擅自使用和披露信息。客户知情同意并同意使用和披露 PHI 进行电子或电话处理以及付款等信息。表格应由客户签字并记录在案,同时抄送给客户。电子政策应该保护客户和从业者。专业人员应以保密的方式保留与客户电子通信的长期存储电子或纸质副本。

知道你的传入和传出电子邮件是否加密很重要。如果没有,电子邮件是不安全的,在互联网传递过程中不受保护。一些配置自动回复以确认收到电子邮件信息,其中添加了带有从业人员的姓名、联系信息和安全提醒的标准文本。其他人使用电子邮件进行后续处理,因为与客户进行电子通信的书面副本可能比通过电话进行口头跟进的情况更少失真或误解。与客户电子通信的电子或纸质副本应保密、受保护并长期储存。

5.12　总结

所有从事营养和饮食咨询的人员都需要了解咨询的理论、模型、概念、过程和技巧。咨询时,需要综合考虑生活方式、环境、文化和心理和社会因素。来自跨理论模型的 SOC 结构可以识别客户准备和改变健康行为的动机,而改变的过程确定了在不同的 SOC 中选择适当的干预措施。咨询师协助客户制定一个或多个现实的行为目标来衡量绩效。下面的章节将讨论其他的咨询方法。

5.13　审查和讨论问题

(1) 解释 SOC 中的六个步骤。
(2) 比较计划阶段和行动 SOC 阶段的变化。
(3) 解释决策平衡以及如何与客户一起使用。
(4) 解释目标设定过程的步骤。

5.14　推荐的活动

(1) 在接下来的一周,安排一个营养师的活动咨询会议,讨论营养咨询的方法和理论。

（2）找一个想要改变他/她的饮食习惯的人进行访谈。识别他/她的 SOC,确定哪些流程更改适合于已识别的 SOC,并实现它们。

（3）由咨询师、顾客和观察员组成一个组合。每个人都应该轮流扮演每个角色 7 分钟。顾客应该扮演高血压或肥胖患者的角色,咨询师应该使用开放和闭合的问题来解释和决定患者的 SOC,并促进信息披露和问题解决。在每一轮结束后,观察者应该与咨询师分享方法,并鼓励顾客反馈给咨询师。从咨询者的角度来看,咨询师做了什么以帮助他们的互动,以及做了什么导致阻碍了他们?

（4）两人一组,轮流讨论一个生活方式的问题,并把它作为改变的目标。

A. 想一下咨询者想要改变的生活方式问题,比如吃得太多;吃错了食物;需要吃更多的水果和蔬菜、更多的纤维,或更少的脂肪;锻炼太少;需要更多预算;饮酒过量;吸烟太多;或类似的问题。

B. 帮助这个人讨论拟解决的问题,分析该问题的客观因素。然后,建议把问题重新表述为改变的积极目标,即"我将……"

C. 评估目标的重要性,在 1～10 范围内,10 代表重要性最高。如果需要的话,修改目标。

D. 询问并讨论完成目标的困难和障碍,并试图让其解决这些问题。

让人列出实现目标的步骤。这个人会做什么? 什么时候才能完成?

（5）访问一个或多个网站,以确定客户可能会发现什么,以及是否可以帮助他们改变食物的选择。与全班分享你的成果。

（6）在两个小组中,讨论以下客户的陈述,以确定客户在 SOC 的哪个阶段。

A."在过去的 6 个月里,我的饮食选择发生了一些改变。"

B."我打算改变食物。"

C."我打算在接下来的 6 个月里做一些改变。"

D."我不再吃高脂肪的食物了。"

E."也许我会做一些改变。"

F."我认为我的食物选择是好的。"

参考文献

1. Salazar LF, Crosby RA, DiClemente RJ. Health behavior in the context of the "new" public health//DiClemente RJ, Salazar LF, Crosby RA. Health behavior theory for public health: principles, foundations, and applications[M]. Burlington, MA: Jones & Bartlett Learning, 2013: 2 - 26.

2. Nutrition counseling: behavior change theories [EB/OL]. http://www.andeal.org/topic.cfm?menu=3151&cat=1397. [2016 - 09 - 28].

3. Prochaska JO, Norcross JC. Systems of psychotherapy: a transtheoretical analysis[M]. 7th ed. Stanford, CT: Cengage Learning, 2013.

4. Prochaska JO，Redding CA，Evers KE. The transtheoretical model and stages of change//Glanz K，Rimer BK，Viswanath K. Health behavior：theory，research，and practice[M]. 5th ed. San Francisco，CA：Jossey-Bass，2015：125-148.

5. Rhee KE，McEachern B，Jelalian E. Parent readiness to change differs for overweight child dietary and physical activity behaviors[J]. J Acad Nutr Diet，2014，114：1601-1610.

6. Maslellos N，Gunn LH，Felix LM，et al. Transtheoretical model stages of change for dietary and exercise modification in weight loss management for overweight and obese adults[J]. Cochrane Database Syst Rev，2014，2：CD008066.

7. DiClemente RJ，Redding CA，Crosby RA，et al. Stage models for health promotion//DiClemente RJ，Salazar LF，Crosby RA，et al. Health behavior theory for public health：principles，foundations，and applications[M]. Burlington，MA：Jones & Bartlett Learning，2013：105-128.

8. Manuvinakurike R，Velicer WF，Bickmore TW. Automated indexing of Internet stories for health behavior change：weight loss attitude pilot study[J]. J Med Internet Res，2014，16：e285.

9. Cunningham E. How can I support my clients in setting realistic weight loss goals[J]. J Acad Nutr Diet，2014：114，176.

10. Haas L，Maryniuk M，Beck J，et al. National standards for diabetes selfmanagement education and support[J]. Diab Care，2014，37：S144-S153.

11. Miller CK，Bauman J. Goal setting：an integral component of effective diabetes care[J]. Curr Diab Rep，2014，14：509.

12. Miller CK，Headings A，Peyrot M，et al. Goal difficulty and goal commitment affect adoption of a lower glycemic index diet in adults with type 2 diabetes[J]. Patient Educ Couns，2012，86：84-90.

13. Rahani E，Stoody RE，Rhiane C. Updating the dietary guidelines for Americans：status and looking ahead[J]. J Acad Nutr Diet，2015，115：180.

14. Dietary Guidelines for Americans 2015[R/OL]. www.health.gov/dietaryguidelines.[2016-01-28].

15. Ries AV，Blackman LT，Page RA，et al. Goal setting for health behavior change：evidence from an obesity intervention for rural low-income women[J]. Rural Remote Health，2014，14：2682.

16. Martin LR，Haskard-Zolnierek KB，et al. Health behavior change and treatment adherence：evidence-based guidelines for improving healthcare[M]. New York，NY：Oxford University Press，2010.

17. Appelhans BM，Whited MC，Schneider KL，et al. Time to abandon the notion of personal choice in dietary counseling for obesity[J]. J Am Diet Assoc，2011，111：1130-1136.

18. Morris M. Goal setting：10 easy steps to keep motivated & master your personal goals[M]. San Francisco，CA：Globalized Healing，2014.

19. Wiggins D. How to set goals. 2014[EB/OL]. http：//www. amazon. in/How-Set-Goals Personal-Achievement-ebook/dp/B00BOVMRYG.[2016-10-13].

20. Nutrition counseling：behavioral change strategies[EB/OL]. http：//www. andeal. org/topic. cfm? cat=3946.[2016-09-28].

21. Scientific Report of the 2015 Dietary Advisory Committee. Part D. Chapter 3. Individual diet and PA behavior change. pp. 13-14[M/OL]. www.nel.gov/topic.cfm? eat=3342.[2016-01-25].

22. Nutrition care process[EB/OL]. www.andeal.org.ncp.[2016-01-08].

23. Hutchesson MJ，Rollo ME，Callister M，et al. Self-monitoring of dietary intake by young women：

online food records completed on computer or smartphone are as accurate as paper-based food records but more acceptable[J]. J Acad Nutr Diet, 2015, 115: 87 - 94.

24. Kristal AR, Kolar AS, Fisher JL, et al. Evaluation of web-based, self-administered, graphical food frequency questionnaire[J]. J Acad Nutr Diet, 2014, 114: 613 - 621.

25. Boyce B. HIPAA compliance from a private practice purview[J]. J Acad Nutr Diet, 2014, 114: 1341 - 1346.

26. US Department of Health and Human Services. Health information privacy[R/OL]. www.hhs.gov/ocr/privacy/hipaa/understanding/consumers. [2016 - 01 - 28].

27. Rollo ME, Hutchesson MJ, Burrows TL, et al. Video consultations and virtual nutrition care for weight management[J]. J Acad Nutr Diet, 2015, 115: 1213 - 1225.

28. HIPAA: Health Insurance Portability and Accountability Act[EB/OL]. http://www.hhs.gov/hipaa/for-professionals/FAQ. [2016 - 09 - 28].

29. Office for Civil Rights. Health information privacy rights[EB/OL]. www.hhs.gov/ocr.[2016 - 01 - 28].

6 "以人为本"的咨询

学习目标

- 了解适用于客户关系的六个罗杰斯条件
- 了解并论述动机性访谈的原则
- 论述动机性访谈中使用的沟通方法
- 论述反馈式倾听的应用方法
- 论述健康信念理论
- 了解指导性咨询指南

案例

罗宾是一名55岁的女性,为了减肥进行饮食咨询。她有糖尿病家族史,最近被诊断患有2型糖尿病。她已婚并有两个成年子女,其中一个孩子已经工作但仍然住在家里。她的丈夫从事销售工作。

罗宾在零售店做兼职。她身高162.5 cm,体重84 kg。医生建议她减重以控制血糖水平。她自诉曾成功减重,但是后来又重新发胖。现在她犹豫是否应改变她的饮食习惯或食物偏好。

咨询是一门提供倾听、建议、指导,或帮助个人改变行为或决策的艺术。

Counselling — the art of providing listening, advice, guidance, or direction regarding an action or decision to help a person change.

6.1 前言

营养学专业人士的关键作用之一是促进公众的健康改善。从业者将营养科学应用于个人或群体的健康食物选择和营养摄入。为了实现适当的食物摄入,日常健康的行为和生活方式十分重要。

许多因素影响健康行为,无论这些因素对我们的健康有益还是有害,如缺乏运动或饮食不健康。这些因素包括社会经济地位、环境、文化、技能、态度、价值观、信仰和宗教等。营养咨询聚焦于帮助客户完成这些因素的改变。通过咨询的形式来发展或改进,发挥营养学管理领域的作用。

在本章中,咨询方法、理论和模型是实施营养计划和营养干预的方法。所选择的策略应基于现有的最佳认知和证据。在进行营养干预时,如果营养教育或营养咨询作为干预手段没有对咨询者的知识、技能、行为或健康结果产生影响,则应重新评估是否应该继续进行这种干预。

6.2　使用理论和模型

理论是专业实践的基础,它提供了相互关联的结构、概念、命题和定义以帮助我们了解、解释和预测相互关系和健康行为。应当选择合适的理论和干预方式以实现行为改变。

明确了客户的健康问题和当前行为方式之后,营养师可以根据专业经验实施有理论基础的营养干预。没有一种理论适用于所有情况,所以将不同模型和理论结合使用的情况并不罕见。如果理论或模型有助于解释某种行为方式,它或许也有助于营养学专业人员采取干预措施,以实现个人行为改变和健康状况改善。

营养咨询是营养顾问和患者/客户之间建立的一种合作关系,顾问帮助客户确定重点和目标,制定个性化行动计划,培养自我护理和自我管理的能力。营养咨询策略旨在实现特定客户需求的行为改变。

咨询帮助人们了解自己及其所处环境。咨询顾问协助客户参与决策过程,处理人际关系,帮助他们学习新的技能和处理生活状况的方法。咨询既是一门科学又是一门艺术,咨询顾问运用专业技能对客户进行个性化咨询服务。

本章将咨询过程视为顾问与客户之间建立信任的合作关系,评估客户问题并使用各种方法解决问题的过程。咨询方法可以分为非指导性咨询和指导性咨询。非指导性咨询,又称为"以客户为中心"的咨询,通常用于客户的营养咨询。它包括积极倾听和帮助客户决定如何继续。指导性咨询通常适用于处理与员工工作相关的问题。

咨询是一个个性化的过程,顾问提出建设性的建议措施,这些措施对客户至关重要,且是可控的。本章介绍了几种理论、模式和方法,包括非指导性和指导性咨询、动机性访谈和健康信仰模式。第7、8和9章进一步对咨询进行讨论,包括行为改变咨询的其他理论和模式。

6.3　非指导性咨询

非指导性咨询方法通常被称为"以客户为中心的咨询""以人为本的咨询"或"罗杰斯咨询",这一概念由卡尔·兰塞姆·罗杰斯(Carl Ransom Rogers)提出,他的著作很好地阐述了这一方法。罗杰斯使用"非指导性"这一术语以体现客户在对话中的主导作用。该理论体系较完整,是最受公认的理论之一。

罗杰斯"以客户为中心"观点提出的一个基本假设是人们普遍是理性的和现实的。一个人如果得到他人的尊重并且自尊心得到满足,往往将激发他们自我成长和实现自我的潜力。

罗杰斯理论最重要的特征之一是顾问与客户之间的治疗关系。其基本假设是,顾问不能简单地通过向客户传授知识或对客户的行为进行解释来帮助客户,"处方"治疗和单纯纠正行为通常是没有长期作用的。对客户最有帮助的咨询关系是让客户可以通过这一关系发现自我改变和成长的能力。罗杰斯治疗对客户而言是支持性的而不是重建性的。

罗杰斯方法提出了顾问与客户关系的六个必要条件。

(1)关系:顾问和客户之间应该建立一种能互相产生影响的关系,顾问需要包容和尊重每一个客户,对他们的优缺点和观念上的冲突不做判断和反对。只有在客户确信他们被无条件地尊重时,他们才能开始信任顾问。

(2)脆弱性:客户在这种关系中容易产生焦虑,但这通常有助于继续咨询。

(3)真诚:顾问在咨询关系中应该乐于表达自己的感受,优秀的顾问通常在咨询关系中是真诚的,且言行一致。这些顾问能够向他们的客户表达自己的感受和观点,他们的言语和行为是一致的。

(4)无条件的尊重:顾问应该无条件地尊重客户,客户能感觉到顾问的关心,这一认知也能使客户的积极自主性加强。

(5)同理心:顾问要对客户的想法有同理心,并将自己的感受及时反馈给客户。顾问必须设身处地地感知客户的世界,并产生准确地有代入性的理解。这种理解使客户能够自由深入地探索自己,并更好地理解自己。如果客户没有察觉到这一点,那么顾问的包容、真诚和理解是毫无价值的。顾问的包容、真诚和理解需要通过言行传达给客户。

(6)真诚的感知:客户能感觉到顾问的包容和理解。顾问必须真诚,使客户相信顾问有同理心并关心自己,这种关系有助于积极的行为改变。

在以客户为中心的治疗方法中,客户改变的过程被定义为"在肯定和设身处地的关系下的意识提升和情绪矫正的结合"。顾问认真倾听并准确理解客户的想法和感受,这将引导客户充分了解自己的经历。

顾问对客户所说的话进行反馈以增进相互理解。如果客户说:"我太忙了,没有办法改变我的饮食",顾问可以说:"所以现在你有很多事要做"。这说明,顾问正在倾听并努力理解客户。需要注意,顾问不应该如鹦鹉学舌般地重复客户的每一句话。积极倾听、反馈和释义是很有用的。了解客户和客户的生活并确定客户重视什么也是十分重要的。

如果顾问有这种态度并且能够将它们传达给客户,那么客户会认为双方的关系是安全可靠的,如果客户认为顾问是可靠和值得信任的,将有利于双方关系的推进。

顾问只有成为一个优秀的倾听者,有想法并且能向客户提供反馈和灵感,双方关系才会有一个好的结果。无论是用于客户或是员工咨询,这都是有助于行为改变的一种关系类型。

在以客户为中心的方法中,专业人员提出问题并仔细倾听咨询者的回答,以了解他们在日常生活中的观点。这包括个人医疗问题自我管理的能力、强调解决问题和设定目标以及提高自我效能的能力。

6.4　动机性访谈

1983 年,威廉·米勒(William Miller)在治疗一些饮酒者后提出了动机性访谈(motivational interviewing,MI)这一概念,他把动机性访谈称为"卡尔·罗杰斯的新装",因为其中一些技巧来源于罗杰斯的方法。动机性访谈的定义是"指导性的以客户为中心的咨询方法,通过帮助客户探索和解决矛盾心理以提高改变的内在动机。"这是一种人本主义的指导方法,激发并增强客户改变的动机和意愿。

动机性访谈最初从成瘾行为的相关研究中发展而来,但是这一干预方法也已经用于各种卫生保健工作中。经过 30 年的研究和临床试验,已有动机性访谈应用于各种健康问题的研究结果被报道,包括糖尿病、心脏病、饮食变化和运动。研究显示,动机性访谈在减重、降低血压、降低胆固醇和其他医学问题中的应用是有效的。目前,动机性访谈已应用于许多文化群体,关于动机性访谈的书籍已被翻译成至少 22 种语言。最近出版的两本书已经将动机性访谈应用于糖尿病治疗及营养和健康领域。

6.4.1　矛盾心理

对于改变产生矛盾心理是正常的,人们常常会有这种情况。矛盾心理是指对于某种想法或认知存在相互矛盾的情感,比如"我想减肥,但我喜欢吃东西"。动机性访谈是一种针对改变过程中产生矛盾心理时可采用的咨询方式。它包含以人为中心的要素,如同理心、平等关系,及以人为中心的技术,如核心问题、反馈式倾听、共同决策以及引发改变谈话。

人的情感复杂,可能无法在两个或多个行为中做出抉择。人们既能找出理由改变一种行为,也有理由不做出改变。动机性访谈的不同点在于,它使用了一种协作的、以人为中心的交流方式,为客户提供行为改变的方法和步骤,帮助确定改变目标。该方法旨在帮助人们强化改变的意愿并做出改变的决定,而顾问要做的是引导客户为了他们的健康自发地进行改变。

有可能客户已经知道健康饮食和积极锻炼有益于身体健康,但他们安于现状(久坐的生活方式、缺少锻炼和不健康的饮食)并为不做出改变找各种借口。一旦人们从是否进行改变的矛盾心态中解脱出来,他们就能下定决心进行改变并积极采取行动。动机性访谈有助于客户解决矛盾心理并促使他们进行改变。

在糖尿病自我管理教育(diabetes self-management education)中,动机性访谈被认为是一种有效的方法。当矛盾心理和缺乏动机是行为改变的主要障碍时,动机性访谈与其他循证方法联合应用尤其有效。该方法可以整合到跨理论模型的阶段变化模型中,即人们从不关心或不愿意对健康问题采取任何措施(称为前预期阶段)发展到考虑改变的可能性(称为预期阶段)。第 5 章中详细介绍了前预期阶段和预期阶段的概念。在随后的阶段,人们为改变做准备,最终决定采取行动。

【案例分析1】

开始与罗宾对话时你会说什么?

动机性访谈通过帮助客户克服矛盾心理,增加其改变的自身动力。这将增强客户改变的意愿或鼓励客户进行各种尝试行为。客户详细阐述问题,顾问使用反馈式倾听回应客户所说的内容。罗尔尼克和他的同事认为动机性访谈是一种引导,而不是提供建议和指导。即使最终不能完成全部的动机性访谈,他们也建议所有的咨询都以引导性的方式为基础。

在一个轻松的环境中,营养顾问应该与客户探讨他们的矛盾心理,让客户认识到改变的重要性,而不是由顾问说出改变的原因,对客户进行随访时该方法也很有效。

6.4.2 动机性访谈的精神

在以客户为中心的疗法中,顾问的风格或方法是动机性访谈的核心因素。激励方法借鉴了以客户为中心的咨询原则,它是一种引导而不是指挥,且不向客户提供建议。在动机性访谈中,顾问特定的行为表现了动机性访谈的特性或精神。这种指导思想不是动机性访谈所独有的,其他方法中也常见。它有三个组成部分:合作、激发和尊重客户自主权。

6.4.2.1 合作

动机性访谈中,顾问和客户应该是一种合作关系,这种关系中客户不应被动地接受顾问的建议。动机性访谈是以"为了客户"和"与客户一起"为核心的一种积极合作,应该认识到,虽然顾问具有专业知识,但客户才是自己日常环境和生活情况的专家。

顾问在与客户的谈话过程中应积极建立合作关系,以便顾问了解客户的自身情况、个人观念和期望目标。在谈话中,双方需要对只能由客户解决和改变的问题进行讨论。在回应客户的言论时应营造出有共鸣和表示支持的谈话氛围,这是激发客户改变的动机和意愿的一种方式。

6.4.2.2 激发

激发涉及了解客户的想法、感受和情境。顾问试图"唤起"客户的动机、目标和愿望以做出对健康有益的改变。客户知道他们在改变时面临的具体挑战和的障碍。顾问的目标是了解客户改变的原因、改变的计划和方法,并在需要时为客户提供想法作为参考。顾问的作用是在客户选择改变的道路上作为向导提供帮助。

6.4.2.3 尊重客户自主权

尊重客户自主权意味着即使顾问可能有其他想法或意见,最终也应该把决定权交给客户。人们通常不喜欢被告知去做什么,只是给客户提供改变的建议往往是无效的。客户有权利和自由选择改变的方式。尊重客户自主权意味着顾问需要明白应该由客户做出决定,而当直接告知客户应该做什么时,顾问可能只会得到客户"是的,但……"的反应。例如,"你需要少吃多锻炼。""是的,但是……"(见表6-1)。

表 6−1　动机性访谈的基础

动机性访谈的精神	动机性访谈的原则
合作	对抗"翻正反射"
激发	了解客户的动机
尊重客户自主权	倾听客户
	把决定权交给客户

改变的责任在于客户:"由你决定做什么,这是你的选择"。其目标是增加客户改变的动机,以求改变的意愿来自内部驱动而不是由外部强加,应该是客户自己而不是顾问大声说出改变的意愿。

动机性访谈可以将讨论集中在有实质作用的改变上,从而避免无效讨论以节省时间。虽然顾问通过引导来推进与客户的谈话,但其重点是尊重客户决策的自主权,并引导增强客户自主改变的动机。

6.4.3　动机性访谈的原则

此前,米勒和罗尔尼克阐述了他们的原则:表达共鸣、支持自我效能、支持差异和应对抗拒心理。最近,他们用缩写 RULE 表达了这些原则。这是顾问在选择谈话方法和技术时的指导框架。其中,R 表示对抗翻正反射(Resist the Righting Reflex);U 表示了解客户的动机(Understand Your Client's Motivation);L 表示倾听客户(Listen to Your Client);E 表示给客户选择权(Empower Your Client)。

6.4.3.1　对抗翻正反射

对抗翻正反射是指在谈话中,顾问往往认为自己是正确的,并对客户提供建议,以图纠正或解决客户的问题,然而他们往往忽视了客户的矛盾心理和客户改变的需求。问题是大多数人通常抗拒改变,并且如果满意自己当前的行为,他们可能认为改变是没有必要的。"我知道我需要减肥,但我喜欢美味的食物"。例如,顾问反复强调不同饮食方式的好处反而可能增加客户的抗拒心理,从而更难产生改变。相反,顾问应该引导客户主动思考改变的原因和自己可能做出的改变。

6.4.3.2　了解客户的动机

客户改变的动机来自其自身,顾问不应该给客户灌输动机,而是应该唤起客户自身的动机并使之增强。在任何情况下,顾问都可以了解客户的价值观、关心的事物和看法,然后让客户说明他们应该做出改变的原因以及如何进行改变,而不是由顾问告诉客户应该做什么。顾问可以问客户是否想要改变以及为什么需要改变。

6.4.3.3　倾听客户

顾问需要倾听客户而不仅仅是提供建议,要从客户的角度看待问题,表达共鸣并创造合作交流的氛围,让客户可以思考生活中如果发生改变时可能会产生的冲突。在合作的氛围中,顾问表达共鸣,提出的改变建议往往更容易被客户所接受。

动机性访谈使用了反馈式倾听这一技巧,顾问以理解和接受的态度倾听客户面对的问题、想法和感受。反馈式倾听者对客户的表达进行猜测和解读,并以陈述的方式反馈给客户。虽然顾问对客户的问题有解决方法,但是怎样做出行为改变应该由客户思考并由其自己说出来,其目的是让客户继续探索这个问题。反馈式倾听是一种需要练习的技能。

> **【案例分析2】**
>
> 如何应用反馈式倾听的技巧回应罗宾?

6.4.3.4 把决定权交给客户

因为客户才是必须要做出改变的人,他们需要积极参与到医疗保健的讨论中。一些客户过去可能试图改变却最终失败,然而他们有改变的意愿和方案,如果他们已经做好了决定,就可以做出改变。关注过去的成功而不是失败可能会提高自我效能感。顾问可以帮助客户探索如何做出最有利于健康的改变。如果客户提出要求,可以谈谈其他成功的案例作为参考(见表6-1)。

6.4.4 动机性访谈的小技巧

许多咨询方法也使用同类访谈技巧,如建立融洽关系、探索关注的事物和表达共鸣。动机性访谈的小技巧可以用 OARS 表示:① 开放式提问(open-ended questions);② 认可(affirming);③ 反馈式倾听(reflecting);④ 小结(summarizing)。这些技巧有助于客户解决行为改变中的矛盾心理和障碍。培养这些技能可能需要加以训练。

6.4.4.1 开放式提问

开放式提问是一种推动对话进行并获得客户回应的方式。通过开放式提问,顾问收集信息并了解客户重视什么。应该使用非决断性、合作的语气提出问题,以推进改变的谈话。在专注于问题领域之前,顾问应先关注客户个人的生活情况,这样可以减少客户的抗拒心理、推动谈话进行并建立客户改变的动机。此后,顾问可以专注于问题领域以制定和实施改变计划,并了解客户改变的决心。

> **【示例1】**
>
> "你对你的健康有什么担忧?"
>
> "你认为你能做什么?"
>
> "你会先做什么?"
>
> "你什么时候能够……?"

一般来说,在客户回答某个问题后,动机性访谈的顾问应该对客户的回答给出反馈以确保他们正确理解了客户所说的话。例如,"今天你为什么来到这里?""你来到这里是因为你有糖尿病。"以陈述作为反馈而不是继续提问。

> **【案例分析3】**
>
> 你如何与罗宾就其进行改变或是继续现有生活的利弊进行讨论?

在咨询的早期阶段,开放式提问能够使客户探索问题,并且有助于建立信任和包容的氛围。顾问可能会说:"当我们在一起的时候,我想了解你对食物选择的任何问题,我会仔细倾听并理解你的问题。"或是"我还需要从你那里得到一些具体的信息,你怎么看待这个问题?"又或是"你想先讨论什么? 你对食物摄入最关心的是什么?"当客户回应关于改变的话题时,顾问需要通过更多的细节或举例以了解得更详尽。

6.4.4.2 肯定

许多客户过去试图做出改变却最终失败。因此,顾问有必要给予客户肯定以使其看到希望,如对客户有积极意义的举动、优势、努力或想法都可以给予肯定。例如,顾问可以对客户的个人优势和内部资源表示赞赏,通常可能包括在特定情况下进行的积极行为或能力表示肯定。

顾问应该关注客户的优势和积极的属性。例如,"你有很大的决心再次开始减肥"或者"你本周的饮食记录做得很好",关注的重点放在"你"上。积极评价的一个方式就是肯定他说的话,顾问不应该就改变方式与客户争论,这可能会让客户质疑为什么这种方法对他无效。"是的,但是……"作为常见的回应方式。

6.4.4.3 反馈式倾听

反馈式倾听是一项基本的动机性访谈技能,顾问以此表达包容、兴趣、理解和共鸣。它也有助于推动客户关于改变的谈话,并最终建立信任关系。顾问的回应应该与客户的谈话贴合,以推动对话继续。顾问也可以应用这一方法提出疑问以获取更多的信息,或使对话由消极转向积极。

反馈式倾听使顾问能够验证一个已知的假设,并通过复述确认完全理解了客户表达的想法,其目的是让客户继续深入思考当前的问题。谈话中顾问简单的反馈使对话得以进行下去,随着对话的深入,反馈可能会变得更加复杂。

顾问如何回应客户是反馈式倾听的一个重要因素。反馈式倾听包括几种类型,顾问的作用是充当客户的镜子,可以部分重复客户所说的内容,也可以用不同的语言稍加改述。

释义作为重述的一种是十分重要的,顾问确定客户所说语句的含义后使用新的单词以添加或扩充语义。最后,最深层次的反馈是在释义中反映感受,挖掘客户谈话背后的感受或情绪。以下是反馈式倾听错误的例子,其后给出了正确案例。

【示例 2】

客户:"我不知道我能否减肥,但我需要减肥。"(矛盾心理)

顾问:"当然可以。"(安慰鼓励)

客户:"但减肥如此困难。"

顾问:"是的,没错。"(共鸣)

客户:"我从来没吃过早餐,因为我没有时间。"

顾问:"可以吃一些谷物和牛奶。"(提供建议)

在上面的例子中,顾问并没有真正倾听或给客户机会讨论这个问题。相反,反馈式倾听者倾听和理解信息,对其含义做出合理的猜测,并将猜测放入回应中。回应的语句是一个陈

述性的语句而不应是提问形式,举例如下。

【示例3】

客户:"我不知道我能否减肥,但我需要减肥。"(矛盾心理)

顾问:"听起来你面临两条路,你想减肥,同时你怀疑自己是否能成功。"(应避免把"你在为减肥担心?"作为一个问题。)

客户:"但减肥如此困难。"

顾问:"你发现你过去努力改变饮食和减轻体重是很困难的,我很高兴你愿意再试一次"

客户:"我从来没吃过早餐,因为我没有时间。"

顾问:"你上午一定很忙。"

进行反馈式倾听并给出回应是一种确认理解客户的话的方式,而不是假设你已经明确知道其含义。顾问的回应应该是一种猜测或假设,允许客户继续思考。然而,不是每句交谈都需要给出反馈,应该强调什么和忽略什么由顾问决定。例如,标准短语可以是"所以你觉得……"或是"听起来你……",但注意不要过度使用它们。

【案例分析4】

你应该如何评估罗宾改变的动机?

顾问可以使用客户的话语作为反馈式倾听的回应。例如,"你有全职工作,但如果你减肥并定期锻炼,你会有更多的精力。"这一方法表达了共鸣并鼓励客户继续思考,这也是一种应对客户抗拒心理的方式。反馈式倾听表明顾问正试图理解和肯定客户所说的话,并帮助客户继续表达想法和感受。学习反馈式倾听需要练习和得到反馈,如果条件允许,你可以与朋友或家庭成员进行练习。

6.4.4.4　小结

顾问的小结有助于客户梳理自己对于改变的想法,比如总结客户的体验、自己给出的建议、客户的优势,或者把讨论的内容整合在一起。总结反思应该反馈给客户,这样可以帮助客户增强理解并继续前进。在小结中,"改变谈话"十分重要。例如,"这是我听到的你到目前为止所说的……"。顾问的小结表明他有仔细倾听,并试图帮助客户整合他们的想法(见表6-2)。因此,谈话由开放式提问开始,并进行反馈、肯定、小结,开展改变谈话,最终使客户进行改变。

表6-2　动机性访谈的技巧:ORAS策略

ORAS 技巧	交　　流
开放式提问	提　问
肯　定	倾　听
反馈式倾听	告　知
小　结	

6.4.4.5　客户改变谈话

许多人不确定他们对行为改变的态度。动机性访谈的指导原则是,如果客户能够自己说出需要进行行为改变的观点和理由,那么他更有可能产生行为变化,这就被称为客户"改变谈话"。改变谈话可以被定义为"客户陈述有利于目标行为改变的言论"。例如,"我要少做油炸食品以帮助我减肥"。改变的原因可能是对当前状况的不满,或是看到了改变带来的优势。顾问可以询问客户为什么要做出改变以及打算如何实施计划。改变谈话需要顾问仔细倾听。

【案例分析 5】

　　你应该如何引导罗宾开始"改变谈话"?

客户在谈话中承担主要角色,动机性访谈的顾问应关注客户担忧的问题,并引导客户进行"改变谈话",以减少客户对改变的抗拒心理。客户通常是以"我想……""我可以……""我需要……"或是"我打算……"作为开头开始陈述。在谈话中,顾问可能会问到客户担心的问题或对可能的改变进行效益分析。要点是应用反馈式倾听完成改变谈话,对客户进行实时反馈,以表达顾问的关注点并请客户进一步详细说明。

强调从客户口中引出某些词句或客户"改变谈话"是动机性访谈所特有的。客户的谈话力度和承诺可以对行为改变做出预测。由于许多客户既不能下决心做出改变,也不了解改变的利弊,顾问的目标是让客户想出多个改变的原因从而避免"翻正反射"。顾问应该帮助客户克服矛盾心理,将他们引导到正确的方式上,例如推荐运动减肥。应该由客户自己找出改变的原因并提出改变的意愿,这对于对改变有矛盾情绪的客户显得尤其重要。

顾问通过定期小结来继续访谈,专业人员可以总结客户对于相关问题的陈述、客户的矛盾心理以及其做出的自我激励,"改变谈话"并最终进行整体评估。总结客户进行改变的原因,这有助于帮助客户做出决定。这一方法可以帮助客户避免忽略那些正确的事。在开放式提问的回答、自我激励的陈述和"改变谈话"之后,顾问的反馈尤为重要。

【案例分析 6】

　　你应该如何回应罗宾的"改变谈话"?

客户可以用缩略词 DARN 进行关于改变的陈述。改变谈话可以看作是对改变的愿望(desires)、能力(abilities)、原因(reasons)、需要(needs)所采取的措施和承诺的陈述。尽管承诺的效力可能不同,陈述改变理由、愿望或需求的客户可能表现出更大的改变意图和决心。客户想要改变可能是基于健康原因或个人目标。顾问汇总关于改变谈话的案例并反馈给客户。小结应该表述当前的行为变化而不是未来打算做什么。

"我需要更多的运动"并不是一个关于改变的承诺,可以说"我每周要步行 3 天",这才是改变的承诺和行动。客户可能会认为改变很重要,但缺乏改变的信心。"我想锻炼,但我从不擅长运动"。顾问应该问客户改变有多重要,如果希望改变,有多少信心能够做到。以 1~10 分进行评价,10 分为最高,改变对你的重要程度有多高?

【案例分析7】
　　如果你对罗宾有其他建议,你将怎样向她提出?

6.4.5　顾问的方法

传统的营养咨询顾问往往侧重于假设客户缺乏专业的信息或知识,从而给出自己的建议。营养专业人士在提供关于改变的建议时,可能会谈到改变的好处和继续当前行为的风险。

相反,动机性访谈的顾问要求客户从几个话题中选择一个主题进行讨论,从客户的优先选择开始交流,其他问题随后进行讨论。顾问引导客户谈论改变的原因和阻力,以及当前行为如何影响他们实现生活目标。这种指导风格最适合进行关于改变的咨询,其假设是客户行为的改变更可能源于内在动机,而不是采纳他人的建议。例如,有饮食问题的人通常已经知道自己吃得太多或是选择了不适合的食物才改变饮食。

顾问的形象应该是在改变的旅途中陪伴客户的帮手或导游。导游是一个"需要具有同伴素质并了解前进路线"的人,但也要清楚客户有选择自由的权利,需要承担改变的责任。顾问想要成功地进行动机性访谈就需要注重反馈,包括强化关于改变的积极的方面给客户,而不是仅仅回答问题和提供建议。另一个重要的因素是,顾问应具有同理心,积极创造尊重、包容和有安全感的氛围,使客户可以轻松地讨论当前行为的利弊并思考如何改变。非指导性咨询应用策略引导客户自己发现改变动机。

6.4.6　沟通技巧

探究和理解客户的想法需要三种沟通技巧:询问、倾听和告知。其指导原则是顾问提出问题,使客户能够通过"改变谈话"回答。例如,"你想改变什么?""你能做些什么小改变?""这样有何益处?"

顾问"询问"开放式问题,在与客户挖掘和理解这一问题的过程中探讨为什么改变以及如何改变。例如,"告诉我你将如何减肥"以及"你为什么想减肥"。这是评估客户在考虑改变的选择时的一种方法。顾问可以询问客户对各项选择的想法,以及各项选择对行为可能产生的影响。例如,"在你所提到的三种方法中,你认为哪种方法最好"(见表 6-2)。

顾问"倾听"以理解客户的想法和经历,然后以一个简短的小结作为回应。顾问经过允许"告知"客户选择项和相关信息。顾问可以询问客户对所提供信息的看法以及它可能对行为产生的影响。例如,"如果你同意,我可以与你分享一些已经帮助过的其他人的信息,然后我想听听你的想法。"顾问应努力找到客户的优势而不仅仅是弱点,并引发客户改变的动机。

【自我评估】

以下哪个客户陈述是"改变谈话"?

(1) 我想你会告诉我该怎么办。

(2) 我想减肥使自己变得更好。

(3) 医生说我的血压太高,应该低盐饮食。

(4) 我可以开始吃点早餐。

6.4.7 "引出-提供-引出"模式

动机性访谈具有"引出-提供-引出"的架构。顾问"引出"或提出客户想知道的东西,并在客户允许时,以中立的方式"提供"相关信息。顾问通过询问"这对你意味着什么?"来"引出"客户对所提供的信息的想法及其意义。这一方式能够使客户积极参与并可以增强其改变的动机。通过这种方式,顾问通过提出开放式问题并倾听客户的回答从而引发客户改变的动机。一旦客户有动力去改变,其他章节中所讨论的行为和认知咨询策略将得以应用。

引出问题包括"你想知道什么……",从而使顾问了解什么是客户最关心的。第二种方法是"你已经了解了什么……",这一方式可以节省时间,避免重复告知,顾问应该详细了解客户的经历。

6.4.8 改变

需要如何改变?客户可能已经对改变提出了多种可能或观点,此时顾问应该引导客户思考和确定选择哪个方案,因为对于客户来说,做出正确的选择意味着最可能获得成功。例如,"由于你时间有限,你想选择这两种改变方案中的哪种开始?"

为什么要改变?顾问希望客户看到改变的利弊,通常做法是顾问要求客户自己阐述改变的利弊。如果专业人员有其他的行为改变目标,可以询问客户是否愿意听一听。例如,"你认为从现在开始改变你的饮食摄入,而不是等到你完成目前主要工作项目再开始的原因是什么?"顾问可以从客户的话中总结改变的利弊,以确定以这一方法开始改变是否是最合适的,总结的重点应该在于改变的益处。

改变的"重要性"和对改变能力的"信心"是决定改变意愿的重要因素。顾问可以通过提出两个问题来评估客户改变的意愿:这个改变对你有多重要? 你认为你会成功做出这样的改变吗? 表6-3给出了一系列问题用于对客户进行上述两个方面的评估。

表6-3 评估重要性和信心

序号	评估改变的重要性的实用问题
1	怎样才能让你觉得改变对你来说更重要?
2	如何才能让你开始严肃思考改变的重要性?
3	这种变化的重要性在1~10的评分范围内有几分?
4	怎样才能提高改变重要性评分,从……上升到……?

序号	评估改变的重要性的实用问题
5	什么阻止了重要性评分从……上升到……?
6	保持(当前行为)的原因是什么?
7	对于……(当前行为),你有什么问题(或你不喜欢的事情)?
8	如果你改变了,会是什么样子?
9	什么情况让你无法改变?(当你想以中立的方式询问关于改变的问题时)

序号	建立信心的实用问题
1	怎样才能让你更有信心做这些改变?
2	你对完成这一改变有多少信心?
3	怎么能让改变重要性分数上升得更高,从……到……?
4	我应如何帮助你成功?
5	在以前的改变尝试中是否发现有什么事对您有帮助的?
6	你从以前尝试改变的方式中学到了什么?
7	如果你决定改变,你选择的方式是什么? 你知道有什么方法对其他人有效吗?
8	为了实现这一目标你需要解决哪些实际问题? 是否有可行性?
9	有什么你可以想到的有助于使你更自信的东西吗?

注:改编自 Rollnick S. Mason P, Butler C. Health behavior change — a guide for practitioners[M]. New York: Churchill Livingston, 1999.

最后,顾问可以用 10 分制评估改变的重要性和客户对改变的信心。例如,"以 1~10 分评判,最高 10 分,改变食物摄入和体重减轻 10 磅(4.5 kg)对你来说有多重要?"此外,如果客户给出 5 分,顾问可以询问客户为什么给出这一分数,从而更深入地引出"改变谈话"。另一种方法是询问客户如何才能使分数增加,比如打出 7 分或 8 分而不是 5 分。

顾问可以评估客户的信心。"以 1~10 分评判,最高 10 分,你和我讨论的变化你有多少信心完成?"如果客户回答 5 分,则应该考虑另一个改变方法或目标。顾问也可以询问怎样可以使数值增加到 7 分或 8 分。如果一个客户给改变的重要性打了高分,但给信心打了低分,那么他可能需要顾问提供一些帮助。

6.4.9 框架

当时间有限时,简短的干预是十分有效的。它们通常包括六个因素和组成部分,可以归纳为 FRAMES。

● 个人状态的反馈(feedback of personal status)

● 自我改变的责任感(个人)[responsibility (personal) for the change]

● 改变的建议(advice to change)

● 可供选择的清单(menu of options from which to choose)

● 同理心(咨询风格)[empathy (counseling style)]

● 自我效能支持(self-efficacy support)

顾问在初步评估以后,向客户提供相关健康信息的反馈。此时应该重视客户对改变的个人责任感。"这是你的决定,只有你能改变你的食物选择。"改变的决定和选择必须由客户自由做出,客户决定针对反馈应该做什么。

客户决定得到反馈后应该做什么,顾问应该清楚地给出改变的各种建议和选择以帮助客户完成改变。当客户能够独立做出决定并对改变具有责任感时,他们改变的动机将会得到增强。顾问应该重视和表达与客户的同理心。最后,顾问还应加强客户改变的自我效能,鼓励客户积极的想法并帮助客户提高成功完成的能力。需要注意的是,由于此时顾问提供了建议,而动机性访谈不包括提供建议,因此这一过程不是真正的动机性访谈。

当使用动机性访谈时,营养顾问与客户合作,在非决断性的、支持鼓励和积极倾听的环境中确定改变的操作规程。对于未采取行动进行改变的客户,与他们合作时,建议顾问进行动机性访谈培训。动机性访谈方法在许多情况下具有积极效果,但不是所有情况都适用,例如还没有研究报道其对于改进进食紊乱有效。

6.5 应用

一项针对 2~8 岁超重儿童的家长进行常规护理教育或动机性访谈咨询效果的比较研究表明,在 2 年的随访中,与对照组相比,使用动机性访谈的儿童体重指数(BMI)显著下降。

一项系统综述和荟萃分析调查了动机性访谈用于不同医疗机构的 49 项研究后的效果。证据和结果表明,动机性访谈与常规干预相比具有一定优势,可广泛用于医疗卫生领域的行为问题研究。

一项针对 5 000 名 18 岁以下儿童、由父母参与的研究,旨在探讨动机性访谈对健康行为和健康结果改善,结果表明,与对照组相比,动机性访谈可以显著改善健康行为,包括饮食、体育活动和口腔健康等方面。与其他干预措施相比,动机性访谈在改善饮食方面更为成功。

6.6 动机

顾问需要增加客户改变的可能性,并有意识地引导客户进行自我激励。首先,客户会意识到问题的存在(我想是我的体重问题影响了我的血压)。然后,客户可能会通过肢体语言表达对问题的担忧,如面部表情、叹息、语气或言语(为了我的身体健康,我现在必须做出改变,饮食要更科学)。最后,客户可能对改变持积极态度从而反映在自我效能上(我相信这周我可以开始锻炼)。这时顾问的反馈可以使客户再次接受积极的信息,并有助于增强自我激励。顾问可以通过提问引发客户自我激励,举例如下。

【示例 4】

找出问题:"你在食物选择上有什么困难?"

关注点:"你怎样选择不同的食物?"

改变意愿:"什么原因让你改变?"

乐观的态度:"你认为是什么鼓励你完成这一改变?"

当客户进入改变的行动阶段时,顾问仍然可以通过反馈发现他们的问题,可以提出如下问题。

【示例 5】

"下一步打算做什么?"

"你的计划是什么?"

"你的目标是什么?"

"这种变化会产生什么积极结果?"

如果客户要求顾问提供建议或信息,最好提供多种选择方案。例如,"我可以给你几个选择,然后你可以告诉我你认为哪种方法最适合你。"当由客户自主选择方案而不是只由顾问提供一个选择时,客户往往更乐于尝试并坚持下去,所以应由客户负责自己的选择。在只有一个选择方案的情况下,客户可能会说"听起来不错,但它并不适合我,"以此拒绝这一方案。这时顾问可以询问:"以 1~10 分评判,最高 10 分,你有多少信心完成这个改变?"或是"以 1~10 分评判,最高 10 分,这个改变对你有多重要?"

因此,顾问的个人风格和客户的改变结果之间存在关联。顾问具有协作性风格时,与专制风格相比,更利于引发客户的动机并取得更好的结果。如果客户已经有了动机和信心,那么下一步可以开始制定改变目标和计划。

阅读本章不足以充分获得动机性访谈技能并熟练应用,完全掌握还需要进一步的阅读、培训和实践。动机性访谈网(MINT)的网址是 www.motivationalinterviewing.net,网站提供了相关书籍、视频和其他资源。

6.7 设立目标

一旦矛盾心理得到解决,客户就有动力做出改变,顾问必须决定何时进入目标设定和行动计划的咨询阶段。最终计划的实现需要确定明确的目标,因为设立目标有助于实施改变。

设立目标能够促进改变,因为顾问设定了一个标准,使客户可以将当前行为与目标行为进行比较。允许客户选择他认为可以实现的目标以增强客户的自我管理。目标应该清晰、合理并且可以实现。目标的设立增强了客户的个人选择和控制感,使客户更有可能成功。设立目标的过程在第 5 章中已经详述。

有效的咨询可以帮助客户发现和克服改变中的障碍,并使客户明白改变过程中有波折是正常的。这些障碍可能包括缺乏时间、花费较高、家庭环境、缺乏社会支持、朋友的不支持以及对不良心理或生理后果的恐惧等。

客户需要通过改变的反馈来增强动机,这可以通过许多方式来实现,如自我监测记录、医学实验室检测结果,以及来自朋友、家人和顾问的积极评价和客户积极的自我谈话(我做得越来越好了)。

6.8 健康信念模型

健康信念模型(health belief model,HBM)是最先尝试影响健康行为的公共健康理论之一,它旨在了解人们对预防性健康服务的使用情况。HBM 假设健康行为是由于对疾病具有一定程度的恐惧或感受到疾病威胁而产生的。它由四部分组成:易感性认知、严重性认知、行为效益认知和行为障碍认知。

如果 个人认为自己属于易感人群,更有可能会得某种严重的疾病,如癌症或卒中,那么他可能会针对健康行为做出改变以降低罹患疾病的风险。这一理念可以解释为什么他们"准备采取行动"并做出改变。

易感性认知可以被定义为个人意识到他/她处于疾病或不利医疗条件的风险或易罹患疾病。

严重性认知是对不良情况严重程度的认知。健康威胁可能受到知识、教育、年龄、社会经济地位和文化群体等其他因素的影响。

行为效益认知是对是否需要进行预防性的行为改变,以减少风险并取得积极结果的认知。

行为障碍认知是对个人进行行为改变的成本、时间、挑战或问题的认知。

此后,HBM 被进一步补充以更好地对行为进行解释。行动环境的暗示,如提供指引信息或媒体报道,可以直接促进行为改变的意愿。自我效能,即一个人相信他能够为了目标结果采取必要行动或做出改变以适应更复杂的行为挑战。HBM 认为,如果人们重视健康结果,他们更容易选择健康行为。提高自我效能的方法将在第 8 章中详述。

具体来说,有糖尿病家族史的超重者可能会更容易感受到糖尿病的风险。他可能知道他对糖尿病有很高的易感性,可能会产生严重的后果,而减肥和运动有助于减少这一风险。他不知道自己是否能够克服缺乏动机、时间等的困难。

亲戚的健康状况恶化可能是一种行为暗示。改变带来的效益需要大于行动的障碍,只有当人们权衡健康行为变化的利弊后,他们才会决定是否采取行动进行改变。与那些缺乏自信的人相比,具有高度自信和自我效能的人更有可能成功完成改变并改善健康行为。

HBM 有助于分析人们对健康行为的思维模式,评估他们对健康行为变化的理解,尤其是在他们没有出现相关症状时,可以通过客户对健康行为的选择和执行情况来理解客户不坚持顾问建议的原因。人们认为严重性认知对于那些只需要进行初级预防行为的人来说可能不那么重要,而对于那些已经确诊疾病的人来说十分重要。

6.9　指导性咨询

本节重点介绍指导性咨询策略的一般应用,该策略可用于处理管理者与员工的关系。当管理者意识到问题所在并关心员工的行为,而员工尚未察觉问题或不愿意解决问题时,指导性咨询往往是最适用的。指导性咨询也适用于讨论员工优秀的表现或晋升咨询。

在指导性咨询中,专业人员基于管理人员的推荐或自己发现员工的问题后,随即开始接触员工并开展谈话。员工可能会出现焦虑或防御性的情绪,并抗拒通过指导性咨询解决问题。因为员工是"被招来"而不是主动"寻求",所以他们更容易变得充满敌意和抗拒,他们可能更关心如何使自己免除责任而不是如何协作解决问题。因此,使用指导性咨询的顾问需要十分注意自己的言行,并且在解决当前问题的同时给予员工支持。

6.9.1　员工咨询

员工咨询包括讨论与工作相关的问题以提高员工的工作表现。员工咨询应仅限于与工作有关的问题而不应探究个人问题。对于个人问题的处理,管理者应提供员工援助计划。当员工咨询偏离以个人表现为导向的问题时,可能会有侵犯隐私的风险。

管理者有义务与员工进行与工作有关的座谈会,经常进行座谈会是必要的,它有助于员工的专业发展和对职业问题的处理。管理者不应将员工咨询推迟到年度或半年度绩效考核谈话时进行。将问题累计起来后一次性处理通常不能取得理想的效果,员工咨询应在问题产生后尽快开展。

6.9.2　指导性咨询的应用

管理者具有不同的管理技巧,通常应选择有优秀专业技能或有执行专业任务能力的人来管理其他人。虽然营养学专业从业人员都具有成为管理者的能力基础,但接受关于指导性咨询和冲突解决的专业继续教育还是很有必要的。

指导性咨询的作用之一是与员工讨论不尽如人意的工作表现。咨询应该在管理者评估确认员工知道他的工作内容、已经接受岗位培训并且知道预期表现后开展。对员工的指导性咨询应该是一种"训练"或"塑造",而不是一种"审判"。咨询顾问的态度应该如同一个有爱心的老师,希望帮助他人取得进步。员工咨询的目标是改变员工行为并培养成为工作团队中的高效成员。

6.9.3　指导性咨询指南

管理人员应提前准备咨询会议,为员工选择一个合适的时间和不易被打扰的私人场所。管理者应该收集优秀、平均和(或)不合格者具体的表现,如出勤记录或客户服务,对信息加以整理并通知员工。应该根据职位描述中与工作相关的要求制定业绩标准。咨询访谈分为参与、探索、解决和结束阶段。

6.9.3.1　参与阶段

管理者在调查了员工工作水平和工作量,参考了公司书面政策后,如果问题严重,就需要与人力资源部商讨,并及时将信息告知员工并与其进行讨论。首先,管理者需要创造一个合适的谈话气氛,讨论开始时,必须明确地告知员工谈话的目的是希望解决问题,而不是对其进行惩罚,希望通过谈话帮助提高员工的工作表现。

使对话合理进行的一种方式是以关注员工表现为谈话重点,而不是对员工做出评判。可以说"你在过去两个星期已经迟到六次了",而不应该说:"最近你似乎无心工作,你的工作态度很差",这样的谈话才令人信服且显得有理有据。猜测并不是客观事实,管理者可能不知道员工关心工作的程度或他的态度,但他知道客观事实是该员工在过去两周内已经迟到六次。

6.9.3.2　探索阶段

在探索阶段,管理者应与员工对问题进行讨论。通常,管理者应该记录下员工工作上的问题和自己观察到的错误实例。在整个访谈中,顾问应专注公司政策和客观事实,尤其是他所看到的、需要改进的行为。如果他人进行了投诉,而管理者无法通过自己的观察总结错误的实例,那么在与员工进行讨论时应注意弄清问题并听取员工的想法,然后管理者应积极处理,努力解决当前问题。

6.9.3.3　解决阶段

接下来,管理者应该与员工讨论如何改正行为,并告知如果不改正会有什么后果。在解决阶段应设立目标并制定一个行动计划。在非指导性咨询中,顾问应该允许员工从他们的角度进行陈述,相应的评价也应该有所改变。他们不仅不清楚自己知道什么,还很容易被希望看到的、听到的和选择性认知所误导。

允许员工以他们的角度进行陈述,然后顾问对其加以解述,体会员工的感受,往往有助于共同解决问题。可能会有不为人知的情有可原的情况能够解释员工的反常行为,也许该员工因为家庭成员患有重病或是因为汽车故障而导致上班迟到,让员工本人解释问题有助于弄清事实。员工应该对他们的行为负责,他们有改进的责任,而管理者有责任对其提供帮助。

6.9.3.4　结束阶段

在就解决方案达成一致后,管理者应该尽可能明确地告知员工如果在规定期限内,协商的行为变化没有实现将会有什么后果。例如,管理者可以说:"如果你再次无故擅离职守,我将通过人力资源部发出警告通知"。管理者需要记住一点,不要夸大后果或者提及不会执行的后果。如果员工仍然存在问题行为,管理者必须开始下一步的纪律处理过程,会议结束后,管理者应记录目标和行动计划。

在非指导性咨询和指导性咨询中,顾问验证自己的理解同样重要。员工被管理者叫来谈话时往往容易产生心理压力,从而增加了他们在交流过程中产生误解的可能性。管理者和员工都需要互相解释以确保互相理解并最终协商出解决方案。

管理者表现的信心和支持有助于保证双方共同制定的计划成功实施。管理者为了提高员工改变的动力,可以说:"我认为这些想法是能起作用的",而不应该说:"好吧,让我们看看会发生什么。"应该让员工明白他们是团队的重要组成部分,可以对团队做出巨大贡献。如果改进过程计划包括很多步骤,最好先确定后续会谈的日期。这样做不仅使承诺得到确认,也增加了执行改变计划的动力。

与非指导性咨询一样,管理者在整个谈话过程中必须注意肢体语言的支持。谈话位置应使两个人感觉到亲近,因为可以互相分享感受,且有助于管理者提供帮助解决问题。管理者需要通过行为、语言、面部表情和手势等方式使下属明白谈话的目的是改变员工有问题的行为,而不是解雇或惩罚员工。最后,管理者应该保证有充分的时间全面地表达想法,并在适当时间安排多次谈话。

6.9.4 评估咨询结果

成功的咨询结果是实现期望的目标或实现行为的改变,这些目标可能是雇主、顾问设立的,而大多数是客户或员工设立的。评估可以是短期的或是长期的,除了客户或员工取得的成果,从业者需要系统地评估他们的咨询结果以确定该咨询的有效性。有些问题对于确定建议和结果的相关性很重要,例如使客户产生改变通常需要的咨询次数等。顾问进行自我评价和客户的定期评价将有助于专业咨询技能的提高。

6.10 总结

当营养专业人员使用适当的循证理论和策略推动行为改变时,交流的有效性会得到提高。本章论述了咨询中常用的几种理论和模型,包括指导性和非指导性咨询、动机性访谈和健康信念模型。关于咨询的更多信息将在接下来的章节中详述。

6.10.1 回顾和讨论

(1) 请论述非指导性咨询和指导性咨询之间的三个差异。

(2) 健康信念模型中的关键点是什么?

(3) 请论述动机性访谈的四项原则。

(4) 动机性访谈推荐怎样的咨询风格或方法?

(5) 请说出反馈式倾听的定义,并举出两个例子。

(6) 为什么向客户同时提出多个建议比提出一个建议更好?

(7) 请解释指导性咨询中咨询过程的四个阶段,并举例说明如何处理员工缺勤问题。

6.10.2 活动建议

(1) 分成两人小组练习反馈式倾听,一人扮演客户的角色,另一人扮演顾问。每个客户应该想出他想要改变的两到三件事(例如:获得更多的睡眠、吃得更好、减肥、更合理地使用时间、克服拖延、变得更快乐、更少看电视或结交更多的朋友)。客户可以说:"我想要改变的一件事是……"顾问对客户意愿提出一到两个假设,并针对其中一个进行反馈性陈述。反馈可以像这样开始："你感觉……""听起来你……""你是说……""所以你认为……"

（2）下周开始练习解述别人所说的话。谈话中你会得到什么反应？你的解述通常能使他人继续谈话吗？

（3）对被咨询者的以下言论写一个解述和一个评论。

A."讨论我的饮食习惯会使我感到尴尬，我对自己的饮食感到窘迫。"

B."当我在工作一整天后回家面对全家饥肠辘辘，我却没有时间做饭。"

C."现在的状态是我不相信自己能够减肥。"

（4）形成由顾问、被咨询者和观察员组成的三人小组。每个人轮流扮演每个角色5～7分钟，以体验动机性访谈在咨询中的应用。被咨询者的角色是对健康饮食感兴趣的或想要减肥的客户，在每轮访谈结束后，观察者应当对顾问的方法进行反馈，并且鼓励被咨询者对顾问给予反馈。他可以反馈顾问的哪些行为有助于或阻碍了他们的互动，并说说对咨询方法有何帮助。

（5）重复（4）。假设被咨询者是一名没有按时完成工作的员工，本章提及的哪种方法最有帮助，为什么？

（6）下周安排一次观摩营养师的咨询会谈，应特别注意在该过程中的每个阶段发生了什么。在咨询过程中，营养师的哪些行为有助于取得信任并建立融洽关系？使用了本章中提及的什么策略？请讨论成功的顾问应具有什么特征。

（7）对以下每个语句使用FRAMES方法加以评价。

A."我对当前的工作已经绝望了，我似乎是每个人的替罪羊，我开始考虑我是否应该寻找另一份工作。"

B."周末我也必须工作，而只比我早来2年的员工却不必如此，我觉得这很不公平。"

C."每天早上我都保证今天我会坚持我们制定的计划，但是到了中午，我开始认为这辈子我永远都无法完成我的饮食改变，所以何苦呢？"

（8）分成两人小组练习互相理解和使用反馈式倾听。要求每个人准备一个对其他人来说可能难以理解的个人经历进行讨论。顾问可以使用开放式提问，但重点应该是反馈。顾问的任务是使用语言和肢体技巧以理解他人的经历。10～15分钟后小组成员可以互换角色，教员可以在最后提问并询问对该活动的感想。

（9）计算以下语句中F的个数：

FASCINATING FAIRYTALES ARE THE RESULT OF YEARS OF SCIENTIFIC STUDY COMBINED WITH THE EXPERIENCE OF CREATIVE MINDS.

与其他人比较答案，思考为什么得到不同的答案？这与顾问咨询有何关联？

参考文献

1. Clark NM, Janevic MR. Individual theories//Riekert KA, Ockene JK, Pbert L. The handbook of health behavior change[M]. New York, NY: Springer, 2014: 3-26.

2. The Editors. Theory, research, and practice in health behavior//Glanz K, Rimer BK, Viswanath K. Health Behavior: Theory, Research, and Practice[M]. 5th ed. San Francisco, CA: Jossey-Bass, 2015: 23 – 41.

3. Rogers CR. On becoming a person[M]. Boston, MA: Houghton Mifflin, 1961.

4. Rogers CR. Client-Centered Therapy. It's current practice, implications and theory[M]. London: Constable & Robinson, 2003.

5. Prochaska JO, Norcross JC. Systems of psychotherapy: a transtheoretical analysis[M]. 8th ed. Stanford, CT: Cengage Learning, 2014.

6. Rollnick S, Miller WR, Butler CC. Motivational interviewing in health care: helping patients change behaviors[M]. New York, NY: Guilford Press: 2008.

7. Miller WR, Rollnick S. Motivational interviewing: helping people change[M]. 3rd ed. New York, NY: Guilford Press, 2013.

8. Berger BA, Villaume WA. Motivational interviewing for health care professionals: a sensible approach [M]. Washington, DC: American Pharmacists Association, 2013.

9. Hollis JL, Williams LT, Collins CE, et al. Does motivational interviewing align with international scope of practice, professional competency standards, and best practice guidelines in dietetics practice[J]. J Acad Nutr Diet, 2014, 114: 676 – 687.

10. Steinberg MP, Miller WR. Motivational interviewing in diabetes care[M]. New York, NY: Guilford Press, 2015.

11. Clifford D, Curtis L. Motivational interviewing in nutrition and fitness[M]. New York, NY: Guilford Press, 2015.

12. Resnicow K, McMaster F. Motivational interviewing: moving from why to how with autonomy support [J]. Int J Behav Nutr Phys Act, 2012, 9: 19.

13. Haas L, Maryniuk M, Beck J, et al. National standards for diabetes selfmanagement education and support[J]. Diabetes Care, 2014, 37: S144 – S153.

14. Smart H, Clifford D, Moris MN. Nutrition students gain skills from motivational interviewing curriculum[J]. J Acad Nutr Diet, 2014, 114: 1712 – 1722.

15. Hall K, Gibbie T, Lubman DI. Motivational interviewing techniques-facilitating behavior change in the general practice setting[J]. Aust Fam Physician, 2012, 41: 660 – 667.

16. Martin LR, Haskard-Zolnierek KB, DiMatteo MR. Health behavior change and treatment adherence: evidence-based guidelines for improving healthcare[M]. New York, NY: Oxford University Press, 2010.

17. Rollnick S, Butler CC, Kinnersley P, et al. Motivational interviewing[J]. BMJ, 2010, 340: c1900.

18. Spahn JM, Reeves RS, Keim KS, et al. State of the evidence regarding behavior change theories and strategies in nutrition counseling to facilitate health and food behavior change[J]. J Am Diet Assoc, 2010, 110: 879 – 891.

19. Resnicow K, McMaster F, Bocian A, et al. Motivational interviewing and dietary counseling for obesity in primary care: an RCT[J]. Pediatrics, 2015, 135: 649 – 657.

20. Lundahl B, Moleni T, Burke BL, et al. Motivational interviewing in medical care settings: a systematic review and meta-analysis of randomized controlled trials[J]. Patient Educ Couns, 2013, 93: 157 – 168.

21. Borelli B, Tooley EM, Scott-Sheldon LA. Motivational interviewing for parent-child health interventions: a systematic review and meta-analysis[J]. Pediatr Dent, 2015, 37: 254 - 265.

22. Crosby RA, Salazar LF, DiClemente RJ. Value expectancy theories//DiClemente RJ, Salazar LF, Crosby RA. Health behavior theory for public health: principles, foundations, and applications[M]. Burlington, MA: Jones & Bartlett, 2013: 65 - 80.

23. Skinner CS, Tiro J, Champion VL. The health belief model//Glanz K, Rimer BK, Viswanath K. Health behavior: theory, research, and practice[M]. 5th ed. San Francisco, CA: Jossey-Bass, 2015: 75 - 94.

24. Salazar LF, Crosby RA, Noar SM, et al. Models based on threat and fear appeals//DiClemente RJ, Salazar LF, Crosby RA. Health behavior theory for public health: principles, foundations, and applications[M]. Burlington, MA: Jones & Bartlett, 2013: 83 - 95.

25. Freeland-Graves JH, Nitzke S, Academy of Nutrition and Dietetics. Position of the Academy of Nutrition and Dietetics: total diet approach to healthy eating[J]. J Acad Nutr Diet, 2013, 113: 307 - 317.

26. Morris, SS, Snell SA, Bohlander GW. Managing human resources[M]. 17th ed. Mason, OH: South-Western, 2015.

27. Beebe SA, Beebe SJ, Ivy DK. Communication: principles for a lifetime[M]. 6th ed. New York, NY: Pearson, 2015.

7 行为矫正咨询

学习目标

- 定义和区分经典条件反射、操作性条件反射和模仿的学习形式
- 在体重管理、糖尿病、心血管疾病等和人力资源管理中应用行为矫正原则
- 根据"ABC"框架分析饮食行为
- 比较自我监控和自我管理技巧

案例

玛莎最近被诊断为 2 型糖尿病。她 50 岁,身高 172.6 cm,体重 81.6 kg,是一位家庭主妇,丈夫是电工,他们唯一的孩子在上大学。尽管房子里空荡荡的,她也不愿意参与户外活动。玛莎描述了她典型的日常饮食模式:早晨和丈夫同时起床后,她会煮咖啡、准备早餐,丈夫去上班后,她继续喝咖啡,但不吃其他东西。上午,她列出"待办事项"并在 11 点左右完成;然后她享用一份糕点作为忙碌早晨的奖励,再煮一壶咖啡。下午直到 5:30 这段时间,她会打扫房子或做手工活,但没有日常锻炼的习惯。接着她开始准备晚餐,一般晚上 7 点左右做完,这时她的丈夫刚好回家。通常晚餐是香肠千层面配一小份沙拉;或者是炸鸡、土豆泥配肉汁和玉米罐头;或者是意大利面和肉丸,配上烤蒜蓉面包和牛奶。通常,他们在家看电影时会吃些甜点,一起分享一杯冰淇淋或一块巧克力布朗尼。

以一个人现有的方式待他,则他将来仍会保持如此;若以其能够也应当做到的方式待他,则他会成为能够也应当做到的那个人。
————歌德

Treat a man as he is and he will become who he is; treat a man as he can and should be and he will become as he can and should be.
————Goethe

7.1 前言

减肥!戒烟!控制你的血糖!这些建议说起来容易,真正实施和坚持却需要一个过程,这个过程被称为行为矫正。人类行为相当复杂,因此改变行为十分困难。复杂行为通常是

基于遗传性特征和获得性特征的组合。遗传性特征,正如其他遗传属性一样,是无法改变的。然而,由个人环境和经历而塑造的获得性特征却是可以被改变的。后天学习或获得的行为可以被改变或矫正,但通常需要适当的时间和正确的方法。

结果驱动行为。大多数不良行为的获得和维持与良好行为原理相同,在部分案例中不健康行为会自然地发生改变。在某些情况下,咨询师的作用是向患者强调行为改变的成本-效益或权衡其利弊。

在行为矫正中,咨询师试图改变之前的学习行为或者去鼓励发展新的行为。举例来说,对于那些在日常习惯中隐藏健康隐患的患者,影响他们是很困难的。对食物的偏好和摄食行为往往根深蒂固,很难改变。另外,行为由个体的想法和感觉以及他们对特定情境的反应来决定。如果没有充分的理由和逐步改变的步骤时,个人往往不愿做出改变。行为改变咨询有助于减轻这些抗拒反应。

简单地灌输吃什么通常无助于患者进食行为的改变或者坚持医学营养治疗。但在这些情况下,它可能有助于分辨饮食教育和行为矫正。事实上,NCP 的标准化语言可将客户影响营养相关目标的行为从营养知识中区分出来。

不同于传统的饮食指导,行为矫正的营养咨询引导客户为行为改变负担起责任。决策权力从专业人员转移到客户,降低了复发和失败的风险。随着时间的推移,即使是接受最佳短期干预方案的个体,也可能在项目结束后复发。如果将决策的权力转移给客户,他们更有可能改变饮食选择。这看起来就很困难,而在急性营养干预的情况下有效实施这种方法则更具挑战性。除了营养宣教外,还可以使用行为矫正原则,后者为营养和饮食学专业人员提供了另外的咨询模式——将心理学和生理学的科学知识与治疗的艺术相结合。

行为矫正原则应用于各种医学营养治疗。治疗肥胖症是其最早和最常见的应用之一。对于糖尿病、心血管疾病和其他慢性疾病相关的不良饮食行为的治疗,是行为矫正的其他潜在用途。在疾病预防中,行为矫正有益于健康和降低疾病风险。如果不健康的饮食行为被修正,那么营养相关疾病的发生率也可能会下降。

> **【案例分析 1】**
> 在与玛莎的初次面谈开始前,准备一种初步的行为矫正方法和一份策略清单。

在人力资源管理中,主管可能有兴趣改变下属的行为并鼓励新行为的发展。同事和上司之间更有效的互动可能也是目标之一。虽然"行为矫正"这个术语在人力资源管理中听起来像是操纵员工,但是真诚且通情达理的主管会通过与员工分享该过程的目标来应用这些理论。树立榜样是在员工培训计划中常用的技术。同样,领导也会使用这些技巧来帮助员工评估现状,并根据需要进行调整或改变一些行为。

本章将回顾学习原理和从研究中演化而来的行为矫正过程。内容包括经典条件反射、操作性或工具性条件反射、基于正面的强化或奖励,以及观察学习或模仿他人。在选择性实践应用和人力资源管理的情景下,讨论行为矫正原则。认知的作用,即个体对事件的心理感知及其对行为的影响,将在第 8 章中作详细描述。

7.2　经典条件反射

行为矫正方法基于在实验室中发现的学习原理。心理学史上最著名的动物恐怕要算俄罗斯生理学家伊万·巴甫洛夫(Ivan Pavlov)实验室里的狗了。当时,巴甫洛夫正在研究狗的消化系统,他偶然注意到这些动物不仅在喂食时分泌唾液,当负责喂食的实验室助理进入房间时,甚至是听到实验室的开门声也会分泌唾液。之后,巴甫洛夫余生都在研究一种基于关联的学习方式,现在被称为经典条件反射。

巴甫洛夫意识到,狗对实验室助理和开门声产生唾液分泌的反应并不是生理反射。食物出现前定期重复的事件发生时,狗会分泌唾液。特定事件和随之出现的食物形成了一种关联。

巴甫洛夫指出,某些环境事件或刺激的确触发或引起特定的行为反应。例如,狗口中的食物必然引起唾液分泌。触发事件(口中的食物)被称为无条件刺激物,而被触发的反应(唾液分泌)被称为无条件反应。这种关系是建立生理基础上,因此是无条件的。

当一个原本不会触发特定反应(如唾液分泌)的中性刺激物最终引起反应时,条件反射发生了,即通过将原始的中性刺激与无条件刺激物配对来产生。条件反射发生时,最初为中性的条件刺激物(conditioned stimulus)产生了与无条件刺激物相同或非常类似的反应。在上述实例中,条件刺激物是实验室助理的出现。巴甫洛夫证明钟声、铃声、灯光等都可以作为条件刺激物,并引起唾液反应,即由条件刺激物触发或产生的条件反应。

人们发现,许多类型的反应都与经典条件反射原理有关。不仅是反射性反应,如唾液分泌和眨眼,还有些复杂的情绪反应也是经典的条件反射。出现在邻居家门口的救护车会引起心跳加速、额头出汗。同样的现象也可能发生在老师发试卷的时候,考生也会出现相似的反应。试着构建一个场景并用经典条件反射的原理来解释可能出现的反应,或者从营养和饮食的角度出发,考虑经典条件反射可能在人类行为或情感反应中所起的作用。

7.3　操作性条件反射

在巴甫洛夫描述经典条件反射原理的同时,一位年轻的美国科学家爱德华·桑代克从另一个视角致力于研究学习原理。桑代克在他的研究中使用了许多种类的动物,并为猫设计建造了"迷笼"。一只饥饿的猫被放在盒子里面,而盒外有食物。为了获得食物,猫必须解决如何从盒子里逃生的难题。桑代克观察到,猫做出了尝试-错误反应直到逃脱并吃到食物。渐渐地,猫逃脱迷笼所需的时间减少了。此外,在解决问题过程中取得成功的行为成为主导,不成功的行为被消除。

桑代克根据他称之为"效果法则"的原理,对这种现象做出了解释。这项法则认为,行为可以因其后果而改变。导致满意后果的反应将会加强;无法得到满意结果或引起令人恼怒后果的行为将被削弱,并且在将来发生的可能性减小。桑代克的效果法则应用于学习原理,形成了基于强化或奖赏的操作性或工具性条件反射的学习基础。

效果法则的研究焦点是反应或行为,以及这些行为后果之间的关系。反应-后果特征有四种类型。第一,反应或行为可能产生积极的结果,即所谓正强化。比如一个超重的人在明显减重后可能会得到表扬和关注。第二,行为可能产生消极结果,称为惩罚。惩罚降低了未来某种行为的频率。惩罚的例子包括:一张违规的左转弯的罚单,或者在体重增加后不能穿喜欢的衣服。第三,反应可能导致对已经存在的不良刺激的消除。这种结果被称为负强化或逃逸,和正强化类似,它增加了未来反应的频率。负强化的例子包括进入有供暖的建筑物来逃避寒冷,或通过改变频道来逃避无聊的电视节目,或者通过减肥和遵循健康的饮食计划来消除或减少 2 型糖尿病的降血糖药物。第四,反应可以防止不愉快事件的发生。例如,待在室内防止寒冷,或者进行常规的体育活动防止体重增加。避免不良事件如正面强化一样,增加了反应的可能性。那些并非正面或负面强化的行为对于后果的影响力较小。

后来的行为主义学研究者延续了桑代克的观点,斯金纳以倡导一套方法和术语来解释基于操作性条件反射原理的行为而著称。斯金纳设计了可以在离散单位中观察行为并进行记录的操作室,被称为“斯金纳箱”。老鼠压杠杆和鸽子啄键是研究中最常见的反应。然而,斯金纳对行为方法研究的热情并不局限于低级动物,他将上述原则应用于更广的范围。事实上,行为方法(the behavior approach)已经成为许多场合中的一项重要的实用技术,例如教室、心理健康干预、监狱、办公室和自我管理的情况。

7.4 模仿学习

除了经典和操作性条件反射作为行为模式的改变,第三种形式的学习也被称为观察性学习(observational learning)或模仿。模仿榜样的学习形式是指对一些行为或行为模式的观察,随后表现为相同或类似的行为。阿尔伯特·班杜拉(Albert Bandura)是模仿学习形式的代表人物。例如,在减肥的行为矫正上,一个人可以“像瘦子一样地吃”,选择适当的食物、分量和进餐时间。

模仿学习的学习形式,其有效性似乎与被模仿对象的某些特征直接相关。最相关的两个特征是观察者与被模仿对象的相似性和被模仿对象的状态。被模仿对象的特征与观察者的相似度越高,模仿学习的效率就越高。电影和电视明星和其他知名人士利用他们的健身和营养节目的书籍和录像带,成为被模仿对象。许多人更愿意模仿有“地位”的名人行为,即使名气不大却更专业的营养学家和运动生理学家的项目同样有效,甚至更好。

行为的塑造从成长早期就开始了。父母和照顾者是儿童饮食习惯和行为的榜样。良好和不良的饮食习惯以及健康或受限制的行为都可以被模仿,并传递给正在塑造饮食行为的儿童和青少年,而这些行为很可能在他们成年后仍然存在。儿童的长期食物选择可能源于父母的饮食模式。营养咨询的同时对父母进行宣教,对父母自身和孩子均有益处。

利用模仿学习,营养专业人士可以尝试分享成功人士的故事,这些成功人士为了健康而长期进行饮食调整。在团体治疗中,成功改变饮食习惯的客户可以作为其他人的榜样。请记住,客户经常将咨询师视为榜样,为此,营养专业人员应该遵循给他人的健康营养建议。

员工培训项目中可以应用行为建模,即通过电影和录像节目的观察学习来传授基本的监督技巧、销售技能以及各种其他的语言技能。新员工可能被分配与现有员工一起工作,他们是理想行为的模仿对象。管理者应该确保他们自身的行为符合员工对其的期望。例如,如果主管在规定时间内增加了 10 分钟的休息时间,那么员工可能也会模仿这种行为。

毫无疑问,大量的人类学习和行为是模仿的结果,尽管传统上更关注刺激反应或行为方法来解释行为的改变,或者反应的获取和消除。这三种学习方法,即条件反射、操作性条件反射和模仿学习,是行为矫正的基础。行为学的立场是,许多行为是通过这三种学习原则来学习或改变的。

然而,需要注意的是,个体可能会对行为的改变有或多或少的抵触,这取决于他们处于变化的哪个阶段(参见第 5 章,深入讨论改变模型的不同阶段)。有效沟通的一个障碍是,咨询方法可能在特定的阶段被错误地执行,但可能在其他不同的阶段有效。因此,针对行为改变的咨询可能会在不同的阶段采用不同的方法。

【自我评估 1】

请举例描述你曾经模仿的经历。

7.5 改变饮食行为

随着管理行为和行为变化的原则变得更加明确,营养学家和行为科学家应该共同努力,根据这些原则设定在既定情况下的措施,而主要目标是改变饮食习惯。美国心脏协会(American Heart Association,AHA)一直是这种合作形式的倡导者之一,并制定了一项关于生活方式干预的临床实践指南。最常见的应用形式是肥胖的行为管理,但合作项目也应用于其他领域,诸如心血管疾病、饮食失调和糖尿病。

饮食行为应该根据客户的总体环境,包括身体、社会、文化、心理、生理和环境因素进行研究,而这些因素混杂在所有与饮食有关的环境和事件中。行为科学家将其称为 ABC 框架(ABC framework),它来源于对前因刺激或线索的分析、行为反应本身或饮食,以及行为的结果强化或奖赏。

举个例子,请考虑以下场景:一个独自在家的人注意到厨房柜台上有一包饼干,这被认为是前因刺激或提示。接着,这个人在厨房里吃了部分或全部的饼干,这是行为。吃完饼干后,这个人可能会体会到饼干带来的满足感,减少了饥饿感或挫败感来强化这种行为。营养顾问和客户必须找到减少不健康饮食行为的方法,并增加新的可取的饮食习惯。

7.5.1 前因

行为矫正技术是通过调节前因、饮食行为以及后果或奖赏来完成的。对行为的前因分析可以找出控制或限制刺激进食的因素和线索。例如,刺激可能是看到或闻到食物、电视节目、从工作或学校回家、参加社交活动,或注意到用餐时在桌子上有多余的食物。行为会受到内部因素和外部因素的影响。可能的内因有饥饿的生理感觉或孤独、无聊的心理感觉。其他一些外因也可能暗示进食,比如注意到吃饭的时间,或者在街上路过一家冰激凌店。内部和外部因素都可以通过认知因素来进行调节的,比如不关心当前的体重水平,或者不希望下一餐中减少食欲。

一旦确定了前因,中介变量理论就需要识别与行为最紧密相关的变量。前提是,如果一旦改变了中介变量,那么与其相关的行为很可能会发生相应改变。如果行为与变量关联不强,那么对中介变量的更改则不会在行为中显示出来。

【自我评估 2】

(1) 你要吃东西时的暗示是什么?

(2) 什么是你饮食行为的有力的中介变量?

(3) 引言部分一个人在厨房吃饼干的例子中怎样修正前因?

行为修正策略包括减少食物用作奖励或活动焦点的情况。表 7-1 是来自不同作者推荐的减肥行为建议列表。为了修正前因,营养咨询师可能建议去除负面的暗示(不买不合适的食物);引入新的、更积极的暗示(锻炼而不是吃);限制行为(只在指定时间进食);认知重组(在第 8 章讨论);角色扮演(对旧前因的新回应,告诉朋友你宁愿去看电影,也不愿去吃匹萨)。其他策略还包括破坏反应链和预先计划行为。

事先准备好食物和零食,在家里吃合适的食物比饥饿时的自我控制更可取。事先计划好社交场所和锻炼也很有帮助。为了避免产生完全剥夺和可能放弃饮食习惯的感觉,饮食计划中可能还需包括少量喜爱的食物,正确的做法是通过刺激控制来强化。预先计划控制前因的目的是减少暴露在诱人情境下的次数,这样客户的行为就尽可能少地被检验。

表 7-1　行为矫正的技巧

1. 激励患者维持承诺的行为

　(1) 将注意力集中在成功经验上(咨询师的积极评价是有益的,而你总能找到积极的话语)

　(2) 鼓励人们告诉他人自己的饮食目标(公开承诺往往有助于行为的维持)

　(3) 帮助他人预见可能出现的问题,并在问题出现之前考虑可能的解决方案(准备好计划会让你更容易专注于目标)

　(4) 关注那些允许的食物和份数,而不是禁食食物(保持乐观)

　(5) 不断提醒人们饮食变化是一个渐进的过程(饮食习惯不是在短时间内养成的,也很可能不会在短时间内发生明显的改变;为短期和长期的改变设定可行性目标;鼓励逐步靠拢期望的行为)

2. 通过记录了解饮食习惯和运动习惯

　只有一个人了解某种习惯后方能做出改变。准确记录食物进行自我监控是控制饮食所必需的。通过记录可以判定个人的食物摄入模式、与进食有关的线索及餐后的情绪变化。这样,个人会更加了解与饮食行为有关的环境刺激。需要记录的信息如下

　(1) 吃什么食物

　(2) 每种食物的数量

（3）吃东西之前在做什么，帮助确定暗示的线索

（4）进食暗示所在的场所

（5）与谁一起吃饭，或单独吃饭的线索

（6）个人如何感受到提示或暗示

（7）进食暗示的出现时间

3. 控制刺激信号，调整环境

（1）环境因素

① 根据记录，让患者了解环境中与不良饮食行为相关联的刺激因素。不同的刺激与饮食行为有关，可以成为适当或不适当的进食信号

② 帮助患者发现有助于提醒其正确饮食的刺激因素，比如图表、卡通、符号等。家中备有合适食物可能是对适当饮食最好的暗示，另外去除不适当的食物也有所帮助

③ 只在固定的地方进食，比如餐桌前，而不是在电视机前或厨房水池前

④ 营养计划的食物应制作得尽可能诱人，用精美的餐盘让用餐成为一件愉快的事情

⑤ 根据以下建议安排购物行程

A. 吃完后才去买食物

B. 使用购物清单

C. 避免即食食品

D. 不带多余的钱

⑥ 制定具体计划和活动

A. 用运动取代吃零食

B. 在计划的时间吃饭和吃零食

C. 不接受他人提供的食物

D. 把食物储存在视线之外

E. 把食物从不适当的储藏区拿走

F. 使用小的餐盘

G. 避免成为发放食品者

H. 用餐后立即离开餐桌

I. 丢弃剩饭剩菜

⑦ 关于特殊活动及假期的建议

A. 少喝含酒精的饮料

B. 计划在聚会前进餐

C. 在聚会前吃低热量的点心

D. 练习礼貌地拒绝食物

E. 不要因为偶然的挫折而气馁

（2）社交环境

① 帮助患者学会识别与不良饮食行为相关的社交情境类型。来自社交环境的不利因素包括来自家庭成员或朋友的负面陈述，还有某些场合中需要摄入那些不合适或不允许的食物

② 帮助患者学会识别有助于形成良好饮食习惯和遵循营养计划的社交互动。角色扮演中，他/她练习如何让别人帮助改变自己的饮食习惯，也非常有帮助

（3）认知或心理环境

① 帮助患者学会识别那些不利于习惯改变的想法和感受

② 当患者出现可能导致失败的消极念头时，应帮助他/她建立积极或正面的想法

③ 避免设定不合理的目标

4. 改变实际饮食行为

（1）慢下来

① 一次只咬一小口

② 嘴里满是食物时放下叉子

③ 充分咀嚼后再咽下食物

④ 吃饭时休息一下,避免在短时间内完成进食

(2) 留一些食物在盘子里

(3) 尽量不吃不合适的食物

(4) 控制零食

① 从三餐中省出一些食物作为零食

② 安排一些事情使得无法吃零食

③ 像准备正餐一样准备零食——放在盘子里

④ 多吃一些低热量的食物,比如生蔬菜,使之易于获得且处于可即食状态

(5) 告知进食时不应该有其他行为,如在阅读、缝纫、看电视时不应该吃东西

(6) 继续自我监控

5. 改变运动行为

(1) 日常活动

① 增加日常活动量

② 多走楼梯

③ 记录每天行走的距离

(2) 锻炼

① 在专业人士的指导下开始锻炼计划

② 记录每天的运动量

③ 循序渐进

6. 建立奖惩制度

(1) 家人和朋友以表扬和物质奖励的形式提供帮助

(2) 明确要强化的行为

(3) 依据自我管理记录进行奖励

(4) 为特定行为制定相应的奖励;使用书面合同

(5) 逐渐增加奖励的获取难度

(6) 使用有创意的强化刺激,比如在银行里兑换硬币,为目标设立一定的奖励金用于购买那些想买的东西;如果目标未达到,就收回奖励金作为惩罚

注:在某些情况下,反应以链状形式发生,每个行为会触发下一个反应。比如看电视时,在广告时间去厨房吃零食,感觉满足或不那么无聊。应当学会识别这个反应链的各个组成部分,然后计划在广告时间做伸展运动或洗衣服。

【案例分析2】

引起玛莎吃东西的可能前因是什么呢? 你能识别反应链吗?

7.5.2　行为

识别出前因后,营养专家和客户可以通过调查进餐速度、进食原因以及在吃饭或吃零食时的其他行为(比如,看电视),来探索饮食行为本身。例如,吃得太快可以通过延缓进食的方式加以干预;比如在咀嚼食物时放下餐具,或者谈话时暂停进食。此外,还可以通过鼓励人们把注意力集中在吃东西和享受食物的味道上来矫正行为。

【案例分析3】

请指出玛莎可能想尝试改变的两个特定行为。

7.5.3 后果

进食的后果称为强化作用或奖励。行为可能会因其后果而维持,因此,人们会努力维持良好行为以获得相应的后果。进食的结果可能是积极的、消极的,或中性的。总体来说,积极的结果比消极的或惩罚性的结果能更有效地促进改变。强化过程可能需要经过长期的努力,也可能在短期内获得。例如,长期的强化作用可能是实施减肥计划后适合小一号的衣服。短期的强化可能是停止购买零食机器上的"零卡路里"零食后,周末用省下来的钱购书。还可以用其他方式来替代进食,比如散步、运动、打电话给朋友、种花或从事一种业余爱好。

如果客户目前的饮食习惯是令人满意的且食物被用作奖励,那么就必须建立新的不同的奖励。饮食是一种强有力的动机行为,是维持生命的必要条件,是积极的强化。营养专家可以帮助客户确定新的强化刺激物,并引入更健康的食物选择。

味觉体验有助于更广泛的食物选择以及对于健康选择的导向。在某些情况下,客户对某种食物的厌恶可能只源于某种特定的烹饪方式,换个方法则会乐于尝试。例如,一个客户可能不喜欢芦笋,因为他/她只知道这种细长蔬菜的做法是白煮配荷兰酱汁。如果被告知芦笋烤后味道很可口,他/她可能会愿意尝试,也许会对这种低脂蔬菜产生兴趣。令人愉悦的饮食模式改变会有自我强化效应。如果新模式是一种苦差事且不被喜欢,则无法提供自我强化。

咨询师可以与客户合作建立激励机制。通过询问"你喜欢在闲暇时间做什么?",可以发现活动强化刺激。强化刺激可以是走路,看电影、戏剧或体育活动,洗澡,园艺,编织,打牌或阅读。询问"你喜欢和谁在一起"这样的问题可以发现社交强化刺激。强化刺激还可能包括与家人朋友等聚会或打电话等。还有一些问题也会有所帮助:除了不健康的食物,"你觉得什么是愉快的"和"当你有额外的钱时你想买什么"。表7-2总结了强化刺激的识别。

表7-2 强化刺激识别

(1) 列出你喜欢的休闲活动和爱好。
(2) 列出你喜欢的人。
(3) 列出你想用少量额外的钱购买的东西。
(4) 什么让你觉得放松?
(5) 你的娱乐消遣活动是什么?
(6) 你最喜欢的东西是什么?

很重要的一点是要认识到咨询师也是强化刺激的一部分。咨询师不应仅仅关注失败,更应该注意在正确的事情上给予口头奖励和表扬。告诉客户他们正在取得进步、做得很对,提醒他们进行自我奖励。对于肥胖者来说,当他们能够穿上挂在衣柜里小一号的衣服,减肥的动力就得到加强。需要建立新的强化刺激来维持体重变化,比如参加一些有趣的活动,去健身房运动,参加一些不以吃为中心的社交活动,或者在购物中心闲逛。本章稍后将讨论其他自我管理的强化措施。

【自我评估 3】

    （1）吃东西会给你带来什么好处？

    （2）你认为别人从吃中得到什么好处？

    （3）找出一两种可以帮助你改变饮食习惯的强化刺激。

    在确定了一个或两个饮食改变目标后，需要讨论和建立一个强化的时间表。时间表中应当指出哪些行为应得到加强以及间隔时间。持续强化是最简单的方法，但过度使用则可能失去有效性。另一种选择是间歇性强化，比如一天三次或一天一次。最终，强化的间隔时间可能会延长。时间的安排应该适合个人准备加强的行为，便于执行，立即应用以获得最大的效果。从不强化某种行为可能会导致其消失。

    在某些情况下，还可以使用合同的形式。合同是对个人目标行为的明确陈述；对于强化刺激的类型、执行者和频率均有描述。合同由咨询师和客户共同签署并注明日期。合同确保双方在目标和程序上达成一致，也对客户距离目标进行了衡量。此外，签名作为一种承诺加强了行为改变的动机，因此有助于确保合同将被遵守。图 7-1 为合同示例。

图 7-1　行为矫正合同示例

患者/客户姓名

日期

目标：

    举例：增加体力活动，3 次/周

（1）

（2）

修正目标策略：

时间：

举例：周二、四、六比往常提早半小时起床，在小区散步

    多走楼梯，少乘电梯

（1）

（2）

客户签名：　　　　　　　　　　　营养师签名：

    除了正式的合同外，另外一个选择是鼓励客户列出需要更改的行为和改变策略。此外，对于某些客户而言，列出一份简单的食物选择利弊清单可能更为有效。

【案例分析 4】

    针对玛莎案例，可以与玛莎一起制定哪些饮食改变或目标？找出一种或两种可能有助于改变玛莎饮食习惯的强化刺激。

行为评估,包括对循序渐进阶段的考虑,需要在咨询开始前完成。营养师和客户对 ABC 框架的前因、行为和后果进行检查,有助于了解当前的饮食行为并讨论其中可改变的部分。在压力或应激状态下维持新的行为十分困难。咨询师还应评估客户的自信心和应对压力或焦虑的能力。这也有助于确定哪些客户在压力特别大的时候需要额外支持。

在支持性环境中设定目标和解决问题是行为矫正的关键因素。目标的设定必须符合实际,但应高到足够带来重大改变。营养咨询师的作用是帮助客户制定有明确量化目标的整体计划。营养咨询师建议的行为方法应与情境相适应,其角色是行为改变的向导或敦促者,而不是领导者或控制者。咨询师应协助客户评估进食问题的诱因,并建议可能达成的目标、策略和处理方法。

最终,客户必须确定哪些建议是可行且愿意付诸实施的。让客户给出具体的行为也是不错的方法。比如,"下次我就会买低脂牛奶而不是全脂牛奶",这是一个具体的行动计划,不同于仅仅声明"我将努力遵循低脂肪饮食"。

由于客户不经常与咨询师进行日常接触,他们必须做好准备,为健康的饮食变化担负起责任,最终独立。他们必须学会分析和解决自己的饮食行为问题。让客户从较小的、简单的、容易成功的改变开始,后期逐渐增加难度。

令人愉快的饮食行为改变(eating behavior changes)才能自我强化。如果客户喜欢吃炸薯条、冰激凌、匹萨和啤酒,就必须找到他们喜欢的替代品,比如烤薯片、新鲜葡萄、无黄油的爆米花、无热量的饮料或淡啤酒。可以在一开始就减少喜爱食物的摄入量。当然,还有些人可能会为了减少诱惑而完全回避一种食物。毫无疑问,策略必须高度个体化,适合一个客户的可能不适合另一个客户。

营养咨询师有机会与他人分享经验。营养师为患者和客户的各种问题提供咨询并使用个体化方法,也学会了如何在每一个变化点帮助患者。咨询的过程好比做面包,每一个面包师都知道,制作面包必须要有特定的配料、揉面和醒面时间,但他/她也会引入创意艺术和其他成分,制作出风味独特的面包,满足忠实顾客的独特品位。准备新菜品的时候,通常会配上成品的图片;然而,面包师或厨师有时必须根据不同的海拔地区或不同的配料来调整烹饪方法。同样,作为咨询师,需要认识应在合适的时间做正确的事情,并能做出相应的调整。

咨询师还应该与客户讨论偏离计划行为的可能性,特别是面对身体或情绪压力的情况下。对快速、完全改变的期望是不现实的,可能会导致客户的自尊心下降,最终放弃改变。学习任何新技能都需要一段时间的练习。重复同样的新行为会逐渐巩固并养成习惯。对退步则应给予支持和谅解。

在最初阶段之后,人们对改变的热情可能会迅速下降,出现挫折和失望的时候尤为明显。开始时,每周预约咨询,或通过电话、电邮等替代形式与咨询师沟通是需要的,之后可减少到每月两次和一次。然而,应该在后续的其他形式交流之前预先设定规则和限制条例。

7.6 自我监控

自我监测或记录饮食行为的控制,最初是作为一种手段,为咨询师和客户提供数据进行分析。客户记录他们吃了什么、哪里吃的、吃了多少，以及周围环境。例如，记录在看电视或感到无聊的时候吃东西，以及在场的人（见表7-3）。记录还有额外的价值，它增加了客户对当前饮食行为的认知和理解及其影响，并使他们意识到："我在晚上看电视的时候吃得太多了。"这些数据为改变目标提供了基础，比如"我要换成低热量的零食"。找到强化新行为的方法，比如，"我会告诉自己我做得有多好。"

表7-3 自我监控食品记录

时间	食品/数量/准备方法	地点	在场的其他人	吃东西之前你的感觉怎样	同时进行的活动
举例					
晚上9:30	8块饼干和10盎司（283.5 ml）牛奶	家里	丈夫	无聊，疲惫	看电视

保持记录可以衡量一个人做出改变的决心。此外，由于必须写下食物和饮料的摄入量，客户可能会认真考虑实际的摄入，而不是出于习惯或分心的情况下吃东西。体重变化、体育锻炼、血糖和血压等都是自我监控的手段。在一篇关于减肥自我监测的系统综述中，伯克等人发现尽管研究设计存在缺陷，但自我监测与减肥的相关性十分一致。自我监控可以通过传统的纸笔日记或更先进的技术进行，如数字记录器或在线工具。

7.7 自我管理

在大多数体重控制行为矫正计划中，客户和咨询师只在指定的时间内短暂会面。因此，咨询师无法持续对客户的行为进行奖励、惩罚或及时制止不适当的行为，但这些又是行为矫正的基础。将自我调节或自我管理的技术传授给客户，可使得他们规范和控制自己的行为。通过这种方式，客户在与咨询师会面后可以取得进步。

研究已经表明了发展行为自我管理技术的重要性。斯金纳解释说，自我管理或"自我控制"指个体能操控行为所依赖的变量。自我管理计划的目的是帮助人们了解并修正前因及改变饮食后带来的不同后果。随着发展，自我管理更多的重点放在认知的改变上。当合适的行为出现时采用自我强化的想法，可以帮助人们修正对某些食物固执的想法和信念。意识到个人的内在状态有助于实现理想的自我管理。例如，饮食建议只有短期效应，生活方式的改变却会带来更长久的行为改变。

【案例分析5】

对于玛莎来说，什么样的自我管理和（或）自我监控技术可能会成功？

7.8   社会支持

客户的社会环境由他们每天接触的人组成。制订生活方式和饮食改变计划时,还应包括其家庭和其他重要成员。家庭饮食计划的改变也会影响其他成员,因此,如果情况允许,客户及其家庭成员应一起参加咨询。文化和社会因素可能是导致肥胖的因素。如果家庭成员都愿意选择肥胖的生活方式,如高热量的食物和少量的体育活动,除非整个家庭一起参与,否则改变将会很困难。配偶和家庭的参与和支持在减肥中扮演着重要的角色。

理想情况下,家人和朋友都支持客户去改变饮食习惯。咨询师可能需要与客户探讨社会支持在行为改变中的重要性。可以建议客户与家人和朋友协商不要在他们面前吃不合适的食物,不要购买或准备不健康的食物。此外,客户可以请配偶、家人和朋友为他们的努力给予正强化。与客户进行此类情景的角色扮演可能会有所帮助。

当家庭成员一起参与咨询时,咨询师应要求他们一起讨论如何为客户的生活方式改变做出贡献,例如可以用表扬进行强化。给予适当的食物来控制前因也是非常有益的。家庭和朋友应该避免扮演法官的角色。"你不应该吃这个""这对你不好""我告诉过你"这些都是不利的评论。其间,还可能出现嫉妒和羡慕的反应。"你已经减去足够的体重了""只这一次又不会影响你的饮食""你的皮肤看起来很糟糕"等是客户可能需要忍受或面对的言论。

7.9   应用

7.9.1   体重管理

行为原则和方法最常用于营养治疗的是体重管理(weight management)。虽然减重方案中应用行为矫正已经取得了很大的成功,但体重反弹也很常见,这是体重保持行为失败的结果。对减肥成功人士的研究表明,体重反弹的一部分原因是没有完全坚持行为改变策略。成功的行为模式和策略应在日常生活中实施,包括每天保持一致的饮食行为、自我监控体重、规律早餐及选择没有额外热量的饮食。

超重和肥胖十分复杂且不易治疗。体重超标可能是由于多种原因造成的,不适当的饮食行为可能是其中之一,而控制体重的策略应该依据体重增加的原因有的放矢制订。营养与膳食体重管理强调了合理营养与膳食是终身健康生活方式,包括持续和愉快的饮食习惯和日常的体育活动。

美国运动医学学会在一份声明中强调,终身体重控制需要有责任感,应了解自己的饮食习惯,并愿意做出改变。实施过程中推荐设定可行的目标、减少热量摄入并制订一个合理的锻炼计划。依据客户的生活方式量身定制实用的方案获得了最大的成功。运动有助于减少情绪性暴饮暴食、改善膳食控制,因此在体重管理中有加成效应。

行为改变应有足够的动力和准备,涉及饮食及运动行为时更是如此。有几个因素可能影响体重控制是否成功,其中之一便是减重的动机。应用阶段变化模型评估行为改变是否准备就绪后,制订个体化、可行的目标十分关键。

解释实际的减肥成果是必要的。当客户在 6～12 个月的时间里体重减轻了 10％左右,可能会体会到与超重或肥胖相关并发症的改善。提出比预定目标更高的要求可能会引起对方失望;然而,在成功减轻体重后可以对体重目标重新评估。押金退还方式则是另一种激励手段,在这种模式下,患者先存入押金,如果定期认真随访,或者达到先前确定的减肥效果,或者两者兼而有之,以后就可以将押金退还。然而,对于长期的行为改变来说,财务奖励制度可能并不有效。

在长期治疗中,体重明显下降的一个额外好处是缓解身心症状、焦虑和抑郁。在更长远目标中,选择合适的方法促进持续的减轻体重。综上所述,这些结果均强调了一个事实,即没有快速的减轻体重方法,必须长期作战。

7.9.2 糖尿病

行为矫正已被证明可有效治疗糖尿病。患者坚持适当的饮食方案来控制血糖是具有挑战性的。自我监测、强化等行为干预措施可以控制血糖,降低并发症的发生风险。然而,正如前面所提到的,从任何角度来看,超重和肥胖的控制都是复杂的。

行为管理可用于预防糖尿病患者的病情进展,减轻并发症。美国糖尿病教育工作者协会(American Association of Diabetes Educators,AADE)提倡在患者护理中应强调七种自我照顾行为,包括健康饮食、身体活动、血糖监测、药物依从性、问题解决及寻求预防措施来降低风险和应对病情。此外,临床医生应该帮助患者识别那些有助于自我管理和负担的因素,以及阻碍行为改变的因素。采用结构或技术以增加咨询者和社会支持是达到理想行为的重要和有效的策略。医护人员的积极管理和患者的自我管理是非常必要的,并证明有利于临床结局。

美国国家糖尿病教育项目(National Diabetes Education Program)支持其他组织在糖尿病管理方面的工作,并提出了全方位照护的倡议。这些倡议和相关资源可以在其网站 http：//ndep.nih.gov 上浏览。行为干预用于糖尿病治疗时,应适应个体的发展阶段。对生命周期变化的理解,即青春期前、青春期和成年期与生活角色、同伴从众压力、饮食失调以及激素的变化都需要考虑在内。对于遭受同伴从众压力困扰的青少年患者而言,其治疗策略与糖尿病合并妊娠的孕妇有着显著的差异。行为干预的个性化非常必要。

7.9.3 心血管疾病

美国心脏协会(AHA)对理想的心血管健康做出定义,其中包括健康行为和降低心血管疾病风险的临床指标。美国心脏协会提倡良好的生活习惯,包括良好的饮食习惯、体育锻炼和避免吸烟。人们认识到,生活方式适度、持续的改变可显著降低心血管疾病的发病率和病死率。此外,上述积极效应会随着时间的推移而增加,因此,长期行为改变是对减少心血管疾病的保证。

研究证实目标设定、自我监测、强化和建模可有效地改变饮食和运动行为。在行为改变中,保证长期成功的其他重要因素还包括对患者进行定期宣教、帮助患者了解如何解决问题,特别是在复发的时候,这些都是行为改变的一部分。

欧洲和美国几个组织发布政治声明,呼吁在全球范围内建立健康的生活方式干预措施来对抗非传染性疾病。人们普遍认识到心血管疾病可能是选择性行为的结果,例如吸烟、不适当的饮食行为、缺乏体育锻炼及生活压力大等。那么,对这些选择性行为进行矫正是可能的。由于这些心血管疾病风险因素的本质是行为,因此尝试用基于行为改变的心理策略来矫正是特别合适的。行为改变的困难程度取决于不良行为持续的时间。

7.9.4 人力资源管理

对于关注生产力和良好人际关系的管理者而言,员工的行为是其关心的主要问题之一。设定可见的、量化的目标,注意实际和期望表现之间的差异,都可能有助于实现期望行为。管理者需要将模糊、感性的目标转换成有利于提高工作表现的方式。通过这种方式,鼓励员工定期评估自己的表现,并根据需要调整行为以改善结果。当员工做得正确或接近正确时,管理者应积极地给予鼓励,逐渐将他们推向期望的行为方式,而不应盯着员工做错或没有效率的事情。正面的强化刺激包括以下几种。

- 表扬
- 积极的反馈
- 每周/月的优秀员工
- 委以责任
- 称赞
- 特殊作业
- 社会事件
- 知识获知
- 感谢信
- 增加工资
- 奖金
- 升职

表扬可以立刻强化适当的行为。最终,一些员工开始对正确行为进行自我表扬,这又提供了额外的强化。管理者还可以使用温和的斥责,但应针对不当行为而非个人。

工作满意度和表现的一个重要方面是员工的个人控制意识。因此,管理者要避免对员工使用操控性和侮辱性方式进行行为矫正,应该鼓励内在动机以强调自我强化循环的重要性。

7.10　总结

行为治疗应用范围广泛,且具有诸多优点。整合行为方法的方案最有可能实现持久的改变。此外,充分考虑心理、文化、环境和行为因素的综合方案更容易成功。

饮食模式并不容易改变,但行为治疗所提供的应用前景可能对患者和咨询者都有帮助。咨询者和患者通过 ABC 分析-进食的前因、进食行为、后果,从而了解问题、设定目标,并制定改变策略。应该努力强化和保持那些令人满意的改变,而最终目标则是客户可以独立自我管理。行为矫正可以与其他咨询和教育策略结合使用。

7.11　回顾和讨论问题

（1）比较经典条件反射、操作性条件反射和模仿这三种学习方式的异同。在某些情景或案例的处理中,你是否会偏好其中一种方式?

（2）使用 ABC 框架列举两个事件反应链。

（3）描述本章中讨论的两种自我控制方法,讨论如何成功地改变行为。

（4）为下列情况分别列出一种重要的行为矫正策略:肥胖、糖尿病、心血管疾病和人力资源管理。

（5）将营养保健过程和营养护理过程术语应用于玛莎的病例挑战,讨论营养评估、营养诊断、营养干预、营养监测和评价的步骤。

7.12　建议的活动

（1）完成笔记或电子版的三天饮食记录;发现影响你饮食的相关因素;确定你的强化物;制定强化物的目标。

（2）记录并确定你自己的除饮食之外某项活动的 ABC,比如学习、运动和吸烟。考虑如何重新安排前因和(或)后果来增减这些行为?

（3）角色扮演和记录咨询。你多久对正性行为进行强化?

（4）安排观看一个成年人与孩子或孩子们进行半小时互动。统计成年人对满意行为的强化次数,以及对不满意行为的忽视(可能导致这种行为的小时)次数。请注意成年人是否对不良行为做出反应,也起到了强化的作用。

（5）列出你喜欢的休闲活动、喜欢的人,以及你余钱想购买的物品,发现你自己的强化刺激。当你下次写书或者写论文时,为自己选择一项强化刺激。制定强化物的分配时间表。

（6）选择一个你想要减少的不良行为;记录下刺激或行为发生三天的情况;明确在行为和强化之前的控制刺激条件。

（7）识别模仿过程中的三种情境。

（8）讨论你自己的工作经历,并与他人比较。你的上司是表扬还是惩罚? 主管对你和其他员工行为做出反应的后果是什么?

参考文献

1. Peltier B. The psychology of executive coaching: theory and application[M]. 2nd ed. New York, NY: Taylor & Francis Group LLC, 2010.

2. Sarafino EP. Applied behavior analysis: principles and procedures for modifying behavior[M]. Hoboken, NJ: Wiley, 2012.

3. Academy of Nutrition and Dietetics. Nutrition terminology reference manual eNCPT: dietetics language for nutrition care[EB/OL]. http://ncpt.webauthor.com. Accessed November 3, 2015.

4. McLean PS, Wing RR, Davidson T, et al. NIH working group report: innovative research to improve maintenance weight loss[J]. Obesity, 2015, 23: 7 - 15.

5. Farmer RF, Chapman AL, American Psychological Association. Behavioral interventions in cognitive behavior therapy: practical guidance for putting theory into action[M]. 2nd ed. Washington, DC: American Psychological Association, 2016.

6. Nairne JS. Psychology[M]. 6th ed. Belmont, CA: Thomson/Wadsworth, 2012.

7. Bandura A. Self-efficacy: the exercise of control[M]. New York, NY: WH Freeman, 1997.

8. Cromley T, Neumark-Sztainer D, Story M, et al. Parent and family associations with weight-related behaviors and cognitions among overweight adolescents[J]. J Adolesc Health, 2010, 47(3): 263 - 269.

9. van der Kruk JJ, Kortekaas F, Lucas C, et al. Obesity: a systematic review on parental involvement in long-term European childhood weight control interventions with a nutritional focus[J]. Obes Rev, 2013, 14: 745 - 760. doi: 10.1111/obr.12046.

10. Eckel RH, Jakicic JM, Ard JD, et al. 2013 AHA/ACC guideline on lifestyle management to reduce cardiovascular risk: a report of the American College of Cardiology/American Heart Association Task Force on practice guidelines[J]. Circulation, 2014, 129: S76 - S99.

11. Wadden T, Butryn M, Hong P, et al. Behavioral treatment of obesity in patients encountered in primary care settings[J]. JAMA, 2013, 312(17): 1779 - 1791.

12. Lin JS, O'Connor E, Whitlock EP, et al. Behavioral counseling to promote physical activity and a healthful diet to prevent cardiovascular disease in adults: a systematic review for the U.S. Preventive Services Task Force[J]. Ann Intern Med, 2010, 153: 736 - 750.

13. Di Noia J, Prochaska J. Mediating variables in a transtheoretical model dietary intervention program[J]. Health Educ Behav, 2010, 37(5): 753 - 762.

14. Phelan S, Wing RR, Raynor HA, et al. Holiday weight management by successful weight losers and normal weight individuals[J]. J Consult Clin Psychol, 2008, 76(3): 442 - 448.

15. Spahn JM, Reeves RS, Keim KS, et al. State of the evidence regarding behavior change theories and strategies in nutrition counseling to facilitate health and food behavior change[J]. J Am Diet Assoc, 2010, 110(6): 879 - 891.

16. American Health Information Management Association. The 10 security domains updated[J]. J AHIMA, 2012, 83(5): 48 - 52.

17. Burke LE, Wang J, Sevick MA. Self-monitoring in weight loss: a systematic review of the literature[J]. J Am Diet Assoc, 2011, 111: 92 - 102.

18. Skinner BF. Science and human behavior[M]. New York, NY: Macmillan, 1953.

19. Academy of Nutrition and Dietetics. Interventions for the treatment of obesity and overweight in adults [J]. J Acad Nutr Diet, 2016, 116: 129 - 147.

20. Niemeier HM, Phelan S, Fava JL, et al. Internal disinhibition predicts weight regain following weight loss and weight loss maintenance[J]. Obesity, 2007, 15: 2485 - 2494.

21. Peterson N, Middleton K, Nackers L, et al. Dietary self-monitoring and long-term success with weight management[J]. Obesity, 2014, 22(9): 1962 - 1967.

22. National Weight Control Registry[EB/OL]. http://www.nwcr.ws. Accessed November 3, 2015.

23. Donnelly JE, Blair SN, Jakicic JM, et al. American College of Sports Medicine position stand. Appropriate intervention strategies for weight loss and prevention of weight regain for adults[J]. Med Sci Sports Exerc, 2009, 41: 459 - 482.

24. Andrade AM, Coutinho SR, Silva MN, et al. The effect of physical activity on weight loss is mediated by eating self-regulation[J]. Patient Educ Couns, 2010, 79(3): 320 - 326.

25. Pearson E. Review: Goal setting as a health behavior change strategy in overweight and obese adults: a systematic literature review examining intervention components[J]. Patient Educ Couns, 2012, 87: 32 - 42.

26. Jensen MD, Ryan DH, Apovian CM, et al. 2013 AHA/ACC/TOS guideline for the management of overweight and obesity in adults a report of the American College of Cardiology/American Heart Association Task Force on Practice Guidelines and The Obesity Society[J]. J Am Coll Cardiol, 2013, 63: 2985 - 3025.

27. Purnell J, Gernes R, Stein R, et al. A systematic review of financial incentives for dietary behavior change[J]. J Acad Nutr Diet, 2014, 114(7): 1023 - 1035.

28. Gregg E, Chen H, Bertoni A, et al. Association of an intensive lifestyle intervention with remission of type 2 diabetes[J]. JAMA, 2012, 308(23): 2489 - 2496.

29. American Association of Diabetes Educators. Seven self care behaviors[EB/OL]. http://www.diabeteseducator.org/ProfessionalResources/AADE7/. [2015 - 11 - 04].

30. Monroe C, Thompson D, Bassett D, et al. Usability of mobile phones in physical activity-related research: a systematic review[J]. Am J Health Educ, 2015, 464: 196 - 206.

31. National Diabetes Education Program[EB/OL]. http://ndep.nih.gov. [2015 - 11 - 04].

32. Lloyd-Jones DM, Hong Y, Labarthe D, et al. Defining and setting national goals for cardiovascular health promotion and disease reduction: the American Heart Association's strategic impact goal through 2020 and beyond[J]. Circulation, 2010, 121: 586 - 613.

33. Artinian NT, Fletcher GF, Mozaffarian D, et al. Interventions to promote physical activity and dietary lifestyle changes for cardiovascular disease risk factor reduction in adults: a scientific statement from the American Heart Association[J]. Circulation, 2010, 122: 406 - 441.

34. Arena R, Guazzi M, Shurney D, et al. Special article: Healthy lifestyle interventions to combat non-communicable disease—a novel nonhierarchical connectivity model for key stakeholders: a policy statement from the American Heart Association, European Society of Cardiology, European Association for Cardiovascular Prevention and Rehabilitation, and American College of Preventive Medicine[J]. Mayo Clin Proc, 2015, 90: 1082 - 1103.

8 认知改变的咨询服务

 学习目标

- 解释认知怎样影响人们的行为
- 讨论认知扭曲的类型及其对人们行为的影响
- 解释认知重建的三个阶段
- 讨论自我效能在健康行为改变的开始和维持时期以及在人们选择活动中扮演的角色
- 列出效能信息(efficacy information)四种来源的优点和缺点
- 解释自我监测在认知中的应用和优点
- 解释行为纠正后复发的高危情况和认知行为模型
- 列出咨询指导无效和行为纠正后复发的决定、预测因素以及评估方案
- 确定咨询指导无效和行为纠正后复发的治疗策略

 案例

卡罗尔·琼斯是一位最近被诊断出 2 型糖尿病的 50 岁女性,她的外祖母同样患有糖尿病。琼斯女士曾是一位超重儿童,如今身高 162.6 cm 却有 82.6 kg 的超重体重。她已婚,在当地商场的一家服装零售店做兼职工作。

史密斯医生针对她的咨询提出减肥建议。营养学家琼·斯蒂弗斯在评估中认为琼斯女士可能存在自我否定和消极认知等问题,所以她的超重与认知扭曲有关。因此,现在的首要任务是认知重建。

不论你认为你可以或者不可以,你都是对的。　　　　　　——亨利·福特

If you think you can or you think you can't, you're right.　　—Henry Ford

8.1　前言

健康问题和慢性疾病的预防与治疗需要以理论和证据为基础的干预。改变行为对于大

多数人来说是一个挑战，他们中的许多人都在与严重的疾病抗争。第 5 章中讨论的"改变阶段"考察了人们是否准备好对自己的行为进行纠正，然后专业人员在行为改变咨询工作中决定采用哪些理论进行指导。

认知行为理论（cognitive behavior theory）综合了两种理论性指导方法——第 7 章描述的行为指导方法和认知指导方法。行为指导方法关注看得见和可测量的行为，比如过量饮食，同时专注于人们的外部环境与行为的相互作用。

认知方法聚焦于思维，在行为和情绪表达中起决定作用。对行为的解释要求知道人们正在想什么和内在的感觉。一个人的思维使人们以他们的方式去感觉和行动。因此，我们怎么想（认知）、感觉（情绪）和行动（行为）都相互影响。认知行为理论寻求改变一个人的想法和信念，从而带来行为上的改变。就像上面引用的亨利·福特的话，你的想法对你坚信什么能做什么不能做产生影响。该理论有利的一面是可以通过改变我们的思维方式得到更好的感觉和行动。

有许多循证的行为改变理论可能适用于营养咨询干预。本章节介绍了认知-行为疗法（cognitive-behavioral therapy，CTB）、客户认知和情感的自我监控、食物和饮食有关的不当行为和消极思想的识别，这些行为改变的理论可以作为认知重建的基础，并预防复发。

有效的行为改变理论是营养保健过程中指导营养评价、干预和效果评价不可缺少的环节。越来越多的证据表明，有理论基础的干预相比于那些缺乏理论依据的更有效，而且那些结合多种理论、模型和方法的干预可以带来更好的结果。这些方法对于以客户为中心的疾病预防和管理非常重要。

8.2　认知-行为疗法

认知可以定义为一个人的思想或在一个特定时刻的观念。这些思维模式可以深刻地影响人的行为、动作和感受。我们感受到的许多情绪是由认知引起的。当处理客户认知的策略被纳入行为程序时，会使用术语"认知行为疗法"（cognitive-behavior therapy，CBT）。

例如，饮食失调本质上是认知障碍（cognitive disorders）。对于神经性贪食症，认知行为疗法是治疗饮食失调的有效方法和主导依据。在患有饮食失调的成年人中，认知行为疗法被认为是有效的治疗方法。有循证基础的认知行为疗法在临床中有很好的疗效。认知行为疗法有三个基本认识：① 认知是可以后天学习的，而且影响人的行为、思想和情感；② 可以监控一个人的认知行为并且通过循证基础的干预策略改变它；③ 认知改变可以引起所期望的行为改变。认知行为疗法主要目的是让思维在无意识中产生变化，使某一行为得以相应改变并维持不变。要知道"我做不到"和"我可以试试"这两种认知-行为是不同的。

【案例分析 1】

琼斯女士说："我一直很胖。我认为我减不了肥。"

你的回答：

注意：在本章节中的每一个案例，"你的回答"表明你有一个练习认知咨询的机会。除了提建议，还可对琼斯女士的话及思想或情感进行进一步了解，或对她所说的进行一个总结性反馈。

显然"对于启动和维持某项行为改变往往需要多层次的综合干预"。有证据表明这种综合干预便于纠正饮食习惯、体重、心血管和糖尿病等的风险因素。例如，体重控制计划，可能包括评估是否愿意改变(readiness to change)、动机面谈(motivational interviewing)、刺激控制(stimulus control)、减少提示(cue reduction)、自我监控(self-monitoring)、认知重建(cognitive restructuring)、自我效能(self-efficacy)、结果评估(outcome evaluations)、现实目标设定(realistic goal setting)、体育锻炼(physical activity)、压力管理(stress management)、预防复发(relapse prevention)、接触联络(contracting)、社会支持(social support)和饮食改变(dietary change)。

至少在短期内，超重的人可以从认知行为策略中受益从而减轻体重，尤其是同时结合运动和饮食策略时。但是人的知识会引起食物选择改变的假设只是部分正确，因为其他因素也会同时影响食物选择的行为。

认知行为疗法运用干预和技术手段去修正错误、消极的想法和可能会出现问题的信念。它关注于人们想什么或者他们的错误想法，而不是他们做什么。认知行为疗法从20世纪60年代由阿朗·贝克(Aaron T. Beck)引入，用于探讨认知过程或思想和生活方式之间的联系。例如，饮食、锻炼和健康行为改变的需要。这些想法会影响一个人的感觉、情绪和行为。

要意识到不是事件本身可能影响行为，而是我们如何从精神层面看待事件。例如，经历一天工作的疲惫和烦闷后，不同的人可能会以不同的方式看待。一些人可能感觉回到家很快乐，其他人可能会想以某种食物或饮料作为回报或补偿。在一天的劳累后你在想些什么？它是如何影响你的行为选择的？随着时间的推移，这些想法变得自然而然，以至于当他们发现自己再次处于同样的情况时就会重复这些选择和想法。

与客户合作的方式是以问题为导向，帮助他们在特定情况下明确关于饮食的想法。错误的想法和对于事物不实际的认知评价可以消极地影响一个人的感情和行为。由于客户有可能把这些想法当作"真理"，咨询师需要使用认知重组工具来帮助客户识别、评估和应对饮食或健康问题带来的消极思想。

8.3　认知

认知是在意识流中发生的思想。贝克称之为"下意识的思维"，因为他们通过意识自动地运行。也有人称他们为正在进行的"内部对话"或者"自我对话"。因为我们的想法是潜意识的，而且很少被注意到，我们几乎没有意识到它们可以创造强烈的感觉。这些想法可能是积极的、消极的或者中性的，并且通常被认为是真实的。

消极的想法，例如"不值得少吃"或"我太累了不能锻炼"都是行为改变的障碍，影响人们的感觉，而且可能降低自我效能或降低人们执行特定行为能力的信念(我做不到)。这可能导致行为改变过程中的失败或复发(我要吃我想吃的东西)。拥有积极认知和坚定信念的个人，例如"减肥的努力是值得的""我能做到",往往会要求他们的应对技巧,更好地调节他们的行为。

【案例分析2】

琼斯女士:"我曾经减掉过 4.5 kg(10 磅),但是那只是个侥幸,我不可能会再做一次了。"

你的回答:

接受某种新的思想和进行某种新的行为,比如生活方式和饮食改变、做一个新的工作、经历持续紧张的情绪,人们会进行自我交谈。按照阿尔伯特·班杜拉(Albert Bandura)的说法,这种认知过程在获得和维持新行为方式中扮演主要的角色。以下为自我交谈的一个具体例子。

【示例1】

"我即将得到一个大学学历,所以我会有一个成功的职业生涯。"

"我需要明天早上早点起床,以便准时到达。"

"这是节假日,所以我要吃任何我想吃的东西。"

"我新年的决心是做更多的锻炼。"

"如果减轻体重我会更加健康,但是这很难做到。"

"我看起来很胖。"

"我讨厌做运动,因为这会让我大汗淋漓。"

"我没有决心。"

咨询服务是基于如下假设:人们情感和行为不是受事件本身影响,而是受对事件或某种情景的观念影响。观念常通过人的内在对话或者自我交谈体现,从而影响后续的感情、行为,甚至是生理反应。例如,有一个在新的饮食计划中体重减轻了 2.3 kg(5 磅)的人可能认为节食是件困难的事,以忍受剥夺和饥饿为代价是不值得的,成功减肥也并没有取得想象中那样明显的效果。因此,这个人即便成功地减轻了体重,也可能会放弃进一步的减肥计划。

【自我评估1】

以下每个认知的结果是什么?

(1)"我今天晚上不想学习。"

(2)"我现在也可以做我的作业并完成它。"

(3)"我今天没有时间锻炼。"

(4)"我感觉休息一下然后走 20 分钟很棒。"

当你发现消极和不正常的想法时,你对认知重建的理解将会提高。

8.3.1 认知扭曲

由于消极和不正常的想法抑制行为变化,有必要让个人首先意识到他们思维方式的扭曲。这些消极的想法会产生不良的感觉,导致消极的自我形象或无价值感。12个常见的认知扭曲见表8-1。

认知扭曲是随着时间推移而习得的思维陷阱。这些消极的想法造成了负面的情绪,可能导致消极的自我形象(self-image)或认为自己没有价值的感觉。另外,这些消极想法可以成为一个自我应验的预言。认知扭曲是习得的,因此可以通过练习来改变或重新习得正确的认识。由于有些人有这些扭曲的想法很多年,改变可能需要更多的努力和咨询服务。

表8-1 12个常见的认知扭曲

(1) 全或无思维:评价自我、个人经历、人和事时,倾向于用非黑即白、不好则坏的思维方式,看不到中间位置,这是完美主义的基础。例如,"我吃了这块不应该吃的馅饼。我是个失败者。"

(2) 过度引申:一个孤立的负面事件被归纳为另一个情况。例如,"我吃得太多了,我永远不会减轻体重。"

(3) 选择性关注(或精神过滤):单一的负面细节出现,导致整体被认为是负面的。例如,"如果我不能在餐厅吃任何我想吃的东西,那就不会有任何乐趣。"

(4) 低估积极信息(打折扣):例如,"我现在正在遵循着我的饮食计划,但是我明天可能无法做到。"

(5) 任意推断:假设最坏的结果。例如,"我不认为我可以坚持饮食计划"或者"如果我吃了这包饼干我会降低孤独感"。

(6) 过度夸大和过分缩小:例如,"每个人都会听说我穿帮了,我完了"或者"我今天减轻了一点点体重,但是几乎没有"。

(7) 情绪化推理:消极情绪被认为是真实的。例如,"我认为不足,一定是这样的。"

(8) 必须或应该化:试图激励自己。例如,"我应该吃水果而且不应该吃蛋糕。"

(9) 贴标签或乱贴标签:例如,"我是猪"或"我是一个失败者"。

(10) 个人化(妄自菲薄):将自己看作是消极事件的原因。例如:"这都是我的错,是因为我不够好。"

(11) 井蛙之见:只看到消极的一面。例如,"她不可能做对任何事情。"

(12) 猜心思或读心术:认为自己知道别人的想法和感觉。例如,"她对成为我的朋友没兴趣。"

8.3.2 认知重建

认知重建技术是指咨询师可以用来协助修正其思维方式、思想和态度的一系列方法。基于学习理论,认知重建涉及在学习新东西时个人受到刺激与其反应间的阻碍学习的不适应的关系。尽管自我交谈是无害的,但错误的思维方式及推论是有害的。因此,咨询师努力熟悉客户在各种情形和事件中的思想内容、感受和行为,并且帮助客户确定具体哪里有误解和扭曲,并检验修正内容的有效性和合理性。修正后的积极思想可以改变和纠正一个人的情感和行为。

【案例分析3】

"当我去餐厅吃饭的时候,如果我不吃他们提供的食物,那么我花的钱没有发挥应有的价值。"

你的回答:

8.3.3 认知行为修正阶段

认知修正一般由三个阶段组成:① 认识问题;② 分析问题;③ 做出改变。认知修正的目的是改变思考方式和内容,引起相应的行为改变并保持修正后的正确行为。

8.3.3.1 认识问题

第一步是帮助客户识别和理解问题的性质。一个基本的原则是,人们不可能改变行为,除非增强他们的意识、提高觉悟或注意到自己的思想、感觉和行为以及各种不同情况对其行为的影响。

很少有人意识到思维过程是饮食问题的一个根源,因此需要布置回家的作业让客户意识到这个问题。咨询师可以让客户一起参加调查和研究,努力去学习和理解这一问题。客户通过自我观察的书面记录来进行自我监控,可以帮助其意识到如表8-2所示的消极和自我挫败的想法或信念与饮食选择之间的关系。

表8-2 评估和改变错误认知

日常记录_____		日期:_____
错误的想法或信念	扭 曲 类 型	自我防御,应对思想
"我不应该吃那些饼干。我是一个失败者。"	全或无想法	"吃三块饼干不会使我变成一个失败者。我可以改进。"
"我吃了馅饼。我是猪。"	标签错误	"猪是动物,我是人。我不必完美。"
"我没有时间去吃正确的食物或者运动。"	预见错误(fortune-teller error)	"我和别人有同样多的时间。我可以改变合理时间的利用。"

这个日志是在咨询会议上讨论的材料来源。建议客户不要有"适应不良的(maladaptive)"和"功能不良的(dysfunctional)"想法。适应不良的想法的例子是:"聚会上的每个人都在品尝食物,我也要这么做。""只吃这一次不会有害的。"

自我监测记录在生活方式干预计划中很有用。它们可能包含错误的想法、自我批评,或它所代表的思维错误的类型,以及一种自我防卫的反应,替代了一种更客观的、应对的、自我增强的思想。其他建议的记录包括吃之前和吃之后的想法和感觉如同表8-3所示。

表8-3 想法和感觉的日常记录

日期/时间	地点	人	情形	吃之前的想法/感觉	吃的食物	吃后的想法/感觉
1月10日下午2:15	家	家人	快餐	"我很饿而且很沮丧。"	6块饼干,可乐	"我感觉更好。"

自我监控是一种学习体验。自我监控的家庭作业让个人在解决问题中扮演中心角色,又为咨询师提供了客户资料。由于消极的自我批评和自我谈话可能处于潜意识层面,自我监控可以使其达到意识层面。自我监控可以记录思想、情绪、饮食行为、体育锻炼,而且其他干预措施也可能被记录。已有证据证明了自我监督和自我管理是行之有效的。

【案例分析4】

琼斯女士说:"我丈夫就喜欢这样的我。他不抱怨我的体重。"

你的回答:

客户可能被要求:① 通过写日记来及时发现消极思想;② 认识事件、想法、感情和个人行为之间的关系;③ 测试自我思考的有效性;④ 用更实际的想法替代扭曲的想法;⑤ 识别和改变造成他/她陷入错误思维方式的潜在信念和假设。这个家庭作业对帮助客户了解和克服饮食问题,认识到缺乏应对、避免失效和复发是重要的。辅导员在下次见面时与客户回顾家庭作业记录,加强积极和应对的想法,同时帮助客户认可和重新评估负面的想法。

客户学到的内心对话或自我交谈可能是积极的、正面的、中立的或负面的。积极的认知支持行为。例如,"这些饮食的变化并不那么糟糕";消极的认知会阻碍人们改变的能力。例如"这些饮食改变看起来很难坚持"。想法可以是自我批判的,比如"我很胖"或者自我放纵,如"这是我应得的待遇"。

在饮食失调,例如神经性厌食症和神经性贪食症中,对于"增肥"食物、体重增加的恐惧、身体形态扭曲以及自我价值感较低的想法和信念,都需要识别、挑战和重构。

因为认知是学习的反应,咨询师把客户的认知视为可以修改或者改变的行为。许多人直到他们认识和改变对食物、饮食和运动的想法时,才会改变他们的饮食习惯。暴饮暴食和饮酒可以是个人应对压力、抑郁和其他情绪的一种方式。因此,正确的方法是帮助客户摆脱没有收益的、消极的想法或信念,采取更积极、更有建设性的想法或信念。

8.3.3.2 分析问题

在第二阶段,咨询师帮助客户分析和巩固自我监测记录中发现的认知问题。当客户报告消极的、负面的想法,咨询师可以进一步询问这些如何影响实际行为,以及如何修改为更积极的应对想法。

【示例2】

"当你觉得你很无聊,想要吃东西的时候,会做什么?"

"当你觉得你一整天工作太累了,没有精力去烹饪的时候,会做什么?"

"当你觉得食物没有以前好吃或者令人满意的时候,会做什么?"

请注意,咨询师不可以就此问题提供建议或解决方案,并且必须抵制这种诱惑。虽然咨询师可能会被引导给出意见,但这并没有帮助。询问客户有关他们想法的问题,促进自我发现,而不是直接提供答案,从而帮助人们学会解决自己的问题。客户需要认识到自己消极的想法会阻碍生活方式的改变,并降低动力。

客户应学着去中断下意识的消极自我对话,评价并挑战这一情况。消极的认知或思想并不是事实,但值得假设检验。可鼓励客户自我提问以下问题。

【示例3】

纠结于负面的想法有什么好处？是否还有别的方式或不同的解释来看待这种解释？

与最可能的结果相比,可能发生的最坏的事情是什么？如果发生了该如何处理？

支持或挑战这种消极思想的事实证据是什么？这是真的吗？

这对我的目标有帮助,还是有坏处？

我这样想有好处吗？如果我改变我的思维会发生什么？

关于自身防范我能说什么？

我夸大了负面的情况吗？还有另一种解释吗？

像看起来那么糟糕？什么是更现实的？

客户除了记录饮食、运动和思想外,咨询师还可以与顾客讨论过去与现在的饮食状况,以及在此期间他们产生的错误想法,如对以前尝试减肥或遵循特定饮食变化绝望的想法。

咨询师采用苏格拉底法和合作的方式,询问客户一些开放式的问题,让客户口头表达自己关于食品、饮食和饮食目标及改变的想法与感觉。他可以通过询问"你觉得……怎样?""你有什么想法……?"来确定个人要考虑改变的饮食习惯,以及改变的能力和愿望,并后续随访他们的进展。

【示例4】

"你是否愿意吃更多的水果和蔬菜而不是饼干?"

"你是否愿意减少你吃油炸食品的数量?"

"你觉得你能从明天开始改变吗?"

"重要性从1~10分升高,这件事对你有多重要?"

在团体咨询中可以讨论认知问题,诸如肥胖人士的消极的自我对话。客户需要认识到他们思想中自我挫败(self-defeating)和自我激励(self-fulfilling)的方面。

8.3.3.3　做出改变

第三阶段是发生实际改变。咨询师帮助客户减压,以产生新的、更适应的思想和行为。鼓励客户控制消极的、自我挫败的想法,用积极的自我激励作为应对策略,并提高客户自己的应对能力。我们的目标是让客户在负面想法产生时注意到并将其中止。

例如,当一个肥胖妇女饮食改变,可以告诉她自己做得多好,并坚持下去。"正面思考的力量"可以大幅度提高动力和结果。当客户学会用新的方式做出反应并采取不同的饮食,咨询师可以记录下干预的结果,并建立文档。

对于未来的期望行为,用视觉图像进行的认知预演能让人注意到重要的细节。例如,一个客户可以详述他/她在餐厅的食品订单或者是在聚会上消费的食物和饮料的数量。如果一个人考虑或想象自己克服了障碍并表现得足够好,那么实际的表现可能会更好。

一个人的动机在一定程度上受认知或思想的影响。人们相信自己能做什么或不能做什么,为自己设定目标,并制订计划去行动以获得想要的结果。用积极的态度展望未来是动力的源泉。例如,你会感觉更好,看起来更好,或者更健康,这种积极的想法可能有助于激励。

【案例分析 5】

琼斯女士:"过节时,我的朋友带了糖和点心。我和丈夫吃掉了。我们不能浪费食物。"

你的回答:

8.4　自我效能

效能预期是个体对自己实施某行为的能力的主观判断。自我效能(self-efficacy,SE)是指人们对自己实现健康行为或饮食改变能力的信心。它会对一个人能付出多少努力,达到什么样的水平,以及是否保持健康的行为变化产生影响。例如,一个男性客户可能会或可能不会相信,他可以不断地减少饮食中钠的摄入量,以达到降低血压的结果。

如果你有选择的余地,你会选择你认为自己不可能成功的任务,还是会选择一项你有信心成功的任务?自我效能可以决定一个人是否会尝试一项任务,以及这个人能持续多久。增强一个人自我效能的方法包括为他设定合理目标,享受完成后的奖励,保持自我监督的记录,并进一步巩固。一个人的自我效能的增加可能会提高他的动力。自我效能是社会认知理论(social cognitive theory)的一个核心概念,它能预测和促进生活方式的改变。

自我效能是一种特定情况下对一个人完成特定行为或任务能力的判断。这种判断是一些看法,而不一定是一个人的真正能力,但这些看法影响着人们是否愿意改变,是否调动了毅力和动力去取得成功,是否有能力从挫折中恢复,以及是否能够保持已修正的健康行为。

例如,一个减肥的人或糖尿病患者,在家里吃饭时,可能会有很强的自我效能,但在餐馆吃饭时自我效能比较弱,这样就会影响到动力和表现。有很多事人们不去追求,是因为他们认为自己能力不够,或者对自己的能力心存疑虑。

意志力与行为的改变有什么关系吗?阿尔伯特·班杜拉不认为通过意志力可以完成某些健康行为。他认识到学习和行为的改变不仅受到第 7 章中所讨论的外部暗示和奖励的影响,而且受到人们对应对能力的要求的影响。

在班杜拉看来,成功的治疗方法在于提高个人的技能和对从事或实践特定行为能力的信心。这使得人们可以在自己的行为、动机和环境中进行更大的自我约束。参与在线营养和体育锻炼干预的人发现,成功取决于用户对行为变化的发展、个人目标设定的程度、跟踪和接受针对目标行为的积极反馈。

【自我评估 2】

重要性从 1～5 分升高,评价你做下列事情的自信程度(自我效能)。

(1) 每周锻炼三次。

(2) 一个 45 分钟的演讲。

(3) 做健康的食物选择。

> （4）滑雪下坡。
>
> （5）控制你的体重。
>
> （6）举办一个 20 人的晚宴。
>
> *高或低评级对您的活动选择有什么影响？*

班杜拉区分了效能期望和结果的期望。结果期望是个体对自己某种行为可能导致什么样结果的推测。例如，减少饮食中的钠的行为将导致血压降低和健康的结果。

自我效能和结果是有区别的。人们可能会相信某些行为会产生相应结果，但他们可能会严重怀疑他们是否能够进行必要的改变，并克服障碍以达到某种结果。这些想法和评价会影响后续的行为修正，比如吃少一点，或者自暴自弃而暴饮暴食。

8.4.1　效能预期决定人们行为和活动的选择

效能预期是人们决定活动的主要因素。参与行为改变的客户，比如关于饮食或锻炼，必须决定是否尝试不同的食物选择，持续多长时间，做出多少努力，面对困难是否坚持。班杜拉认为，这些决定在一定程度上取决于人们对自我效能的判断。人们倾向于回避那些他们认为超过自己能力的情况，并且他们愿意接受认为自己有能力执行的活动。自我效能预期越高，掌控力就越强，就越能坚持不懈，即便是在存在障碍的情况下。当困难出现时，那些自我效能较低的人便会减少努力，或者完全放弃。

自我效能提高与健康的非肥胖成人进行自我监测的体力活动有关。在针对癌症幸存者的一项干预研究发现，提高自我效能会改善营养相关行为和体力活动。

一个人的自我效能通常能很好地预测出这个人在特定任务上的表现。自我效能影响人们是否考虑改变一个健康习惯，是否能调动积极性和毅力去取得成功，是否能够从挫折中恢复过来，以及是否能够维持所做的改变。有证据表明，自我效能与营养和健康行为之间存在密切联系，而自我效能是行为改变的有力预测因素。

此外，个人目标也能提高行为表现。对个体行为的自我评估可以提高完成一项任务的动力，比如已经减轻体重 1 kg 与减肥的最终目标相比。一个拥有很高自我效能的人会在实现小目标的过程中加倍努力并坚持，这将导致更好的行为表现。对于客户来说，咨询师需要将任务分解成在个人能力范围内的容易掌握的步骤，同时也需要一定程度的努力。在其他章节中讨论的行为精简（behavioral contracting）和自我监控对此也有帮助。

8.4.2　效能预期的维度

咨询师需要评估客户对改变饮食和锻炼行为能力的想法和信心。可以考察思维的不同维度，比如任务的难度等级，成功完成任务的自我效能强度，以及其他情况。当任务有不同程度的难度时，效能预期可能会阻碍某些人完成简单的任务，而某些人可能喜欢挑战更困难的任务。自我信念脆弱的人很容易被不确定的未来际遇吓倒，反之那些有强烈的期望的人即使在困难中也会坚持不懈。

8.4.3　自我效能评估

建议采用两步法测量自我效能。第一步,给客户难度不同的一组任务,询问其可以达到哪种饮食目标或行为变化。最好从简单的任务开始,以保证成功,这样可增加自我效能;然后,客户可以慢慢解决更困难的任务。第二步,对于每个指定行为改变,要求客户评价他们成功的信心,制作一个5分制的评分表,其中5分是非常有信心,而1分是自信心缺乏。如果不自信,应该找到一个不同的任务或目标。自我评价是相当准确的,因为人们会在自己的能力范围内成功地执行任务,会避免执行超出其能力范围的任务。

应在饮食行为改变过程中定期评估效能期望和表现,因为感知到的效能越强,人们越有可能坚持。在第5章讨论的"经济变革理论模型"或"变革阶段"中,自我效能分数通常被发现在后期的变化阶段会增加,并在执行和维持阶段,自我效能成绩维持在较高水平。在预设和沉思阶段,人们对变革的能力缺乏信心,自我效能成绩就低。

8.4.4　效能信息来源

在安排饮食和运动干预措施时,要考虑四个主要的效能的信息来源。自我效能的信念主要来源于以下四个方面:① 实际表现;② 观察他人表现获得的经验(即模仿);③ 口头劝说(persuasion);④ 生理和情绪状态。上述四个方面均可用于饮食和运动干预。

8.4.4.1　实际表现

增加自我效能的最有影响力和最有效的方法是实际的绩效。咨询师需要将行为改变分成许多小而容易管理的措施,让客户选择首先尝试的措施,并确保客户有成功的信心。设定个人目标和自我激励可能有助于提高绩效和提高自我效能。自我效能和动机的提高来自成功执行行为并实现子目标。例如,今天达到饮食改变的子目标是当下的承诺,而不是未来不再吃甜食的目标。

尤其是在健康行为改变的早期,个人的成功会提高期望值,而失败则会降低期望值。通过毅力克服障碍的重复,成功强化了自我效能感。人们也完善了应付技巧。成功带来成功,失败招致失败。

8.4.4.2　模仿

效能的第二个信息来源是模仿或观察学习。班杜拉认为,人们通过观察别人的行为来学习。客户可以通过观察某个榜样的示范行为来学习如何操控局面。例如,从餐厅菜单中订购健康食品或者说"不,谢谢"来拒绝甜品。在看到其他人的行为时自身会产生期望,如果另一个人可以做到,"那么我也可以这样做"。

为了加强模仿行为,榜样应该是与自己相似或拥有自己所渴望的某种能力。这样应该可以成功地完成模仿行为。在团体咨询会上,应该避免负面作用。当然,更强的效能预期是由个人成就而不是仅仅观察他人而产生的。

8.4.4.3　口头劝说

咨询师在尝试改变客户行为时广泛使用第三种方式,即口头劝说,但这是最无效的方法之一。尤其是当个人没有遵循饮食变化时,告诉他们做什么以及他们有能力做到这一点,并告知他们好处，其实这没有什么帮助。咨询师的鼓励或其他人的支持可能因其信誉、可靠性等因素而有很大差异。咨询师说："我知道你可以做到这一点"是无效的，客户也许会无动于衷。

8.4.4.4　生理和情绪状态

最后，人们会根据生理和情绪状态对自己的能力进行判断。个体在应对其生活习惯的改变时可能会出现焦虑、压力、饥饿、疲劳和紧张。例如，减肥后再次体重增加的人可能会降低自尊（self-esteem）和自我效能。那些容易焦虑的人不是为手边的任务焦虑，而是被无法胜任的感觉占据头脑。做一些减轻压力的活动以及对自己身体信号的正确解读会减少这种不良情绪。

总之，有效的干预计划应该提高自我效能，并增加效果的价值。个人掌握饮食改变或达成目标是最有吸引力的。小小的"胜利"为更多的变化建立信心。先前客户中好的榜样可以来讲解他们是如何克服困难的。应该对焦虑、饥饿和压力进行解释，以确保个人不会误读身体信号并放弃努力。

8.4.5　效能信息的认知评估

成功提高了自我效能，其提高的程度部分取决于所花费的努力。与辛苦努力获得成功相比，轻而易举获得成功更能增加自我效能。与不停遭遇挫折和复发相比，不断获得进步更能增加自我效能。自我效能高的人为自己设定了更高的目标，并更坚定地承诺达成目标，将失败归因于缺乏努力，这样可能会进一步增加努力而坚持到实现目标为止。

如果人们不完全确信他们的自我效能，一旦没有快速获得预定成果他们就会放弃刚刚习得的技能。自我效能低的人可能将其归因于能力低下。即使实际绩效成就超过了以往的水平，他们也可能将自己的成就归功于能力以外的其他因素。

因此，在日常生活中，人们接触、探索和尝试处理在自己的能力范围内的健康问题，避免他们认为超出自身能力的问题。人们权衡各种渠道的信息来决定他们的行为，他们努力付出多少，就会在困难面前坚持多久。效能预期被认为是通过提高努力的强度和持久度来影响一个人的行为表现水平。

8.5　预防复发

我吃了所有的东西！

艾伦·马拉特（Alan Marlatt）等人开发了一种原本用于成瘾行为的复发模型。复发可以被定义为一个复杂的、多种决定因素的过程，可以被视为个体对一系列过失的反应、对食物和健康选择失控，并回归到先前存在的饮食行为问题。涉及体重和行为改变的肥胖干预的复发率很高，咨询的主要目标是提供防止完全复发的技能。预防复发包括行为和认知两部分内容。

行为可能被看作是可以分析和修改的过度学习习惯。例如，患有神经性厌食症、贪食症和肥胖症的个体的饮食行为可被视为对其不良习惯的不良适应的应对机制。这些行为通常伴随某种即时的满足感。例如,愉悦感或减轻焦虑、紧张、无聊或孤独。当进食发生在紧张或不愉快的情况之前或之中时,它代表了适应不良的应对机制。

8.5.1　复发模型

复发模型(model of relapse)是基于以下假设:复发事件之前存在高风险情况。个体控制一直持续到遇到高风险的情况或者遇到难以应对的挑战。当面对一些情况时,人们会倾向于用熟悉和舒适的习惯来应对不良的反应,例如过度饮食适用于食物的马拉特复发模型(见图8-1)。

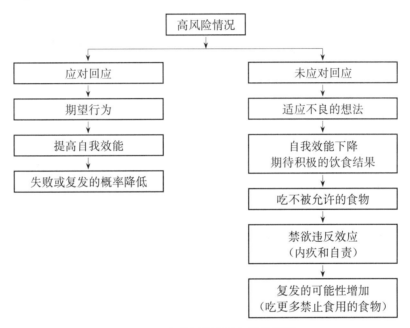

图8-1　复发过程的认知行为模型

注:引自 Marlatt GA, Gordon JR. Relapse prevention[M]. New York: Guilford Press, 2005.

8.5.2　高风险情况

抵制诱惑是进行饮食和其他健康行为改变的客户所面临的挑战。大多数人改变生活方式会经历一时的挫折。如果他们不知道如何应付和克服,可能会放弃一切努力,回到以前。

RP基于一组认知和行为策略,用于协助正在改变行为的人。自我管理计划旨在帮助个体识别、预测和应对欲望和挫折,从而保持对改变习惯目标的坚持。

失效与复发之间存在区别。如餐厅的一次暴饮暴食事件,是一个轻微的错误,或者说是一个回到以前的饮食行为的例子。失效不应该被视为一种个人失败从而导致内疚感,而应该从中吸取教训和积累经验,学会在未来碰到类似的情况时正确处理。

咨询的目标是与客户一起制定与复发相关的高风险情况。对于限制饮食的人来说,常见的诱惑是痛苦情绪、负面情绪、心情、感觉、渴望、社会情境和负面的生理状态。这些包括客户接触人、事、环境、思想及其他与饮食相关的一切,影响强度不等。

在行为改变失效之前或失效时的负面情绪和感觉,如抑郁、焦虑、压力、沮丧、愤怒、无聊、孤独和剥夺感都与复发有关。当独自一人时,不受控制的饮食是一种常见的反应。情绪反应会增加复发的机会。负面认知、自我挫败感和低自我效能感评级是值得关注的,因为它们预示着复发。有积极的认知和自我效能高的个体能发挥其应对技能,更好地调整自己的行为。班杜拉不认为合适行为(如选择适当的食物和避免不良因素)是通过意志力来实现的。即使人们知道自己应该做什么,人们的表现也不尽如人意,思想和认知可能调节着知和行两者的关系。

积极的情绪状态(人们希望增加愉悦感或庆祝活动)也会是一个问题。一项关于节食者的研究发现,一个人独处时发生的负面情绪状态和社交聚会等其他人的积极情绪,都是难以处理的高风险情况,管理这些情况应纳入营养咨询范围。

除个体因素外,情境或环境因素也起着重要作用。家庭、朋友或自助团体的支持更容易成功,而人际冲突(例如,与家人、朋友或雇主的关系中的分歧或麻烦)可能是复发的信号。

环境中进食暗示可能包括节假日、餐馆吃饭和社交聚餐,在这种情况下过食是被普遍接受的。例如,在妇女营养干预研究(WINS)中,高风险情况包括假期、餐厅用餐、特殊场合和情绪暗示。如果有人诱惑或哄骗(吃饭,只有一次不会伤害你),而当一个人看到别人吃食物而自己并没有吃时,会产生社会压力(其他人都在吃饭,我为什么不吃呢?)。

最后,负面生理因素可能引起复发。对食物的冲动和渴望、饥饿感、疲劳或沮丧,可能会增加复发的机会。关于高风险情况的例子见表8-4。

表8-4 高风险情况的例子

生理感觉饥饿、疲劳、有食欲、紧张、压力
参加社会事务、派对、在餐厅吃饭、假期
自我效能低或动力不足
消极的自我交谈
缺乏家人、朋友或同事的社会支持
人际冲突
积极的情绪状态(即追求乐趣和庆祝活动)
消极的情绪状态(即抑郁、焦虑、沮丧、愤怒、无聊、孤独、被剥夺感、不安、悲伤或担忧)

【自我评估3】

使用表8-4中的高风险情况的例子,确定哪些是你自己进食的高风险情况。

8.5.3　识别和评估高风险情况

评估高风险情况可以分为两个阶段的过程。第一阶段:试图找出可能会导致客户失败或复发的具体情况。自我监测进食记录,以及提高个人对食物选择的意识有助于确定这些情况。自我监控本身就是一种干预,可能会减少一些不良进食行为。

进食可能是一种下意识反应,直到有意识注意到这个情况。自我效能评级时可以给客户描述各种高风险情况,并要求他们回答应对这些情况的困难程度。自我效能评级最低则风险最高。咨询师可以要求客户用 5 分法判断,5 分是最困难的。客户描述过去复发可以给咨询师提供信息。应对成功的人可能采用避开风险事件或采用认知策略。例如,考虑达成目标的积极意义或失败的不利后果。

8.5.4 高风险应对成功与失败

当一个人处于高风险状态时,有两种可能性——应对或者缺乏应对。如果个体应对,则自我效能提高,并且失败或复发的可能性较小。例如,客户想到应对想法:"我不饿,所以我不会吃饭""我会散步而不是吃饭"或者"我会打电话给我的朋友而不是吃饭"。

在确定高风险情况后,第二阶段是对客户的应对技巧或反应能力进行评估,包括思考和行动。人们可以通过角色扮演或书面形式通过模拟情境进行评估。个人可以与咨询师或小组成员在高风险情况下进行角色扮演。

人们常用全或无的观点看待不健康食物的节制。马拉特假定一个认知和情感"禁欲违反效应(abstinence violation effect,AVE)":一个人违反了承诺,吃了他/她不该吃的食物。认知部分检查考虑失败是内部的、不可控的,还是外部的、可控的。该情感成分与内疚、羞耻和绝望感有关。屈服于诱惑后的可能反应如下。

● 个体感到内疚,自尊心下降,并指责失去控制或放纵食物("我不应该吃掉它,但我没有做到,我有罪")。
● 一个肥胖的人可能会继续吃东西,以缓解内疚("我吃了一块饼干,我搞砸了,我不如把整包饼干都吃掉")。
● 一个人可能会将他/她的认知从一个节制者改变为一个放纵者("我缺乏意志力,永远也不能照着我的节食计划实施")。
● 该人可能将其行为合理化("今天我应该休息一下,我欠我自己这个食物")。
● 该人可能改变他/她的承诺以保全面子("我改变了改变这种饮食习惯的主意,并决定吃任何我想要的东西")。

失败影响了人们的想法和感受。如果没有应对措施而觉得无法控制,他/她会降低自我效能,无助的感觉随之而至,最后屈服("这是没有用的,我无法阻止自己")。用这种要么全有要么全无的观点看问题,一个失败会导致全盘放弃。如果个人追求食物的短暂满足感("味道好吃,如果我吃了它,我会觉得更棒")而忽略不良的健康后果,失败或复发的概率就增加。个人在继续保持的愿望和放弃改变的诱惑之间徘徊。

告知客户复发过程是非常重要的,因为人们不太可能认识到哪些情况可能触发其进食。当认识到个人独有的高风险情况(思想、感觉、人物和情境)时,咨询师可以教客户寻找。例如,即将到来的聚会、休假、假期或工作压力,客户可以采取预防措施,并预先决定如何应对。

治疗的目的是帮助客户学习预防失败发生和复发,或帮助患者逐渐恢复正常。

失败是不可避免的。咨询师需要建议客户知晓这一点,并让他们做好准备如何处理。如果不这样做的话,就剥夺了客户掌握应付失败或复发技能的机会。每个人都会有吃过饱或吃诱人食物的时候。每个错误被视为学习机会,而不是个人失败。

最危险的时刻是失败的后续,此时,短期满足感的重要性远远超过了未来健康的负面影响。因此,单次失败或一系列失败,可能像滚雪球一样发展为复发,而这更难恢复。图 8-2 是在杂货店和家里未能应对薯片这一外部刺激的实例,失去控制和垮掉的自我交谈导致暴饮暴食的复发。

在商店里看到薯片 ⇨ 想 "我会买给孩子们。" ⇨ 抵达家中,想到 "我只吃三片薯片" ⇨ 吃完后感觉更棒了 ⇨ 想想"味道好极了,再多吃一点没什么问题。" ⇨ 吃了半包薯片 ⇨ 感到内疚并且失去控制 ⇨ 想想 "那又怎样,我可以吃任何我想要吃的东西,我还不如吃全饱。" ⇨ 感觉更棒 ⇨ 认为 "这种饮食是不可能的。"

图 8-2 当无法应付时,一个人的想法会影响进食

8.5.5 其他治疗策略

应对技能包括:① 认知反应,例如积极的自我谈话("我可以做到");② 行为反应,如打电话给朋友而不是吃饭;③ 自我效能的信念即个体对其能否有效应对的判断。应对技能培训指通过基本练习和演练,真正获取新的行为。俗话说"实践铸就完美"。

认知重建也可以用来对抗禁欲违规效应的认知和情感成分。不能将第一次失效视为失败标志,可以指导客户将其视为单一事件或小错误而不是一场灾难,立即重启改变生活方式的承诺,从错误的环境和心理因素中吸取教训。

客户进行饮食行为改变的动机和决心不同。另外,有些初期看起来积极性很高的人,可能会发现长期的变化比最初想象的要困难得多。

饮食习惯或饮食行为是受先前的经验影响而形成的。改变这些习惯或行为需要客户的积极参与,客户是行为改变的主角。在自我管理项目中,个人获得新的技能和认知策略,有更良好的心理过程和更负责任的决策来调控其行为。

无论是实际还是假设的高风险情况下的行为排练,来自咨询师的辅导和反馈都是有用的。通过想象中的场景进行心理演练,当诱惑存在或感觉很好,客户会参与应对反应,并且可以用来应付对失败的反应。客户与咨询师的角色互换,客户需要教导咨询师如何应对高风险情况和如何应对失败,这比由咨询师提供解决办法更有效。建议通过成功的事例及经

验分享来增加自我效能,例如"我可以处理这种情况"。

训练正念冥想和引领正念练习可以增强有意识的食物选择。如果有暴饮暴食的冲动,客户被教导要想象他们的冲动,是一股正在成长的海浪并逐渐消退。不采取暴饮暴食的行动可以提高自我效能。Wansick 认为,无意识饮食的解决方法不是时时注意进食,而是要通过改变环境来控制外部暗示,以便我们在无意中减少进食。

压力的应对方法有:放松训练,积极的自我谈话,冥想,锻炼而不是进食,用放松、愉快的可视化场景或诱导完成应对行为。在可视化中,客户被要求闭上眼睛,想象有压力或诱人的情况。咨询师可以通过提问创造一个场景和伴随的情绪。例如,如果想象一个聚会,咨询师可能会问:"周围环境是什么样的?""你在做什么?""其他人在做什么?""食物和饮料在哪里?""你会怎么选择?""你可以找谁帮忙?""你会说什么?""你感觉怎么样?"

肥胖患者的复发率很高。患者可以制定失败和复发的书面计划,确定行为改变失败的早期预警信号,以及保持正确行为的策略。对减肥过程中的种种压力召开一个情况介绍会议,举例介绍如何应对,这些都是有帮助的。咨询师和客户可以回顾过去失败和复发的事件和情绪,因为这些都可能会重复。讨论失败的事例时,最好讨论个人如何成功地从失败中吸取教训。

8.6　行为改变的模型和理论

在第 5 章中,普罗查斯卡(Procheska)指出,人们会重复行为改变的各阶段,因为第一次没有获得收益。他将理论模型从线性模式转变为螺旋模式。在模型中,人们经过预设、沉思、准备、行动、维护和终止的六个阶段后,预计将回到前一阶段。RP 战略很重要,特别是在行动和维持阶段。有饮食问题的患者预计会经历各个阶段的频繁倒退。

行动阶段的人们将遇到高风险的情况、压力和诱惑,这些都会需要耗费精力处理。他们可能可以应对其中的一种情况而被另一种情况打败。大多数人在第一次行为改变的尝试中并不成功。复发开始于循环的早期阶段,可以被看作是一个学习机会。正如罗马不是一天建成的,饮食的改变也不是在短时间内就可以实现的。

人们需要学习自我监控和自我管理技能,以免放弃新习惯回到老习惯。与咨询师保持联系(至少通过打电话)一年以上时,他们因此会更成功。有部分团体会采用终身治疗的模式,如匿名酗酒者(alcoholic anonymous)、匿名饮食者(overeaters anonymous),以及终身会员资格的体重监护者(the lifetime membership offered in weight watchers)。

人们希望健康行为改变模式和理论能够解释和预测变化。社会认知理论、健康行为模型、理论模型和其他理论在解释饮食变化方面取得的成果有限。饮食行为受许多相互作用的变量影响。

干预措施不直接改变行为,而是可以设计改变中间变量。强相关的中介变量(心理社会、行为、环境和生物学)的变化可能导致行为变化。例如,家庭饮食实践的变化可能导致个体饮食行为变化,前者是一个强相关的中介变量。

8.7 总结

虽然所有理论和模型都是有价值的,但仍需要更多的科学研究作为基础,来制定更加有效和以证据为基础的适合个体的干预。营养专业人员可以结合多种方法为客户提供咨询服务。本章介绍负面和不正确思想的认知重建,并概述了提高客户自我效能或自信地改变行为的方法,包括应对技巧和预防失败和复发的问题。

咨询师应告诉客户复发的过程。随着高风险情况下认识水平的提高,客户可以更好地利用自己的应对技巧,采取补救措施,避免出现差错或复发。客户需要把自己视为有控制能力的主体,而不是无法控制情况的无助受害者。

8.7.1 回顾和讨论问题

(1) 什么是认知疗法?

(2) 负面认知对行为变化有什么影响?

(3) 人们有什么类型的认知扭曲?

(4) 解释认知重建的三个阶段。

(5) 结果预期和效能预期间有什么联系?

(6) 自我效能如何影响一个人的活动选择?

(7) 解释个体的四个效能信息来源。每个来源如何影响行为?

(8) 解释复发模型。

(9) 高风险情况的举例。

(10) 什么策略可以预防复发?

8.7.2 建议项目

(1) 记录你在一天内吃了什么,注意你在吃饭之前、吃饭期间和吃饭后有关食物的想法。积极和消极的想法各占多少比例? 如何提高你对食物的意识?

(2) 确定你自己的高风险饮食情况以及你的反应。你能不能应对这些情况,分别会出现哪些情况? 你感觉怎么样?

(3) 对于以下每个客户的认知,预测客户将会如何行动,然后拟一个更积极的应对方法。

A. "我从来没有能够坚持超过1周的低热量饮食。"

B. "没有盐的食物味道会很差。"

C. "柜子里有巧克力饼干,我确定过一段时间后我可以吃一盒的,这是我应得的享受。"

D. "现在是电视节目的广告时间。我想我可以打开冰箱看看有什么好吃的。"

E. "那个剩下的馅饼看起来不错,但我不需要它。"

F. "我已经用冰激凌和苹果派毁了我的节食计划,节食还有什么用?"

G."我今天没有时间特别准备所有的食物(指低热能的健康食物)。"

(4)统计两天内人们讲述他们自己时使用"应该""不应该""必须""不得不"或"理应"一词的次数,或者统计你使用这些术语的次数。

(5)改良饮食(低脂肪、低热量、低钠、高纤维等)两天以上,记下你的想法。分析哪些是高风险的情况。

(6)连续两天的晚上,在纸上列出你所有的成功之处或你所完成的事情,用积极的认知给自己一个口头表扬。

参考文献

1. Beck JS. Cognitive Therapy: Basics and Beyond[M]. 2nd ed. New York: Guilford Press,2011.

2. Writing Group of the Nutrition Care Process/Standardized Language Committee. Nutrition care process and model part 1: the 2008 update[J]. J Am Diet Assoc, 2008, 108: 1113 - 1117.

3. Burke LE, Froehlich RA, Zhena Y, et al. Current theoretical bases for nutrition intervention and their uses//Coulston AM, Boushey CJ, Ferrazzi M. Nutrition in the prevention and treatment of disease [M]. 3rd ed. Boston, MA: Elsevier, 2013: 141 - 155.

4. McKay M, Davis M, Fanning P. Thoughts & feelings: taking control of your moods & your life [M]. 4th ed. Oakland, CA: New Harbinger Pub, 2011.

5. Fairburn CG, Bailey-Straebler S, Basden S, et al. A transdiagnostic comparison of enhanced cognitive behavior therapy and interpersonal psychotherapy in the treatment of eating disorders[J]. Behav Res Ther, 2015, 70: 64 - 71.

6. Position of the American Dietetic Association. Nutrition intervention in the treatment of eating disorders [J]. J Am Diet Assoc, 2011, 111: 1236 - 1241.

7. Turner H, Marshall E, Stopa L, et al. Cognitive-behavioural therapy for outpatients with eating disorders: effectiveness for a transdiagnostic group in a routine clinical setting [J]. Behav Res Ther, 2015, 68: 70 - 75.

8. Dobson KS, Dozois DJA. Historical and philosophical basis of the cognitive-behavioral therapies// Dobson KS. Handbook of Cognitive Behavioral Therapies[M]. 3rd ed. New York, NY: Guilford Press, 2010: 3 - 38.

9. The Editors. The scope of health behavior//Glanz K, Rimer BK, Viswanath K. Health behavior: theory, research, and practice[M]. 5th ed. San Francisco, CA: Jossey-Bass, 2015: 3 - 22.

10. Adult weight management: executive summary of recommendations [EB/OL]. www. andeal. org/ topic.cfm? menu=52760. [2015 - 12 - 01].

11. Bandura A. Exercise of personal and collective efficacy in changing societies//Bandura A. Self-efficacy in changing societies[M]. New York, NY: Cambridge University Press, 1995: 1 - 45.

12. Yu Z, Sealey-Potts C, Rodriguez J. Dietary self-monitoring in weight management: current evidence on efficacy and adherence[J]. J Acad Nutr Diet, 2015, 115: 1931 - 1938.

13. Burke LE, Wang J, Sevick MA. Self-monitoring in weight loss: a systematic review of the literature[J].

J Am Diet Assoc, 2011, 111: 92 - 102.

14. Hoy MK, Winters BL, Chlebowski RT, et al. Implementing a low-fat eating plan in the Women's Intervention Nutrition Study[J]. J Am Diet Assoc, 2009, 109: 688 - 696.

15. Prochaska JO, Redding CA, Evers KE. The transtheoretical model and stages of change//Glanz K, Rimer BK, Viswanath K. Health behavior: theory, research, and practice[M]. 5th ed. San Francisco, CA: Jossey-Bass, 2015: 125 - 148.

16. Bandura A. Health promotion by social cognitive means[J]. Health Educ Behav, 2004, 31: 143 - 164.

17. Anderson-ES, Winett RA, Wojcik JR. Social cognitive determinants of nutrition and physical activity among web-health users enrolling in an online intervention: the influence of social support, self-efficacy, outcome expectations, and self regulation[J]. J Med Internet Res, 2011, 17: 13.

18. Clark NM, Janevic MR. Individual theories//Riekert KA, Ockene JK, Pbert L. The handbook of health behavior change[M]. 4th ed. New York, NY: Springer Pub, 2014: 3 - 26.

19. Bandura A. Social foundations of thought and action: a social cognitive theory[M]. Englewood Cliffs, NJ: Prentice-Hall, 1986.

20. Bandura A. Self-efficacy: the exercise of control[M]. New York, NY: WH Freeman, 1997.

21. Kelder SH, Hoetscher D, Perry CL, et al. How individuals, environments, and health behaviors interact//Glanz K, Rimer BK, Viswanath K. Health behavior: theory, research, and practice[M]. 5th ed. San Francisco, CA: Jossey-Bass, 2015: 159 - 181.

22. Heiss VJ, Petosa FL. Social cognitive theory correlates of moderateintensity exercise among adults with type 2 diabetes[J]. Psychol Health Med, 2015, 10: 1 - 10.

23. Olander EK, Fletcher H, Williams S, et al. What are the most effective techniques in changing obese individuals' physical activity self-efficacy and behavior: a systematic review and meta-analysis[J]. Int J Behav Nutr Phys Act, 2013, 10: 29.

24. Stacey FG, James EL, Chapman K, et al. A systematic review and metaanalysis of social cognitive theory-based physical activity and/or nutrition behavior change interventions for cancer survivors[J]. J Cancer Surviv, 2015, 9: 305 - 338.

25. Marlatt GA, Witkiewitz K. Relapse prevention for alcohol and drug problems[M]. 2nd ed//Marlatt GA, Donovan DM, eds. Relapse prevention: maintenance strategies in the treatment of addictive behaviors. New York, NY: Guilford Press, 2005: 1 - 44.

26. Donovan DM. Assessment of addictive behaviors for relapse prevention//Donovan DM, Marlatt GA. Assessment of addictive behaviors[M]. 2nd ed. New York, NY: Guilford Press, 2005: 1 - 48.

27. Teixeira PJ, Carraca EV, Marques MM, et al. Successful behavior change in obesity interventions in adults: a systematic review of self-regulation mediators[J]. BMC Med, 2015, 13: 84.

28. Hendershot CS, Witkiewitz K, George WH, et al. Relapse prevention for addictive behaviors[J]. Sust Abuse Treat Prev Policy, 2011, 6: 17.

29. Collins RL. Relapse prevention for eating disorders and obesity//Marlatt GA, Donovan DM. Relapse prevention: maintenance strategies in the treatment of addictive behaviors[M]. 2nd ed. New York: Guilford Press, 2005: 249 - 269.

30. Prochaska JO, Norcross JC. Systems of Psychotherapy: A Transtheoretical Analysis[M]. 8th ed. Stamford, CT: Cengage Learning, 2014.

31. Witkiewitz K，Marlatt GA. Overview of relapse prevention//Witkiewitz K，Marlatt GA. Therapist's Guide to Evidence-Based Relapse Prevention[M]. Boston，MA：Elsevier，2007：3－18.

32. Witkiewitz K，Marlatt GA. High-risk situations：relapse as a dynamic process//Witkiewitz K，Marlatt GA. Therapist's guide to evidence-based relapse prevention[M]. Boston，MA：Elsevier，2007：19－35.

33. Kristeller JL，Wolever RQ. Mindfulness-based eating awareness training for binge eating disorder：the conceptual foundation[J]. Eat Disord. 2011，19：49－61.

34. Wansink B. Under the influence：how external cues make us overeat[J]. Nutrition Action Health Letter，2011，38：3－7.

35. Burke LE，Turk MW. Obesity//Richert KA，Ockene JK，Pbest L. The handbook of health behavior change[M]. New York，NY：Springer Publishing，2014：363－378.

9 不同生理人群的营养咨询

- 了解各生理人群的年龄分组
- 熟悉各生理年龄阶段营养咨询的有效策略和方法
- 评估各生理年龄阶段预防保健的营养重点
- 了解饮食相关慢性疾病中自我管理的概念

案例

史密斯夫人 76 岁,丧偶,身高 161.5 cm,体重 68 kg。她的双膝和双手均患关节炎,活动受限。她不会开车,其住所的步行范围内没有百货商店。她依靠少量的退休金和社保生活,平时服用阿司匹林或非处方抗炎药物。上个月,她的孙女莎拉(35 岁,怀孕 12周)因丈夫在海外服兵役,和她的孩子查尔斯(15 岁)和切尔西(4 岁)搬来与她同住。这家人来你的办公室进行营养咨询。

生命的旅程是一个成长和变化的过程。　　　　　　　　　　　——匿名

The journey through life is a process of growth and change. —Anonymous

9.1　前言

"健康人民 2020"和"选择我的餐盘"等国家营养项目的目标人群,均包括从出生到死亡的所有年龄组。据报道,成年人每天要做出 225 个与饮食相关的决定。由于医学研究和科技使人更长寿,人们开始更加重视生命的质量。大众意识中,营养在预防保健中的地位在增强。营养师有各种各样的机会传播精准的信息、传递创新性教育策略来实现关键目标,比如终身维持健康体重。本章将以慢性疾病预防为背景,介绍针对不同年龄段个体和家庭成员的有效咨询策略。

9.2 计划怀孕和怀孕女性

对于妊娠有风险的女性,营养教育应开始于怀孕早期或者计划怀孕之前。这是一个评估并指导她饮食习惯使之与健康饮食摄入目标相匹配的极好机会,它也可以给尚未确认怀孕的女性提供良好的营养。此时,孕妇或准孕妇通常尚未开始接触营养师。营养师通过与妇产科医生、初级保健护理人员、医师助理或者专科护理师合作,给这些人群提供预防保健的专业营养咨询。社区将这种营养教育扩展到已为人母的女性(在她们再次怀孕之前),也是另一种潜在地接触这些人群的方法。

营养咨询贯穿妊娠全程。妊娠女性饮食的质量与母亲和胎儿后续更好的发展有明显联系。众所周知,妊娠期营养素缺乏会造成长期影响。营养教育应聚焦于体重增长模式和适应胎儿生长目标的食物选择上。针对这些问题进行的营养指导也可以降低妊娠期过度肥胖的发生率,妊娠期过度肥胖可发展为妊娠期糖尿病。

给准妈妈们集体上课是很常见的营养指导方法,但是通常仅仅应用于怀孕的最后三个月。让丈夫和同伴一起参加个体和群体咨询活动,有助于建立一个可以维持到宝宝出生后的健康环境。为了恢复到怀孕前体重而进行的产后活动是一项降低肥胖风险的重要策略。

【案例分析 1】

莎拉来到你的办公室进行营养咨询,她承认在前几次妊娠过程中她不是很注意饮食问题,她想在这次怀孕期间详细了解有关饮食方面的问题。在第一次会谈中你想给她介绍哪些关键的营养教育和咨询策略呢?

9.3 从婴儿期到 2 岁

婴儿出生后第一年的喂养主要取决于父母和看护者。足月儿可能只需要对食物进行细微调节就能达到营养目标。早产儿可能需要逐步进行全面的介入来解决生长和食物耐受问题。例如,当摄入量变化时,喂养可能需要根据营养素的浓度进行调整。在出生后的 4~6 个月内,推荐母乳喂养或者早产儿配方奶粉作为营养的唯一来源。母乳喂养被证实对母婴均有积极的营养效果,尤其是在出生后的前 3 个月。出生后第一年持续母乳喂养也可能降低幼儿肥胖的发生率。即使回归工作岗位,母亲仍可以持续哺乳,但应接受关于母乳收集过程和安全储存的指导。大部分母亲,尤其是第一次当母亲的女性需要很多帮助才能成功完成母乳喂养。国际母乳协会相关的专业机构与母亲们之间的交流网络可以为她们提供哺乳期的各种支援。

咨询策略

当需要解决特殊问题或提供具体的个性化策略时,个体咨询可能是最有效的方法。观摩实际的母乳喂养可能有助于问题的解决。当母婴间相互影响逐渐增加时,小组式的支持可能更合适,营养师可在讨论中扮演主持人的角色并引导相关的话题讨论。家庭成员和看护者也可以参与到模拟的喂养环境和更大规模的文化交流中。

当提供喂养信息和面对父母对母乳喂养的态度时,营养师应该保持客观。关注所有的商品化配方及其营养素成分的信息非常重要。这一信息必不可少,是精准而全面的数据载体,根据这些数据才能对生长和喂养耐受进行评估。

4~6个月婴儿开始需要添加辅食,关于辅食的选择和添加数量的营养指导是很重要的。美国儿科学会和其他专业机构出版过关于导入固体食物的建议。采纳获认证的机构通过有根据的分析得出的建议可使营养指导更加科学有效。许多首次添加喂养的辅食,钠含量超过推荐量,这是父母选择喂养食物时倾向于自己喜欢的,或将可用的而不是更加有营养的食物作为第一选择的直接结果。出生后第一年,母乳喂养及摄入含糖饮料较少的婴儿在幼儿时期肥胖的风险会降低。营养教育可以帮助父母给孩子做出更好的选择。

9.4 学龄前儿童:2~5岁

营养顾问应该与父母及其他看护者共同努力以影响学龄前儿童的饮食习惯。对这一年龄组营养教育的主要目的是促进其健康生长和发育。这是一个为将来食物选择和预防成年后肥胖等慢性疾病奠定基础的机会。儿童的饮食习惯是通过家庭食物设置、个人经历和教育形成的。这一年龄段的儿童刚刚开始在看护人的监督下自主选择食物。

9.4.1 对饮食习惯的影响

这些儿童大多被送入日间看护中心,这些机构每天至少为他们提供一餐。日间看护中心所提供的食物受看护者意愿的直接影响。父母给予更多的关注可能会有助于儿童得到含营养素更高的食物。所以,看护者必须与老师合作互相帮助以学习营养知识,做出合理的食物选择。父母可以给老师提供孩子具体饮食限制的信息,以确保儿童在家里和学校的食物组成相似。

在学龄前,家庭和文化习惯对儿童食物选择起主要影响作用。年幼的孩子不能做出明智的选择,但是可以说出他们喜欢还是不喜欢。大部分小孩倾向于与父母吃相同的食物或者吃父母认为健康的东西。例如,如果父母经常吃水果蔬菜,他们的孩子吃水果蔬菜的可能性更大;反之,如果父母经常吃蛋糕饼干作为甜点,他们的孩子吃这些甜点的可能性就更大。

看护者的态度和行为也会对此产生直接的影响。例如,如果一个母亲认为燕麦片是可溶性膳食纤维的可靠来源,那么她的孩子会更倾向于吃燕麦片作为早餐。另一方面,如果一个母亲认为鸡蛋富含蛋白质,所以吃两个鸡蛋是健康的早餐,那么她的孩子长大后会更倾向于将鸡蛋为早餐。因此,父母、兄弟姐妹和看护者必须形成他们自己的营养观念,并努力尝试模仿和选择适宜的饮食行为。

学龄前儿童的另一个特征是他们对食物的物理和视觉概念的依赖。对食物的熟悉程度是一个重要的概念。儿童通常不会尝试新的食物,除非是在一个创新而积极的环境中提供给他们。同样,这个年龄段的儿童通常通过所提供食物的熟悉程度来判断饱食程度和满意度。因此,让他们吃不熟悉的食物,会让他们觉得没有"吃"东西,可能就会不断寻求更多和很大分量的食物。接触电视食品广告可以影响学龄期儿童对食物的偏好,致使他们要求父母去杂货店购买特定的食物。

9.4.2 咨询策略

当给学龄期儿童做顾问时,营养师经常会面临许多挑战。其中一项是评估儿童的饮食模式。这需要从看护者那里收集准确的信息,这些信息可能不会出现在儿童所摄入的所有膳食中。可以采用指导这个年龄组进行饮食记录的方法,这种方法因其相对的准确性而被应用于9～36月龄的儿童。营养师面临的另一个问题是不断变化的儿童饮食模式。儿童的行为一般变化较快,例如,一个婴儿期好食的儿童在幼儿期可能会总是有食欲不振。儿童可能也会毫无缘由地拒绝吃某一种食物数周至数月。进入生长加速阶段的儿童可能摄食数量和种类短期内增加,但下个月就会转变到不同的饮食模式。

在解决这些挑战的过程中,营养师应该提供给儿童和看护者一些有许多食物选项的推荐饮食模式。饮食模式可以有不同的专业来源。由美国农业农村部发起的"选择我的餐盘"计划给儿童提供具体的资源。营养顾问也应该发出倡议:孩子应该接触各种各样的食物而不是不断地重复吃同种类型的食物。应该重点强调营养素的浓度和适宜的分量。例如,顾问可以建议学龄期儿童的看护者通过将饮料替换成100%果汁、水和牛奶来控制儿童每日瓶装果汁的摄入量。

另一种解决饮食模式善变的学龄期儿童的策略是让儿童决定自己的饮食模式的数量和频率。营养师可以鼓励儿童对自己的饮食习惯负责,允许他们自己决定应该吃多少和多久吃一次。然而,这一方法必须谨慎对待,因为儿童可能不能充分了解情况并做出合乎逻辑的决定。营养顾问还应该为孩子组织学习营养知识的活动。广受推荐的对儿童进行营养教育的策略包括动画片、歌曲、录像带、品尝派对、参观果园菜园、智力玩具、艺术项目和实地考察。

必要时可进行这个年龄段孩子包含饮食史在内的营养评估,而这可能需要更长的时间来完成。由于学龄前儿童身体和情绪变化波动较大,要想确认他们摄入某一特定食物的量和次数往往十分困难。为了解决这一难题,营养师可以推荐看护人建立一个连续的每日食物记录或日记来记录儿童摄入的食物种类和数量。为了让儿童对这一活动感兴趣,可以建议较年长的学龄前儿童把他们吃的食物画下来,或可以由看护者用手机把饭菜拍下来,在后续的咨询会谈时分享。

【案例分析2】

面对切尔西和她的家人时,你打算使用哪种教育和咨询策略?

9.5 学龄儿童：6～12岁

学龄儿童，即6～12岁，在选择食物上有了更多的自主权。这些新的选择会影响他们日后的发展和行为，尤其是体重和体型。在儿童建立健康饮食和运动习惯时，给他们提供指导和建议是必不可少的。儿童的同伴、学校和家人可以促进孩子的健康，并养成影响其一生的饮食习惯。

在人生的这一阶段，营养教育试图给孩子提供挑选健康食物所需要的知识。目前，有针对不同年龄段的膳食指南，营养专业人员可以参考这些指南设计应用教育的内容。营养顾问试图促进孩子的分析和评价能力的发展，这样他们就更能理解食物和营养信息。一些慢性疾病的危险因素开始于幼年时期，因此应该早期开展聚焦于行为习惯的营养教育。这种类型的教育包括以下几方面。① 认知学习：儿童学习如何挑选一种有益于健康的饮食；② 情感教育：儿童和顾问记录饮食改变的动机；③ 行为的组成，例如新的食物选择和新的生活方式等不同行为。研究表明，这些聚焦于特定行为改变的干预会比一般的营养教育方法产生更多有效的改变。

9.5.1 饮食习惯的影响因素

在上学期间，家人、文化以及身体的生理结构极大地影响了儿童的饮食。儿童的饮食还受粮食短缺和贫困的影响。因此，当给儿童及其看护者就饮食改变的类型进行咨询时，营养师需要评估儿童的社会、生理和心理环境及其全身健康状况。饮食改变是为了确保一种均衡的饮食和健康的生活方式。由于6岁与9岁儿童非常不同，根据儿童心理学和儿童的认知水平理论进行的儿童发展阶段的评估，应该在计划进行营养干预之前完成。除此之外，营养顾问应该熟悉这一年龄组的行为科学研究。例如，研究表明参与园艺活动项目会对儿童的蔬菜摄入产生影响。饮食模型或用更高营养素密度的食物替代与此相似的低营养素密度的食物的方法，被证实在增加营养素密度的问题上确实有效。这一概念可以进一步补充，方法是让儿童参与到准备麸皮松饼早餐的过程中来，与家人增加交流，而不是选择包装好的甜甜圈作为早餐。营养知识（尤其是关于食品标签方面）较多的看护者，也被证实能够做出对孩子来说更好的选择。

和学龄前儿童一样，许多学龄儿童的饮食行为通常在家庭以外的地方形成，尤其是在学校或课后辅导机构。营养与饮食协会的作用是支持整个学校环境的营养整合，而不仅仅局限于学校午餐。营养师应该与学校老师、学校午餐机构、运动部以及当地社区的成员合作，一起努力教给儿童营养知识、评估儿童的饮食模式趋势。分析从家里带到学校的午餐的内容也非常重要。儿童和看护者需要像"选择我的餐盘"这样的指南。顾问也可以协助老师将营养原则变成学术课程的一部分。例如，在数学课上使用分量和体重。

营养师应该评估和记录儿童的活动模式，包括锻炼身体、参加体育活动、看电视或玩电子游戏各花了几个小时。在学龄期的那几年，儿童总是非常容易受同伴和同班同学影响。此外，他们更多的是接触不同形式的科技，例如电视和社交媒体。值得注意的是，肥胖或体重增加与久坐、吃零食的习惯有密切联系。

9.5.2 咨询策略

和面对学龄前儿童一样,当给学龄儿童及其看护者进行关于健康营养计划的咨询时,营养师必须应对不同的挑战。顾问通常会遇到的一个问题便是儿童非常忙碌且活动安排难以预测。比如,许多家长和他们的孩子都不吃早餐,或者从开车经过的地方买一份快餐在去学校的路上吃。吃健康早餐的儿童通常胆固醇水平较低,更能维持健康体重,而且在学校保持更高的认知水平和注意力。营养顾问应该给学龄儿童和他们的父母或监护人介绍吃早餐的营养价值。可以举例介绍烹调快又有营养的早餐食物来巩固一定要吃早餐这一概念。除此之外,非传统早餐食物(如花生酱、红豆煎饼和披萨)和传统早餐食物(如煎蛋、吐司和谷物)可以交替变化,以保持儿童对食物选择持续的兴趣和参与积极性。

为了满足儿童的能量需要,通常需要一些放学后的甜点。参与竞技性体育活动或各种课外活动的儿童,或者胃口会大增的儿童可能需要额外的营养素。反之,对于放学后不喜欢运动的儿童,则应该给予他们热量更低的点心。当儿童放学后有更多的时间吃东西和(或)像在家庭环境中一样有更多的食物种类可供选择时,摄入的热量显著增高。营养顾问应该主动给看护者和教练提供适合儿童需要的健康点心的建议。

顾问应该了解学龄儿童的营养趋势和模式。体重超重的学龄儿童的数量值得关注,因为在过去的十年里发生率的增加超过了两倍。体能活动不足、父母超重和肥胖的趋势以及常常不吃饭(skipping meals)可能会导致儿童超重。在美国甚至全球范围内,可能有相当一部分儿童经历了粮食短缺(food insecurity),即不能保证有稳定的食物供应。虽然这与慢性营养不良不同,但在识别有该风险的儿童和家庭时,营养专业人员应该保持警惕。

学龄儿童也非常关心他们的身体形象和外貌。近些年来,许多儿童开始非常关注他们的体重,甚至可能开始节食。大约有 1/3 的儿童认为他们太重了。许多儿童还坚信他们的体重超过了一般的标准。去年将近一半的儿童打算减肥或制定了节食计划。

健康教育工作者应该就合理健康的食物选择和营养行为的问题策划一些营养活动项目,以此来教育儿童,并符合儿童喜欢好玩的学习方式。

建议在儿童专区开展主动的学习活动。例如,营养师可以通过提供实际的食物成分、比例尺和量杯让儿童主动测量食物的数量。如果他们想向儿童说明一罐苏打水里面含有多少糖分,他们可以给儿童提供一个量杯和一包糖。允许他们向营养标签上提示的那样测量糖的量。较年长的儿童可以比较两种不同谷类中的含糖量,一种是高糖型,一种是低糖高纤维型。他们可以阅读营养标签,测量含糖量,制表并记录每一种谷物中的含糖量。儿童可以在小组中讨论他们的发现,例如哪一种谷物是更好的营养选择。作业方面,儿童可以从家中带食物标签或者指导其上网搜索产品信息。

营养顾问也应该用直观教具和材料来吸引概念学习者。接触新食物和新的料理方法对儿童来说是较为合适的。例如,儿童可以玩营养相关的游戏或参与必须定位特定食物的拾荒式搜索。当讨论各大类食物时,他们可以使用带有分量模型的"选择我的餐盘"教育孩子理解不同餐盘中食物分量的重要性。营养师也可以鼓励儿童进行口头表达,如描述他们喜欢的食物,或把一些诸如饮食日记或进食过程等记录下来。

教育工作者也可以使用科技和有监控的社交媒体为学生提供自主活动。例如,他们可以通过视频媒体(visual media)联系来自不同文化和国家的学生或用互联网搜索营养编程。

营养顾问应该尽量选择儿童能理解的单词。考虑将复杂术语,如"葡萄糖",与可视模型结合呈现(如根据葡萄糖含量归类的食物模型),以及使用简单术语,如"糖"。定义难以理解的词与类似教学卡片配对,选择褒义词而不是贬义词。例如,许多儿童和大人消极地将"饮食"这个词与体重和长胖联系在一起。因此,使用像"饮食计划""食物选择""膳食计划"或"菜单"这样的词来暗示儿童应该吃的食物类型。

在办公室里给儿童做咨询的营养专业人员可以通过使用色彩和可视图像创造一个有魅力的空间,从而给孩子一种热烈欢迎他到来的感觉。办公室环境可以用丰富多彩的食物模型、杂志图片、海报、常见食物的食品包装和不同大小和形状的饮料瓶来装饰,使之富有吸引力。

9.6　青少年:13～19 岁

青春期是一个认知、生理和心理变化的时期。作为一个经历这些快速和未知变化的青少年,需要通过增加健康饮食习惯和减少不健康的习惯来调整营养行为。

在营养顾问策划教育活动之前,必须首先评估青少年的全身健康状况。这包括但不限于评估以下几点:目前体重、体重波动、身体生长、快速生长的时机、生理成熟和活动水平。每个青少年的身体生长速度、快速生长的时间和体力活动的模式都各不相同。大部分青少年女性都在 10～12 岁出现快速生长。然而,男性青少年通常晚两年,在 14～16 岁。由于饮食不合理、生命早期健康状况或慢性疾病等外界因素的影响,生长速度可能存在性别以外的差异。体力活动模式也可能不同。例如,体育活动是高水平的体力活动,而那些经常看电视或玩电子游戏的青少年被认为参与的是轻中度的活动。

营养顾问必须清楚知道与青少年时期相关的特征和外部压力。青少年时期是一个尴尬、充满自我意识和实验过程的阶段。花一点时间来回顾你的青春期:突然间你被赋予了更多的责任和义务,但你还不能充分实践新的自由,因为你还受到父母和老师的管辖。当你试图实现独立并寻找你的身份时,你会面临平衡自由和责任、个人喜好和权威的挑战。这些想法是不是听上去很熟悉?营养师接待的许多青少年将会经历这些内部矛盾和情绪。此外,他们将会平衡他们的准成年、准儿童,包括学校、朋友、家人甚至工作在内的环境的要求。其中一个最严峻的问题是许多青少年遵循着忙乱的作息安排,这种时间安排使正确饮食和花时间安排什么时候进餐面临挑战。作为一个健康工作者,当给青少年咨询时,将这些因素铭记于心是非常必要的。

饮食习惯为什么会影响青少年选择食物呢?一项针对青少年的研究评估了影响他们食物选择的认知因素。这些因素包括饥饿和对食物的渴望、食物的吸引力、食物的味道、对时间的考虑、食物的便捷程度、食物的可利用性、父母在饮食习惯上的影响(比如,文化或宗教)、食物的健康益处、具体情况的因素,如心情、身体形象、习惯、花费、媒体影响,以及素食主义者的信仰等。然而,最具影响力的因素是青少年对融入同龄人的社会秩序的渴望,即青少年的食物选择最有可能受他最好朋友的饮食选择影响。

进食常常是一种社交经历,吃饭往往发生在身边有朋友和同龄人的时候。青少年会因为任何使他们看起来与同龄人不同的事情而感到不适,所以不管他们的朋友在吃什么零食或饭菜,他们都可能会吃相同的。比如,当青少年模仿他们朋友健康的饮食习惯时,这可能是一种积极的体验。但如果青少年选择模仿同龄人不健康的饮食选择时,这也可能有消极影响。同辈互动也可以在聚会和体育赛事中影响食物选择,如怂恿放学后吃零食以及教唆饮酒。因此,顾问面对的挑战是帮助个别青少年将健康的饮食习惯融入他们的生活,而不是模仿其他同龄人不健康的饮食习惯。

虽然几乎全部的公立学校都参与了学校午餐计划,但许多高中在学校里安置了可以卖软饮料、糖果、薯片和高脂食物等低营养食物的自动贩售机。目前,当地政府和学校董事会主动禁止或减少从学校餐厅和自动贩售机可以买到不健康零食和苏打水的数量,但实际上青少年仍然会不断地寻找这类食品。因此,有效的饮食干预和咨询需要营养专业人员探索影响食物选择的外界因素,从而做出改善健康的变化。青少年还经常和家人一起在外面吃饭或一周不止一次地在家里吃外卖。最近的一项研究发现,鼓励年轻人学习如何自己准备食物可以提高健康饮食指数。

节食作为一种特殊的趋势,是年轻人中的一种风尚。由于对自己体重和身体不满意,许多青少年通过间断性减少食物的数量和质量来减少热量和脂肪的摄入。不顾及食物营养价值而盲目减少热量,青少年可能从他们的饮食中减去了重要的营养素,最终导致边缘性营养缺乏状态。长此以往会导致青少年饮食失调。

青少年更容易对自己的身体形象产生不满。专家必须了解青少年消极的身体形象会如何影响他们的营养习惯。例如,女孩可能会在青春期,突然间看到她们的臀部开始变宽,乳房开始发育。因不适应这些变化特征,年轻女孩可能产生一种不好的身体形象,因为她们没有意识到这些改变是自然的,并且会在她们长大后逐渐达到平衡。

媒体对非常苗条的女演员和模特的描写往往会不切实际、过于理想化,许多青少年试图看起来像他们,因此采取极端的方法节食、拒绝吃东西、吃减肥药或过度运动。营养师必须意识到不能放任这些严重的饮食失调者。不仅必须为他们提供营养咨询,还必须给遭遇这种饮食失调的青少年提供营养干预。通常情况下,饮食失调发生是由于对自己的个人生活不满意,或者认为体重似乎是生活中自己能掌控的一个领域。因此,有效的治疗需要一支跨学科的队伍,由心理学家和医学专家合作来评估和治疗患者。

成为一个素食者或素食主义者是这一年龄组中的另一种常见趋势。素食者如果摄入的食物不够合理平衡,很容易导致营养缺乏。素食的蛋白质来源有更多限制。素食的青少年应该接受评估以了解是否存在必需营养素缺乏和潜在的饮食失调的信号。营养师尤其需要密切关注素食者和素食主义者,并确保他们没有虐待自己的身体或者过度沉湎于减肥或在意自己的身体形象。

在治疗青少年过程中,营养顾问必须对锻炼和运动的重要性非常了解。许多青少年参与了竞技性体育活动。参与体育活动对健康的青少年既有积极影响,又有消极影响。积极方面,在一些运动如摔跤中,青少年男性可能有较高的积极性去学习营养知识来改进他们的运动能力。另一方面,男孩子可能通过不合理的方法尝试减肥,这样他们就可以在低一个重量级组参加摔跤。营养师应该通过提供有趣而准确的教育材料和规划方案,积极主动地识别这一群体中的营养误导信息和流行。

咨询策略

认知行为疗法干预策略应针对有效范围,即感受和态度,而不仅仅是提供信息以增长知识。对青少年而言,其与食物选择和体力活动相关的态度和行为模式值得探索,因为这些可能会持续到成年。

顾问和青少年可以进行一对一的咨询或小组咨询会。在一对一咨询中,顾问和青少年可以私下探讨自我保健方面的做法。小组咨询会可以用"同伴支持"来讨论和分享:面对同伴,青少年应如何处理具有一些挑战性的食物选择问题。

给怀孕的青少年咨询需要特别注意。由于女性青少年营养摄入不足和(或)还没有完全度过生长加速期,这类孕妇与成人孕妇相比有更高的风险,容易发生婴儿早产、低出生体重,以及孕妇妊娠并发贫血和高血压病等。与同伴相比,她们可能更不愿意改变饮食模式。怀孕的青少年需要大量的能量摄入来支持胎儿的生长和发育,同时也是支持她们自己个人的生长发育需要。

收集青少年饮食模式的信息是极具挑战的工作。使用数码摄像辅助膳食评估,青少年使用智能手机记录前瞻性的食物摄入,可以给这个项目增加有效性和趣味性。由于吃什么与青少年在干什么密切相关,饮食模式应该与活动模式一起进行评估才最有效。这样一来,顾问就能理解影响饮食模式的关键是什么,如何结合特定环境给予建议。青少年吃零食的模式通常与社交媒体的使用和传统的看电视相联系。理解了这种环境设定,就可以提出建议的食物选择的积极信息,而不是假设青少年会避免这种环境或选择不吃。

另一个有效的咨询方法是直接建议提供健康食物的环境。可以鼓励学校、家庭和受欢迎的食物供应场所提供各种各样有益的健康食物。健康食物的定价要有吸引力,高纤维全谷物产品也可以取代精制细粮产品。

【案例分析3】

与查尔斯接触时,你打算采用哪些具体的教育和咨询策略?

9.7　对整个家庭的咨询

家庭对儿童从学龄前期到青春期饮食模式的影响是最大的。营养师必须将父母、家庭成员或监护人纳入营养咨询名单。有效的家庭营养咨询的目标是借助公共环境来形成积极的营养与健康模式,培养健康食物消费。

为提供有效的营养指导,顾问必须熟悉客户的家庭成员、家庭角色和责任,因为这些与食物采购相关。家庭营养咨询包括给住在同一个房子里的人们提供指南和建议。在许多家庭,家庭成员分"核心"成员(如父母和兄弟姐妹)和"扩展"成员(如祖父母、姨、叔或表亲)。在其他家庭,儿童可能由单亲带大。许多父母离异的儿童因为在两个家庭里生活,可能会有不同的食物挑战(food challenges)。

【自我评估】

(1) 描述一下你自己的家庭成员组成。

(2) 你的家里谁负责食物的购买和菜单制定?

(3) 你能识别出你自己的食物偏好来源吗?

营养师了解哪个家庭成员主要参与这些活动是非常必要的。从以往观点来看,在许多典型家庭中,母亲是负责食物购买和准备的人。而在当今社会,这不再适用于所有家庭。

许多女性在外工作,其他家庭成员(父亲、祖父母和年长的同胞)可能主要负责规划菜单、购买食物以及准备食物。在一些家庭,所有家庭成员都没有时间来负责这些。在其他情况下,较年长的孩子可以准备自己的早餐、午餐包以及放学后的点心。当在家里只购买或制作有营养的食物时,儿童就会获得巩固健康饮食习惯、减少高脂肪高能量食物摄入的环境暗示。

家庭成员共享相同的生物、社会、文化、心理或环境圈,营养学专家的任务就是提供可以协调每一个这种圈子的食物计划。当家庭成员相互合作给孩子提供社会、心理和环境支持时,他们极大地促进了儿童膳食改变的形成,同时又能帮助其他家庭成员改善他们的饮食习惯,膳食改变通常有益于家庭中的每一个人。

学龄前和学龄儿童,甚至是青少年,受到父母或监护人的饮食行为的影响极大。家庭成员可以通过吃健康食物的习惯给孩子树立良好的模范。儿童经常模仿父母的饮食习惯。例如,如果一个男孩看到他的父亲拒绝抽烟,他就更有可能会拒绝抽烟。因此,父母需要树立好的榜样。顾问必须通过帮助他们协调家人买什么、准备什么和吃什么等问题,帮助父母和监护人树立榜样角色。

当给家庭做咨询时,营养师可能会面临一些挑战。有些客户不想涉及部分家人,继父、继母可能拒绝参与,夫妻和父母可能过度控制以及消极对待孩子,对个别人来说可能很难安排互相都合适的会面时间。在这些案例中,社会支持的其他来源可能视情况而定,并且需要形成合作关系。

可能会出现其他问题。父母可能不能成为好的模范或者支持他们的孩子。例如,他们可能用糖果或甜点作为奖励或贿赂:"吃了这个你就可以吃到甜点。"儿童可能会诱惑教唆本来不打算吃某种食物的兄弟或姐妹吃某种食物。制定太严格的饮食计划的父母可能会在家庭中创造一种充满压力的环境,从而引发关于食物的争吵和冲突。当发现正确的饮食行为时,应该积极地加强和鼓励,以此来取代唠叨、批评。

【案例分析4】
列一张给史密斯夫人和她的大家庭提供营养咨询时可能遇到的挑战和机会的清单。

9.8 成年人：20～64岁

健康的成年人是本书大部分章节的目标人群。营养顾问应该使用"选择我的餐盘"计划和其他关于每日食物摄入的简单信息提供教育，以此鼓励预防保健。《2015—2020膳食指南》提供了健康饮食模式的五大准则，如表9-1所示。网络资源涉及的主题非常广泛，可供下载，比如骨骼健康和成年人骨质疏松症的预防。

营养师应该时刻关注一些正在进行中的膳食研究的最新结论。例如，妇女健康倡议(Women's Health Initiative，WHI)是一个针对50～79岁女性的观察性队列研究，它持续追踪女性饮食、生活方式和患心血管疾病风险的关系。关于绝经后女性以足够的钙摄入来促进骨骼强壮的健康饮食的咨询，是成人营养预防中广受关注的领域。营养师应该密切关注不断发展的营养研究，更新自己的知识和观点。像地中海饮食和低血糖指数的食物模式已经被广泛研究。在与客户交流新的食物模式和补充医学健康实践(complementary medicine health practices)等话题前，营养师应该先期做好充分了解和评估。

表9-1 《2015—2020膳食指南》提供的健康饮食模式的五大准则

(1) 从始至终遵循健康的饮食模式
(2) 关注食物种类、营养素数量和含量
(3) 限制来自添加糖和饱和脂肪酸的热量，减少钠的摄入
(4) 选择更健康的食物和饮料
(5) 支持所有人的健康饮食模式

9.9 老年人：65岁以上

美国甚至全球范围内的人口老龄化给家庭、决策者和医务人员带来挑战。许多老年人享受着一个世纪前不敢想象的生活水平。伴随老年人更多的医疗问题，需要营养咨询来维持健康或降低并发症风险。

当今的美国老年人与前几代相比普遍受过更好的教育，这一因素可以影响社会经济地位、健康和生活质量。尽管许多人依然独立生活，但大部分享受着与朋友和亲戚的社会交往，包括去饭店吃饭这样的活动。虽然对很多人来说经济条件充足，收入和财富的差距悬殊仍可能会导致粮食短缺。老年人的新趋势是选择住在每天都提供膳食的健康保健社区。其他人将在提供所有的膳食和医疗的长期护理社区度过十年或者更长时间。

一般而言，美国老年人需要进行功能状态的评估，而不仅仅是年龄评估。独立而活跃以

及依然做兼职的老年人的健康问题较少,而其他人可能不能独立生活、有严重的健康问题或者身患残疾。老年人应根据其个性化需求确定评估重点。

咨询策略

考虑到经济、社会心理、文化、健康、生理和生活方式因素会影响食物摄入,在制定营养干预计划之前,老年人都需要进行一项综合营养评估。其主要目标是不要像预防缺乏那样采用强有力的措施去维持目前的营养状态。许多老年人进食很少,活动量也很少,可能没有达到最小的营养需要量。例如,缺少假牙可能影响咀嚼和消化;喜好低营养含量的食物,例如选择纤维素相对较少的苹果派而不是新鲜的苹果;分量小但含较高营养素的食物,老年人可能并不会选用。

营养师需要时刻跟进已发表的文献。循证的系统性回顾、实践和建议书以及其他批判性分析报道可以在发展教育内容方面提供帮助。争论往往发生在许多实践领域,如营养素摄入和认知改变之间的关系、补钙或最佳体重状态。例如,骨质疏松症时,骨脆性可能不会因体重增加而好转,但是可以通过选择体重承受范围内的锻炼与骨健康营养意识相结合而好转。例如,人们目前正在就70岁以后应该积极解决肥胖问题还是清瘦问题进行辩论。

【案例分析5】
什么社会经济、生理和生活方式因素影响史密斯女士的食物摄入? 在第一次访谈过程中,你会与史密斯夫人讨论哪两个关键问题?

85岁以上的老年人是最有可能住进疗养院的人。那些住在疗养院的人一般有身体功能性缺陷,吃饭时需要帮助。通常每五名住疗养院的老年人中就有两名受到营养不良的影响。有几种评估工具可用于营养和吞咽障碍的筛选。

在长期护理机构中聚焦的基本营养问题是在注册营养师的指导下,通过提供充足的热量和营养素以减少压力性胃溃疡和其他伤口愈合问题的风险。

达到和维持老年人群的最佳营养状态是营养顾问的首要目标,咨询建议如表9-2所示。

表9-2 对老年人作营养咨询时需要熟知的几点

静息能量消耗的改变和体力活动水平的降低,故应该评估热量获得和维持健康体重
食量减少,需要增加营养素密度
味觉、嗅觉、听觉和视觉减弱,使食物变得缺乏吸引力,影响胃口和食物选择
由于重复用药风险高和非处方药补充使用,药用营养素干预需要接受评估
假牙问题、吞咽困难或者咀嚼功能障碍,可能会限制食物选择和食用
社会隔绝、孤独和丧偶之痛会导致对做饭和吃饭丧失兴趣
当卫生保健和其他花费增加而收入却是有限或固定的,将导致食物短缺和经济问题
身体残疾和认知障碍(抑郁和老年痴呆症)可能导致购物和做饭变得很困难
缺乏体育锻炼使肌肉含量减少,可以影响活动量和力量
消化和吸收功能随年龄增加而减弱

营养顾问应该熟知当地社区评估老年人的程序。食物辅助计划和食物储藏室系统通常可供选择。政府计划可以在社区或娱乐中心、老年人活动中心和教堂这样的社会机构，提供需要花很少钱甚至免费的膳食。另一种在许多社区常见的资源是送餐服务。

9.10　慢性饮食相关性疾病的管理

随着人们寿命的增长，通常会被诊断出慢性疾病。饮食相关慢性疾病包括糖尿病、血胆固醇偏高（血脂异常）、骨质疏松症、癌症、心血管疾病、高血压或肾脏疾病。许多成年人可能有不止一种与生活方式相关的慢性疾病。糖尿病、高血压和高血脂经常发生于肥胖人群，这种代谢紊乱被称为代谢综合征。代谢综合征又反过来增加了心血管疾病的风险。这些疾病都与生活方式有关。最近的一项关于生活方式干预的研究表明，为了将血糖、血脂和血压降至正常水平，2型糖尿病超重和肥胖的成年人至少需要减少5%的体重。这些治疗模式包括公式化的经常定期与客户进行沟通、自我监督任务［例如，食物、体育活动和（或）血糖记录］，以及学习解决问题的策略。任何与饮食相关的慢性疾病都需要创新性教育策略促使客户充满动力。

初级和专业的护理中心开展慢性疾病护理模式，该模式通过卫生保健小组协调合作提供健康教育。这种模式整合小组内不同专业的意见可以获得比单个从业者更好的健康效果。营养师作为团队合作成员参与糖尿病和肾脏疾病的管理。由于认识到医学营养治疗对这些疾病的重要性，从2002年起，医学护理服务中心（Center for Medicare Services，CMS）开始为这些疾病（糖尿病和肾脏疾病）患者提供营养治疗的注册营养师支付报酬。注册营养师对其他疾病的营养治疗及营养预防的劳务报酬正在争取之中。

9.10.1　教育策略

过去常常使用像"服从"和"坚持"这样的措辞，形容为了获得更好的健康结果而做的必要的健康行为改变。现在新的重点被放在"自我管理"这个概念上。在这个概念里客户被视作受到关心的跨学科团队的成员。作为这个团队的一员，他们参与目标设置并确认用来解决障碍，从而管理治疗方案的策略。常见的障碍包括记住吃药、进行常规体育锻炼、监测血糖、管理高额用药负担或支付饮食相关食物的费用。

对客户的重视是慢性疾病管理的关键部分，对从事慢性疾病教育的营养专业人员来说非常有效。使用电子病历可以长期追踪患者。一些卫生保健系统正在整合健康信息从而获得开展教育的机会。营养和膳食学专家可以排除时间地点安排的阻碍，使用卫生保健领域不断进步的信息技术持续追踪患者。电子病历系统中可以增加一个提醒功能，来提醒客户参加已经安排好的门诊随访、记得补充药物或完成饮食记录。

9.10.2　专业护理策略

表9-3推荐了针对饮食相关慢性疾病患者的营养干预。美国饮食营养协会（The Academy of Nutrition and Dietetics）定期召开循证实践会议，分析已有文献，发表针对某些

专业实践领域的营养诊疗建议。已经发布了一些有关慢性疾病医学营养治疗的证据总结，例如成人 1 型和 2 型糖尿病；也发布了如何将指南整合进营养诊疗过程（NCP）。对所有注册营养师来说，美国营养与饮食学会制定的实践和专业表现的标准以及一些特殊疾病包括糖尿病、癌症和肾脏疾病的标准（通常每 5～8 年修订一次），都是为了提供清晰的思考和工作路线图，以便向客户提供服务。

表 9-3　饮食相关慢性疾病的营养干预策略推荐

在诊断后 6 个月内推荐给一个注册营养师
首先安排 3～4 次面对面营养教育，每次 45～90 分钟
随后的监测性访谈评估也确定是否需要进一步随访
每年一次访谈来评估目前状态，并巩固必要的生活方式改变

9.10.3　总结

好的营养是健康、自给自足和终身生活质量的保证。为了能够指导和教育各个年龄段的、面临各种食物和营养挑战的人，营养师需要获得必要的知识和技巧。选择食物是一个日常而且极其私人的活动。有些人可能需要集中注意力来维持食欲，仅仅是为了降低体重减轻和营养不良的风险。其他人可能需要较多的行为指导来获得和维持健康体重，从而降低潜在的健康风险。

第 1 章中所提到的 NCP 是各年龄营养护理的补充性构架。NCP（评估、诊断、干预、监测和效果评价）反映了生命成长和改变。营养顾问应该评估和鉴别潜在问题和他们对营养状况的影响。顾问应该建立适应各个年龄组的个性化干预计划。需要记录教育策略是如何通过预防各年龄的疾病或相关并发症，来降低健康护理花费并取得更好的健康效果。

【案例分析 6】

为家庭中的每一次客户咨询会议建立书面文件，将 NCP 模式作为可用模式纳入使用。

营养师作为跨学科的卫生保健团队的成员发挥重要作用。参与饮食相关性慢性疾病的防治，给营养顾问提供了一个参与长期有效干预策略的机会，从而帮助客户获得高质量的生活。

9.10.4　复习和问题讨论

（1）列出怀孕女性进行营养咨询的两个目的。

（2）在给学龄前和学龄儿童做咨询时，应该评估哪些因素？应该向儿童推荐什么样教育和干预策略？

（3）在面对青少年男孩和女孩时，应该评估哪些因素？

（4）在与一家人合作时，应该使用什么策略？

(5) 哪些因素可能会对老年人的膳食和营养产生影响?

(6) 指出三种支持饮食相关性慢性疾病状态中的自我管理概念的教育策略。

9.10.5　建议的活动

(1) 观看一档儿童电视节目。观看时,注意食物广告的数量。广告会让你对这些食物产生食欲吗? 这些食物能促进健康饮食吗?

(2) 采访一个儿童和青少年方面的营养师。询问关于给不同的人群咨询时遇到有关营养挑战方面的问题。

(3) 采访一名儿童的母亲或者看护者,询问她/他用于奖励健康的饮食习惯和在儿童膳食中引入新事物的策略。

(4) 规划一个 15 分钟的演讲,关于针对一个你所选择的年龄组的营养小吃。

(5) 采访一名青少年,询问他/她的饮食习惯及其对食物的喜好。哪些因素会影响食物选择? 与朋友吃的东西相比,青少年应如何选择以及吃什么类型的食物? 选择食物是由于健康原因还是体重原因? 你会使用什么类型的教学媒体(instructional media)? 为什么?

(6) 买一本青少年阅读的杂志。评估杂志里营养、食品广告、控制体重的增刊以及类似页面中任意一篇文章的内容。

(7) 采访一位老年人(年龄≥65 岁),主题是关于他/她的食物选择和饮食习惯。询问他/她是如何购买和准备食物的,每天吃几顿饭以及水和其他饮料的摄入量。采用 NPC 的模式,写一篇关于你经历的总结。

(8) 评估针对特殊年龄组的公共健康社区机构的患者教育手册。手册中的信息正确吗? 它是否符合该人群的目标水平?

(9) 选择一种与饮食相关性慢性疾病,如糖尿病。寻找一组至少含三种适合的营养咨询的教育手册。在内容、关注点和客户应用方面进行比较。讨论一下在一系列连续的咨询会议中,你将如何使用这些材料,以及延伸出一组未来你可能需要的材料。

参考文献

1. Healthy People 2020 [EB/OL]. http：//www. healthypeople. gov/2020/topics-objectives. [2016 - 09 - 03].

2. ChooseMyPlate[EB/OL]. http：//www.choosemyplate.gov/MyPlate. [2016 - 01 - 03].

3. Graham DJ, Jeffery RW. Location, location, location：eye-tracking evidence that consumers preferentially view prominently positioned nutrition information[J]. J Acad Nutr Diet, 2011, 111: 1704 - 1711.

4. Jortberg B, Meyers E, Gigliotti L, et al. Academy of Nutrition and Dietetics：Standards of Practice and Standards for Professional Performance for Registered Dietititan Nutritionists (Competent, Proficient, and Expert) in adult weight management[J]. J Acad Nutr Diet, 2015, 115: 609 - 618.

5. Procter SB, Campbell CG. Position of the Academy of Nutrition and Dietetics：nutrition and lifestyle for

a healthy pregnancy outcome[J]. J Acad Nutr Diet，2015，115：1099 - 1103.

6. Berry D，Verbiest S，Hall EG，et al. A postpartum community-based weight management intervention designed for low-income women：feasibility and initial efficacy testing［J］. J Natl Black Nurses Assoc. 2015，26：29 - 39.

7. Raiten DJ，Steiber AL，Carlson SE，et al. Working group reports：evaluation of the evidence to support practice guidelines for nutritional care of preterm infants-the Pre-B Project［J］. Am J Clin Nutr，2016，103：648S - 678S.

8. Lesson R，Kavanagh K. Position of the Academy of Nutrition and Dietetics：promoting and supporting breastfeeding[J]. J Acad Nutr Diet，2015，115：444 - 449.

9. Schwartz R，Ellings A，Baisden A，et al. Washington "steps up"：a 10 - step quality improvement initiative to optimize breastfeeding support in community health centers[J]. J Hum Lact，2015，31：651 - 659.

10. The American Academy of Pediatrics. Feeding and nutrition［EB/OL］. http：//healthychildren. org/English/ages-stages/baby/feeding-nutrition/Pages/default.aspx. ［2016 - 09 - 28］.

11. Hayes D. Getting started on eating right［EB/OL］. http：//www. eatright. org/resource/food/nutrition/dietary-guidelines-and-myplate/getting-started-oneating-right. ［2016 - 09 - 28］.

12. Maalouf J，Cogswell ME，Yuan K，et al. Top sources of dietary sodium from birth to age 24 mo，United States，2003 - 2010[J]. Am J Clin Nutr，2015，101：1021 - 1028.

13. Ogata BN，Hayes D. Position of the Academy of Nutrition and Dietetics：nutrition guidances for healthy children ages 2 to 11 years[J]. J Acad Nutr Diet，2014，114：1257 - 1276.

14. Izumi BT，Eckhardt CL，Hallman JA，et al. Harvest for Healthy Kids pilot study：associations between exposure to a farm-to-preschool intervention and willingness to try and liking of target fruits and vegetables among low-income children in Head Start[J]. J Acad Nutr Diet，2015，115：2003 - 2013.

15. Wilson B. First bite：how we learn to eat[M]. New York，NY：Basic Books，2015.

16. Amuta AO，Jacobs W，Idoko EE，et al. Influence of home food environment on children's fruit and vegetable consumption：a study of rural low-income families［J］. Health Promot Pract，2015，16：689 - 698.

17. Hingle MD，Castonquay IS，Ambuel DA，et al. Alignment of children's food advertising with proposed federal guidelines[J]. Am J Prev Med，2015，48：707 - 713.

18. Sharman SJ，Skouteris H，Powell MB，et al. Factors related to the accuracy of self-reported dietary intake of children aged 6 to 12 years elicited with interviews：a systematic review［J］. J Acad Nutr Diet，2016，116：76 - 114.

19. Spears-Lanoix EC，McKyer EL，Evans A，et al. Using family-focused garden，nutrition，and physical activity programs to reduce childhood obesity：the Texas! Go! Eat! Grow! pilot study［J］. Child Obes，2015，11：707 - 714.

20. Briggs M，Fleischhacker S，Mueller CG. Position of the American Dietetic Association，School Nutrition Association，and Society for Nutrition Education：comprehensive school nutrition services[J]. J Am Diet Assoc，2010，110：1738 - 1749.

21. Brown CL，Halvorson EE，Cohen GM，et al. Addressing childhood obesity：opportunities for prevention［J］. Pediatr Clin North Am，2015，62：1241 - 1261.

22. Council on Community Pediatrics, Committee on Nutrition, American Academy of Pediatrics. Promoting food security for all children[J]. Pediatrics, 2015, 136: e1431 - e1438.

23. Berge JM, MacLehose RF, Meyer C, et al. He said, she said: examining parental concordance on home environment factors and adolescent health behaviors and weight status [J]. J Acad Nutr Diet, 2016, 116: 45 - 60.

24. Hoffman JA, Rosenfeld L, Schmidt N, et al. Implementation of competitive food and beverage standards in a sample of Massachusetts schools: the NOURISH study (Nutrition Opportunities to Understand Reforms Involving Student Health)[J]. J Acad Nutr Diet, 2015, 115: 1299 - 1307.

25. Sattler M, Hopkins L, Anderson Steeves E, et al. Characteristics of youth food preparation by low-income, African American homes: associations with healthy eating index scores [J]. Ecol Food Nutr, 2015, 54: 380 - 396.

26. Society for Adolescent Health and Medicine, Golden NH, Katzman DK, et al. Position Paper of the Society for Adolescent Health and Medicine: medical management of restrictive eating disorders in adolescents and young adults[J]. J Adolesc Health, 2015, 56: 121 - 125.

27. Food and Nutrition Information Center, United States Department of Agriculture. Fitness and sports nutrition[EB/OL]. http://fnic.nal.usda.gov/lifecycle-nutrition/fitness-and-sports-nutrition. [2016 - 09 - 28].

28. Ptorney LT, Willis EA, Honas JJ, et al. Validity of energy intake estimated by digital photography plus recall in overweight and obese young adults[J]. J Acad Nutr Diet, 2015, 115: 1392 - 1399.

29. Wakabayashi H, Matsushima M. Dysphagia assessed by the 10 - item eating assessment toll is associated with nutritional status and activities of daily living in elderly individuals requiring long-term care[J]. J Nutr Health Aging, 2016, 20: 22 - 27.

30. U.S. Department of Health and Human Services, United States Department of Agriculture. 2015 - 2020 Dietary guidelines. Executive summary [EB/OL]. http://health.gov/dietaryguidelines/2015/ guidelines/? platform-hootsuite.[2016 - 09 - 22].

31. Weaver CM, Alexander DD, Boushey CJ, et al. Calcium plus vitamin D supplementation and risk of fractures: an updated meta-analysis from the National Osteoporosis Foundation [J]. Osteoporos Int, 2016, 27: 367 - 376.

32. Bernstein M, Munoz N. Position of the Academy of Nutrition and Dietetics: food and nutrition in older adults: promoting health and wellness[J]. J Acad Nutr Diet, 2014, 112: 1255 - 1277.

33. Forbes SC, Holroyd-Leduc JM, Poulin MJ, et al. Effect of nutrients, dietary supplements and vitamins on cognition: a systematic review and meta-analysis of randomized controlled trials[J]. Can Geriatr J, 2015, 18: 231 - 245.

34. American Dietetic Association. Position paper of the American Dietetic Association: nutrition intervention in the treatment of eating disorders[J]. J Am Diet Assoc, 2011, 111: 1236 - 1241.

35. Baek MH, Heo YR. Evaluation of the efficacy of nutritional screening tools to predict malnutrition in the elderly at a geriatric care hospital[J]. Nutr Res Pract, 2015, 9: 637 - 643.

36. Franz MJ, Boucher JL, Rutten-Ramos S, et al. Lifestyle weight-loss interventions outcomes in overweight and obese adults with type 2 diabetes: a systematic review and meta-analysis of randomized clinical trials[J]. J Acad Nutr Diet, 2015, 115: 1447 - 1463.

37. The MacColl Center. The chronic care model[EB/OL]. http：//improvingchroniccare.org/index.php? p＝The-Chronic-Care-Model&xs2. ［2016－09－28］.

38. Kohn JB, Schofield M. Is medical nutrition therapy considered a form of preventive care and is it reimbursable[J]. J Acad Nutr Diet, 2015, 115：1904.

39. Yu Z, Sealey-Potts C, Rodriguez J. Dietary self-monitoring in weight management：current evidence on efficacy and adherence[J]. J Acad Nutr Diet, 2015, 115：1931－1938.

40. Beto JA, Schury KA, Bansal VK. Strategies to promote adherence to nutritional advice in patients with chronic kidney disease：a narrative review and commentary［J］. Int J Nephro Renovascular Dis, 2016, 9：1－13.

41. Powers MA, Bardsley J, Cypress M, et al. Diabetes self-management education and support in type 2 diabetes：a joint position statement of the American Diabetes Association, the American Association of Diabetes Educations, and the Academy of Nutrition and Dietetics［J］. J Acad Nutr Diet, 2015, 115：1323－1334.

42. Kent PS, McCarthy MP, Burrowes JD, et al. Academy of Nutrition and Dietetics and National Kidney Foundation：Revised 2014 standards of practice and standards for professional performance for registered dietitian nutritionists（competent, proficient, and expert）in nephrology nutrition［J］. J Acad Nutr Diet, 2014, 114：1448－1457e45.

43. Women's Health Initiative[EB/OL]. http：//www.nhlbi.nih.gov/whi.［2016－09－28］.

第三部分

健康教育技术

10

学习的原则和理论

 学习目标

- 比较不同的学习理论和策略
- 辨别各种行为结果
- 详细说明增强长期记忆的策略
- 列举一些学习和教学的方式
- 定义创新-决策过程中包含的阶段
- 确定科技在学习中的作用

 案例

约翰·理查兹因高血压而接受营养咨询。他今年 65 岁,体重指数和血清胆固醇水平均在正常范围内。六个月前,他的妻子去世了。因为她的离世,约翰独自一人住在家中,并且更大程度上依赖于预包装食物和速食食品。他的医师建议他饮食限钠,并且多摄入水果和蔬菜。如果饮食改善成功的话,他可能就不需要药物干预了。

你每天定时吃的食物是你后天学来的。 ——比·威尔逊

All the foods that you regularly eat are ones that you learned to eat.

—Bee Wilson

10.1 前言

有效教育的基础建立在理论之上,理论性的概念是用来实施计划与评价教育的。营养教育的重点在于促进健康、预防慢性疾病、饮食干预和饮食治疗。实现更健康的生活方式对许多人来说都是一个挑战。

10.2 学习

学习是什么? 学习是指由人的阅历或与其周围环境交互引起的自身变化。这一变化可能发

生在一个人的知识、技能、态度、价值观和行为上,并且产生相对长远的结果。认知心理学家将学习视作"获取知识、记忆知识、使用知识的活跃的心理过程"。例如,当你阅读这一章节时,你就是在学习。除了通过阅读来学习,比较难的是如何向学习者展示正确的促进学习的因素以及经验。学习者可以集中注意力和精神力在这些促进因素和经验上,从而获得新的知识、技能、态度和行为。

那么人们如何学习?又如何记住自己学过的东西?教育心理学研究了一些关于学习过程的问题,包括学习者的偏好和教学方法。它重点关注知识、技能、态度和价值观在教学者和学习者之间的传递过程。因此,教学者必须要先"学会学习"才能有效地教学。

在工作场所,专业营养人员提供了各种各样的学习机会。他们训练并培养新老员工,同时还参与为其他保健医生、学生、实习生、居民和专业辅助人员所设置的教育项目的授课。从业人员关注于寻找能够影响客户饮食习惯和员工工作行为的最有效的教学方法。虽然单独的理论不能保证有效的教学,但应用理论可以计划和执行干预。

重中之重是对客户的教育。对客户有效的教育包括影响客户行为的过程,并使客户在知识、态度、价值观和技能上产生变化,这些变化能够促进或维持客户的健康。仅仅给予知识,或告知他们应该做什么,是不足以改变实际的饮食行为的,促进其态度和行为变化从而改善其健康状况的指导与教育是必需的。

教育发生在不同层面上:① 个人层面,比如一对一或一对多的课程;② 社交关系层面,比如家庭;③ 集体层面,比如整个社会。公共卫生方案其实就是集体层面上的教育项目,在《加拿大膳食指南》指导下的"吃得更健康"和美国农业农村部的"选择我的餐盘"项目就是两个很好的例子。

教学理论的有效利用会在帮助人们改变饮食习惯和整个大环境的过程中得到实践。健康行为极其复杂,很难用某一种理论解释。为了解释人们是如何学习的,心理学家发展了一系列的学习理论。本章讨论了行为学习理论(behavioral theory)和社会认知理论(social cognitive theory),还讨论了记忆(memory)、学习迁移(transfer of learning)、成人学习(adult learning)或成人教育法(andragogy)、学习和教学的风格、采纳创新事物及高科技教学工具。这些理论和策略中的许多内容都可以被同时用在同一干预中。

社交与行为科学提供了一系列教育模型供保健医生使用。这些模型可以在本书的其他章节里找到,包括在第5、6章出现的跨理论模型、循序渐进模型和动机性访谈,在第7章出现的行为矫正和第8章出现的社会认知理论。以上所有理论都可以应用于营养干预。教育者必须根据不同的情况选择最合适的策略和方法。

【案例分析1】
在你指导理查兹先生进行饮食改善之前,明确你想要问他的问题类型。

10.3　行为学习理论

行为学习理论是对于学习的解释,但仅限于学习中看得到的学习改变。这一理论重点关注外界因素对一个人的影响。理论家对一种行为产生的结果(令人愉悦的或是令人痛苦的)是如何随着时间改变个人行为的这一点很感兴趣。这个方法基于这样一个观念,我们很容易辨别出已经学会的部分,这部分回报的奖励和惩罚引发了学习行为。教学者起的作用是安排外界环境来达到期望的结果。

行为学习理论是从一些个人的研究发展过来的,包括伊凡·巴甫洛夫的经典性条件反射(classical conditioning);爱德华·桑戴克(Edward Thorndike)发现刺激和后续反应或行为之间的关系会因行为的结果被加强或减弱;还有 B·F·斯金纳(B·F·Skinner)关于操作性条件反射的研究。更多关于这些研究的内容请参见本书第 7 章。

基于巴甫洛夫的研究,相关理论显示一个刺激事件发生会提示或引出学习者做出反应,因此,教学或条件作用是包含安排刺激物和反应事件两项内容的过程。这是一个以教师为中心的应对被动学习者的方式。

斯金纳的研究关注于行为和行为带来的结果之间的关系。斯金纳认为,人类的许多行为是自发反应(operants),而并不仅仅是应答反应(respondents)。某个行为会产生令人愉悦或不愉悦的结果,这些结果的作用经常被认为是操作性条件(operant conditioning)。学习包含着三个相关因素:刺激物(stimulus)、反应(response)和强化物(reinforcer),教学者必须合理安排这三个因素。期望的目标行为必须遵从强化刺激才能使这一行为继续。因此,如果期望的反应已经存在,那么强化刺激(比如一些小的目标)必须考虑到并明确。这也是一个以教师为中心的应对被动学习者的方式。行为主义并没有解释每种学习方式,因为它忽视了人脑的活动性。

在接下来的各部分,将会讨论一种行为可能导致的四种结果:正性强化、负性强化/逃避、处罚和废止。另外,还会讨论塑造和强化刺激的时机(timing reinforcement)。

10.3.1　正性强化物

行为学习理论中最重要的一项原则是行为随即时结果变化而变化。令人愉悦的结果被称为正性强化物(positive reinforcement),奖励或者任何一种可以被定义为能够加强并增加该行为的频率的结果。诸如工作完成得好受到了表扬、在学校拿高分、工资上涨等;还有代表性的正性强化物,如贴在图表上的小星星或笑脸贴纸等。当行为持续或随时间增加,行为发生者可能就会认为行为所产生的结果是正性刺激,强化了行为。比如说,吃东西时的愉悦感就是一个正性强化物,它使人们反复吃他们喜欢的食物。

然而,这些强化物是因人而异的,没有任何一个可以保证一直有效。例如,一名和上级关系很不好的员工是不会因为得到上级的表扬而受影响的;还有,一名营养师称赞某位一直听从他饮食方法的客户,可能并不会对另一位客户产生影响。人们必须重视那个能够增加期望行为频率的强化物,而专业营养人士能够找到某个个体的正性强化物,并帮助个体在生活中加入这个强化物。知识带来的影响也是一个有效的二级正性强化物。客户和从业人员需要知道他们正处在学习过程的哪一阶段,如果他们正确地认识到正在做的事情,也会正性强化这一行为。

给予表扬的方式也很重要,给予表扬的人必须是值得信任的。表扬需要针对明确的行为,这样被表扬的人才能明确理解他因为什么被表扬。"做得好"并不是一个有效的表扬方式,因为它不够明确,相比之下"谢谢你能按时完成额外的项目,你做得很棒"是一个更好的方式。

10.3.2 负性强化物/逃避

让人想要逃离令人不愉悦环境的强化物被称为负性强化物(negative reinforcement)。这类刺激也能增强行为,因为它会使人们从令他们不愉悦的情形中撤离。比如一个职员的上级总是发脾气,这个职员如果想要避免这种状态,他就会好好表现以取得上级的表扬,从而逃离这一困境。如果一些行为的停止,使得他们避免或避开了一些不好的事情,那么当人们在遇到相同困境时可能会重复这些行为。

10.3.3 惩罚

负向强化刺激应与惩罚区分,前者是加强某种行为,后者是弱化该行为。令人不满意的结果,也就是惩罚,降低了某种行为发生的频率甚至抑制了某种行为的发生。惩罚可能会以一到两种不同的形式出现。第一种形式是去除人们已有的正向强化刺激,比如特权,第二种形式是令人不满意或有害的结果,就像当一个人行为不当时就会受到责备。惩罚可以让人们避免将来再出现某种情况,所以指责一个没有成功减轻体重的客户是不正确的,客户会索性放弃减重计划以避免受到责备。

10.3.4 消退

当强化刺激被撤销后会发生什么?行为将会被弱化最终消失,也就是所谓的行为消退(extinction)。假如一个人开始一项训练项目或饮食控制,但是在进行过程中并没有持续的正向强化刺激,那么这个人可能会减少这种新开始的行为,并最终停止这些行为。

当行为不是所期望的,并且该行为的强化刺激可以被明确并去除,那么这个行为可能会停止。例如,一个职员吵闹时,如果其上级和其他的职员无视该行为,并不对该职员投以他/她所寻求的关注,那么该职员吵闹的行为可能会改变。相反,该职员上级关注的行为将会正向加强他/她不吵闹的行为。

10.3.5 塑造

用什么来作为客户的强化刺激条件,以及何时进行强化刺激也是很重要的。会有人等到期望中的行为已经完成时才进行强化刺激吗?不会!绝大多数人在学习新事物时需要强化刺激。为养成一个良好习惯而经历许多强化刺激的过程就是塑造,或者称为逐渐接近法(successive approximation)。它涉及强化刺激的整个过程,而并非仅仅得到一个好的结果。如果客户的目标可以被分解为一系列可以明确的阶段性目标或次级技能,随着各阶段性目标被达成或次级技能被掌握,客户会给出积极的反馈。

10.3.6 强化刺激的时机

即时的正向结果往往比那些延时的正向结果更有效,这是一个重要的原则。人们能更好地理解行为与结果之间的关系。因此,营养专业人员不仅仅要明确需要给予客户什么样的正向强化,更需要规划一个执行正向强化、培养良好习惯的时间表。这一概念解释了为什么改变人们的饮食行为很困难。通常,改变带来的正向结果(比如说减重或健康状况好转)是不会马上发生的,但是允许吃平时被禁止的食物却是更立竿见影的正向强化,因为这些食物吃起来味道好或者进食这些食物减少了饥饿感。进食是内在的强化刺激,也就是说,这个行为本身就是令人愉悦的。

还需研究强化刺激的频率。在某个行为产生变化的初期,每一阶段的成功都会成为促进学习的正向刺激,接下来,不同的或间断的强化将会带来更好的效果。当奖励被滥用时,它就失去了其本身的效果。因此,当一个人已经获得了一些奖励,奖励的频率应该变低。表 10-1 总结了一些本章中讨论到的理论要点。

【案例分析 2】
当你遇到这名客户时,你认为你面对的激励和挑战分别是什么?

表 10-1 学习理论和模型的要点

理论/模型	要点
行为理论	找出强化刺激
	明确他所处的阶段
	使用正向强化刺激
	称赞明确的行为,而不是泛泛而夸
	强化过程,直至完全掌握
	先连续强化刺激,后间断强化刺激
	忽略非期望行为
	避免惩罚
社交学习	成为榜样
	提供其他的榜样
	避免反例
	有新的可展示并实践的技能
认知理论	探索最前沿的知识
	获得并维持注意力
	提出问题
	使用目标设置
	使用重复和复习
	使用有意义的信息
	组织信息
	将新的信息添加至记忆网络
学习方式	明确学习方式的偏好
	提供几项学习方法或技巧

理论/模型	要　　　点
成人学习法	成人是自主的
	识别已有的经验
	使用参与性方法
	确定学习问题和项目的方向
	使用目标设置

10.4　社交认知理论

社交认知理论拓宽了行为学家的视野。20世纪70年代,建模理论之父Albert Bandura认为人们忽略了观察并模仿他人的行为,也就是间接通过他人的成功和失败学习。他始终认为,人们不仅仅是从外界的线索中学习,也会通过观察榜样或模仿(modeling)来学习。那些将注意力集中在其他人身上的人们会在脑中建立图像,分析、评估、记忆并做出决定来影响他们的学习过程。营养专业人士需要明确这一点并成为他们的模范。假如我们自己不能做到吃得有营养和坚持锻炼,又怎能期望别人这样做呢?

当媒体报道某个名人正在减肥并获得成功,许多粉丝就会模仿该名人的饮食。如果榜样是一个吸引人的、成功的、受人钦佩的名人,这当然是可取的,然后人们就会模仿这些行为,希望自己也能像那位名人一样减肥成功。

在小组学习(group learning)时,客户和职员可以向榜样学习。在向新员工展示如何使用厨房用具时,新员工会通过观察教员的行为来学习一部分内容,然后新职员模仿他/她所看到的东西。例如,在一个心脏病饮食营养互助小组中,人们可能会被影响,从而通过模仿同组中他人的成功经历来改善饮食。

人们也会通过观察反例来间接学习。当看到某些行为是无效的,或不赞同某种行为时,我们就不会去模仿这种行为。比如,一些人看到肥胖患者时,会产生"我永远都不会变成那个样子"之类的反应。人们会用超出自己本身的标准来评价(他人的)行为,并决定跟随哪个榜样。有时,新职员会模仿那些走捷径的、不遵循正确流程的人。举个例子,如果上级进行了额外的休息或是更长时间的午休,职员有可能就会认为这种行为是被允许的。

当营养专业人士想要人们把他们学到的知识或技能化为己用时,让他们练习并展示学到的技能就显得十分重要了,而不仅仅是在脑海中模拟使用知识或技能的过程。这体现了他们是否确实将学到的东西化为己用。举例来讲,营养专业人员可能想让正在学习如何选择不同食物来制定不同食谱的客户来模拟这一新的知识和技能;再比如说,一个新职员可以展示设备的正确使用方法,这证明他确实掌握了所学到的东西。如果一个人做得完全正确,他/她就会获得诸如表扬之类反馈和正向强化,自我效能和动机就会增强了。如果一个人只做对了一部分,那么就使用"塑造法",对他正确的行为给予正向强化,并帮助他改正剩下的部分。指导其他的人也是一种使用这些原则的方法,因为指导者需要成为新的榜样并指导他人的行为。

因为营养专业人士熟悉学习者各自的情况、学习方式和背景,每个学习者在经过营养专业人士建议后学习会变得更加有效。尽管每个人都处在不同的人生阶段,有着不同的动机,家庭和社交背景也不同,但是营养专业人士可以为每个人专门制定学习的干预策略。在一个多元文化的社会,需要营养专业人士能够了解集体风俗、传统和可接受的咨询方式(详见第 4 章)。

【示例】

"你早餐能吃什么? 是在餐厅里吃的吗? 是路上吃的吗?"

"食物标签告诉了你什么?"

10.5　认知理论

研究学习的认知心理学家们侧重于无法直接看到的精神活动,比如思考、记忆和解决问题。认知学习理论,是指人们学习和记忆新的知识技能时,从内在的、不可观察的心理过程解释学习,而不是外部事件引起的可见变化。

必需氨基酸谱和《美国农业农村部的膳食指南》,哪个学起来更容易? 昨天第一次使用的电话号码和昨晚晚餐吃的食物,哪个更容易记忆? 上述两个问题的区别在于,一个是死记硬背,即要求记忆与认知结构无关的事实,另一个是在不刻意记忆的情况下学习和记忆更有意义的信息,两者都很重要。

认知的观点认为学习是获得知识、记忆知识和使用知识的一种积极的内在心理过程,而不是受行为主义的外在环境刺激所影响的被动过程。人们追求目标、寻求信息、解决问题,并且重组记忆中的信息和知识。在思考一个问题时,解决方法可能会随着人们重组所知信息而闪现。

认知理论认为,个体在学习前已知已会的那部分是影响学习的一个重要因素。已有的知识对我们的学习、记忆和遗忘影响重大。记忆和遗忘是认知心理学中另外的话题。表 10-2 比较了本章所讨论的理论。

表 10-2　学习理论与策略

类　　别	行　　为	社　会　学　习	认　　知	成人教育法
教师的角色	安排环境以获得期望的响应	作为榜样	结构内容或基本特征问题	协调
	安排巩固	安排其他角色模型	组织知识	计划、实施、评估合一提供资源
管理	以教师为中心	以学生为中心	以学生为中心	以学生为中心

类　别	行　为	社　会　学　习	认　知	成人教育法
学习者的参与度	被动/主动	主动	主动,解决问题	主动
		模拟模型	验证假设	
动力	奖励激励	两者都有	内部	内部
		外部和内部		
	外部		设定目标	
学习观	死记硬背	观察别人	顿悟学习	执行任务
	主题方法		理解	解决问题
	不同情境下的实践		内在的心理过程	目标导向
策略行动	刺激—反应	社会角色	探究性学习	以问题解决和工作效能为目标
	行为目标	讨论	探索学习	
	任务分析	指导	模拟	
	能力	角色扮演	学会学习	
	计算机辅助学习			

"探索学习"是认知教学模式的一个例子,人们在自己积极参与学习时自发探索事物。这种方法是通过实验和问题解决,帮助人们分析和收集信息,而不是仅仅记住它。专业人员可以提供问题情境以激发客户提问、探索和尝试。

10.6　记忆

有很多关于记忆的理论解释了大脑是如何接收信息、处理信息、储存信息、保留信息,并在需要时提取信息。认知知觉理论(cognitive perception theory)认为学习是一种全或无的事件,而不是一种渐进的过程。过去的认知已经存在于记忆中,以备将来使用。如果没有先前的经验可借鉴(知觉缺陷,a perceptual deficit),学习者必须在教育者的帮助下建立一个框架。有了之前的经验,框架就已经存在了;如果当前的框架不正确,则必须创建一个新的框架。通过提问和倾听,营养专家可以发现学习者的参考框架,并在此基础上进行构建。策略必须符合客户的参考框架。教学涉及管理真实的或间接的经验,直到学习者发展成有洞察力、有观点或思维模式。这是一种以师生为中心的方法,通过合作和互动的方式进行调查和解决问题。

其他干预措施则基于认知-理性/语言学习理论(cognition-rational/linguistic learning theory)。经验储存于记忆之中。由此,人们可以组织、修改或组合记忆,从而产生新知识或更高层次的思考。推理技能可以分析经验和预测未来的结果。大多数行为源于对知识的认知分析,所以人们认为思想先于个人的行动。

消费者信息处理理论涉及消费者在决策过程中吸收和使用信息的过程。该理论指出,人们在任意时间处理、存储和检索信息的能力是有限的。在做决定时,他们只寻找足够的信息来快速做出选择。因此,信息应该是有组织的、有限的,并与个人的理解水平相匹配的,从而使人们处理时可以更轻松。例如,人们可能会寻找含有脂肪含量最低的冷冻甜点,记住他们对产品的满意程度,并决定是否再次购买。

为了增强记忆和推理能力,教学需要为新的经历和结构贴标签。有些问题可能属于认知缺陷,因此需要重新建构。例如,自我挫败和认知扭曲的客户需要进行认知重建,排除当前错误的想法,并引入新的观点(见第 8 章)。

专家希望人们不仅要获取信息、技能和培养正确的态度,还要记住和使用它们。由于人们整天都受到来自家人、朋友、同事、上司、报纸、杂志、电视、广播和互联网的信息轰炸,但如何能够记得住全部呢? 当然做不到,很多东西马上就会被忘记。

心理学家同意人们必须了解新的信息,学习和记住它。有些信息会派上用场或短期记忆(如约会的时间),使用后即被遗忘。当然,不是任何东西都会成为短期记忆的,除非人们注意到它,也就是说,当屏蔽其他刺激物后专注于某些刺激,并形成短时记忆。因此,营养专业人员首先要考虑的是获取和维持客户或员工的注意力和焦点。否则,他可能会在想别的事情。

有很多方法可以获得学习者的注意,比如使用媒体,应用明亮的颜色,提高或降低一个人的声音,使用手势,开始讨论某个问题,解释某个目的,多次重复某个信息,并说"这很重要。"获得某人对某一主题的兴趣并表明这个主题对他/她的重要性,同时把这一主题放在此人已经知道的内容的上下文中,都是有用的方法。专业人员应该指出信息是如何变得有用或重要的。

提问能引起好奇心和兴趣。使用开放式问题是一种获取额外信息的有效技术。这些问题通常始于谁、什么、何时、何地或为什么。比如,问一名新员工:"你对切片机了解多少?"或者问一名患有心脏病的新患者,"关于饱和脂肪和反式脂肪你知道什么?"问一问他们为什么认为学习这些信息对他们很重要,这可以迫使人们集中注意力。

10.6.1 工作记忆

人的思想就像一台电脑,它可以接收信息、执行操作以改变其形式和内容、存储信息,并在需要时检索它。但是并不是所有的信息或刺激都会被进一步处理,只有一部分信息或刺激会在某一特定的时刻被集中处理。

当一个人关注新的事物并思考它时,该事物就进入了工作记忆。然而,在一段时间内,可以被保留的新信息的数量是有限的,大约 5~9 个项目,保留的时间长度大概是 5~20 秒。一次又一次地重复一些新的东西,有助于使信息在短期记忆中保持更长的时间,比如你一次又一次地重复刚刚遇到的人的名字。但是如果你同时遇到五个不认识的人,就会有太多的新信息等待处理,造成负担。

除了重复,你也可以尝试将新的信息与当前长期记忆中的信息联系起来。分割,或组合个别的信息,也有一定的作用。比如,将电话号码 467 3652 变成 467 36 52。由于记忆力的限制,营养专业人员不仅要给客户提供口头信息,同时也需给客户提供书面的膳食指南。这是十分有用的,因为细节往往会很快被遗忘。

10.6.2　长期记忆

人们获得信息并运用技术将其"保存"成数字格式,以便稍后通过搜索存储内容来检索。为了将新的信息从工作记忆转移到长期记忆(long-term memory)中,人们使用类似的原则来组织它,并将其与已经存储在一个相互连接的神经元网络中的信息进行整合。长期记忆包括三个过程:通过将新信息附加到其他相关记忆上来编码新信息、存储新信息和检索新信息。但是,谁不能从记忆中分辨出烤箱里烘烤的巧克力蛋糕的味道呢? 因此,专业人士需要向客户明确说明什么是重要的,并且可能需要重复多次。这需要时间和精力去思考、领会其含义、去解释和体验,并引导大脑中的新知识的内在表达。

回忆死记硬背信息的能力是有限的,但有意义的信息则更容易保留。为客户和员工规划教育会议的意义在于使信息对个人有意义:以清晰和有组织的方式呈现,并将其与个人已经知道并存储在记忆中的内容联系起来;然后,人们可以将其与其他已知信息关联,并在必要时应用它。

听到的东西、看到的东西,或是既能看见又能听到的东西,哪一种更容易储存,且之后更容易检索到? 人们保留既能看到又能听到的信息的能力更加出色。有些人通过想象来帮助记忆。比如说,你能想象一下美国农业农村部的"选择我的餐盘"项目,或者食品标签的样子吗?

有各种各样的策略可以帮助人们记忆:专业人员可以通过在汇报的中间和结尾进行总结帮助人们记忆,重复和复习有助于保留记忆;你可以在讲义上放一个大纲,或者树立一个形象来组织信息;让人们积极参与对话,而不是被动的学习活动,以清晰、有组织的方式呈现信息,而不是罗列孤立的信息,然后,让参与者把信息翻译成他自己的语言,或者运用它解决问题,比如设计一个菜单,或者总结一下所说的内容,这样素材就具有了个人意义。

比起孤立的事实,人们更容易记住故事、比喻和例子。例如,在教育员工食品卫生规范时,使用实际爆发的食源性疾病事件是很有帮助的。当讲授饮食调整时,可以采用实际的客户案例。在与客户讨论膳食纤维时,可以举全麦面包和谷类、水果和蔬菜之类的例子。学习需要人们去理解信息,在脑中分类,把它融入一个整齐有序的模式中,并利用现有的信息来帮助吸收新的信息。

长期记忆需要将新知识与已知信息联系起来。信息一般存储在事实和概念相互连接的网络中。记忆中的每一个信息都以某种方式连接到其他部分。人们通过联想记忆事物,例如,"苹果"这个词可能与水果、红色或树木有关,但你不会把它和一只猫联系在一起。

如表 10-3 是一个关于水溶性维生素部分知识网络的例子。

表 10 - 3   水溶性维生素的食物来源

食物来源	维生素 B(烟酸)	维生素 C(抗坏血酸)
蔬 菜	谷 物	西兰花
动 物	猪 肉	—
水 果	—	橘 子

如果一个人已经掌握了这个网络,并学习了一些关于维生素 C 的新知识——例如,生卷心菜是维生素 C 的良好食物来源——很容易通过联想将其归档到现有的网络中。然而,如果一个人对维生素 C 一无所知,那么将新信息记录到长期记忆中就会困难得多。结果是它可能会被遗忘。

表 10 - 4 是关于食品卫生知识网络的一个例子。

表 10 - 4   病菌/细菌

沙 门 氏 菌	肉毒梭状芽孢杆菌	葡 萄 球 菌
食物来源	食物来源	食物来源
预防措施	预防措施	预防措施

对于食品服务人员来说,"病菌(germs)"一词可能比"致病细菌(pathogenic bacteria)"更有意义,更容易储存在记忆中,因为食品服务人员对后者可能不熟悉。如果术语可以被识别并建立在已有概念的基础上,那么添加新信息就更容易了。如果框架已经存在的话,添加一个新的术语,例如"大肠杆菌"或"甲型肝炎"将比一个新的更广泛的术语更有意义。

营养教育者需要花时间找出客户已经知道的东西,主动听取他/她使用的词语,识别其知识网络中的话题,问客户问题,并协助客户将新信息整合到其现有网络中。组织良好的材料比没有组织的材料更容易学习和记忆。人的学习动机是本能的、内在的,因为人们试图了解生存的世界正在发生的事情。

围绕某概念进行组织分析也帮助学习者将宏量信息分解成有意义的小单位信息。表 10 - 5 中的例子是围绕膳食这一概念进行信息的组织。

表 10 - 5   围绕膳食进行组织分析

早 餐	中 餐	晚 餐
时间/地点	时间/地点	时间/地点
菜 单	菜 单	菜 单
食谱/食物	食谱/食物	食谱/食物

提出问题可以帮助人们学习,可以通过询问的方式检查他们的所听和所学。

在教授概念的时候,我们需要使用大量的例子。如果专业人士直接讨论胆固醇、饱和脂肪酸、血糖、微生物、克、肉、质量改善等,客户或员工脑中会有什么样的想象和理解呢? 找出人们已有知识网络中使用的词汇或术语,有助于选择相应使用的例子。

【案例分析3】
    你计划告诉他做出一些改变,那么你会用本章的哪些原则来增强他对那些改变的记忆?

10.7　学习迁移

在进行人力资源管理时或其他情况下,经常被问到的问题是:"学习的内容举一反三了吗?"换言之,一个人能否接受培训情境中所学到的知识、技能、态度和能力,记住它们,并在新情况或不尽相同的情况下有效地应用它们,在一定程度上取决于所了解的技能或概念的情况与所应用的情况之间的相似性程度。应该教会人们处理他们可能在工作或在家中经常遇到的各种情况。一个人在运用所学知识或技能时可能遇到的一系列问题,从业者需要举出许多例子。当人们真正运用他们的新知识和技能来解决问题时,培训的迁移就得到了证实。

比如说,对一个正在进行饮食调整的客户来说,仅仅教授他哪些食物可以吃,哪些应该避免是远远不够的,教会他关于菜单的规划,适应当前或使用新配方,在餐馆选择合适的菜单和在超市购物时会读标签才是最终目标。利用知识或技能来解决问题,可以帮助人们应用他们所学到的东西,比如在餐馆里做些什么。以糖尿病患者为例,他可以将餐厅的一份意大利面的份额转化为交换列表中提供的食物,或者计算糖类的含量? 在杂货店购物时,能否正确识别一份食物的热量?

学习并不会自发迁移。对于员工来说,在实际的或模拟的环境中进行教学时,学习效果会得到加强。例如,收银员需要对他们在处理所有类型的交易时使用的设备进行培训。一项培训的成果如果没有迁移到工作中,可能是因为受训人员发现该项培训没有用,所以他们没有保留这个成果,或者工作环境或他的主管不支持新的学习行为。

由于大多数人认为对就是对,错就是错,有些人可能会避免回答问题或解决问题,以免犯错,这会带来心理上的不适。这意味着我们应该谨慎地处理错误的答案,尽一切努力保持个人的自我形象,避免让人感到尴尬。如果答案有一部分是正确的,那就专注于那个部分,鼓励人们多加阐述。如果完全错了,你可能会说,"也许我没有把问题说得很好",然后你可以改述。保持一种轻松的气氛,并表现出一种客观的态度是可取的。

10.8　成人教育学

除了学习行为理论和认知理论外,其他理论也探讨了成人和儿童作为学习者的差异。

作为专业人士,了解成年人如何学习将有助于你更好地教学。当你接受教导客户、患者或雇员的任务时,很自然地你会回想起自己过去被教导的经验。大多数教育经验来自教育学(可以被定义为教育孩子的艺术和科学),老师是权威人物,而学生则是服从分配和指导的下属。

成人教育对教育学的一些基本思想和方法提出了挑战。马尔科姆·诺尔斯(Malcolm Knowles)把注意力集中在教育成年人的信念上,而不是教育学,他运用了"成人教育学"这个词。他认为成人学习者的基本假设与儿童不同。他把成年人视为学习的共同伙伴。以下是关于成人学习者的主要假设。

- 成年人开始意识到学习的必要性。他们努力学习他们认为重要的东西,而不是别人认为重要的东西。
- 在成年时期,自我的概念从一个依赖的学习者转变为一个自主的学习者。成年人在学习上有自主权。
- 扩展的经验是一个不断增长的学习资源,可以与他人分享。
- 学习意愿事关成人自身发展。学习应该与他们的需要联系。
- 成人学习是以问题为中心的,而不是以主题为中心的;以现在为中心,而不是面向未来的。成年人追求能立即解决问题的学习方法。
- 成人学习动机更多来自内部,而非来自外部。

10.8.1 须知

在学习新事物之前,成年人必须意识到有必要了解它。他们需要了解现在的水平,并了解到达到更高水平所需要的知识或技能。例如,对客户来说,这可以提高他们的健康和生活方式的质量;对员工来说,这可能意味着他们会更积极、更有成效地工作。

10.8.2 自我概念

童年是一段依赖的时期。随着一个人的成熟,自我概念的改变,个人变得越来越独立和自主。最终,人们做出自己的决定并管理自己的生活。一旦成年,人们在学习经验中更倾向于独立自主。被当成一个依赖的孩子的任何教育经历都是对自我概念的威胁。消极的感觉可能会产生怨恨、反抗或焦虑,最终干扰学习。

10.8.3 经验

与儿童相比,成人有更丰富的经验,他们将这些经验带入到新的学习环境中。这种背景是一种学习资源。忽视成年人过往经验的数量和质量可能被误认为是要拒绝他/她。员工曾经的工作经验可能成为学习的基础。

例如,在与一个患有 5 年糖尿病的患者讨论饮食变化时,营养顾问应认识到患者已有丰富的经验。忽略客户以前的经验,从基础开始指导可能会惹恼客户,或者可能会引起客户的反感,并可能在学习过程中设置障碍。在成人教育中,诸如讲课等教学方法被弱化了,取而代之的是更多地参与式方法,这些方法利用了一个人的丰富经验,如小组讨论、解决问题的活动、角色扮演和模拟。将所学到的应用于个人日常生活的实践既适宜又有用。

10.8.4　学习意愿

儿童和成人的学习意愿间存在差异。儿童之所以被认为愿意学习是因为他们有必须学习的科目和来自老师及家长的学业压力。而成人没有这些学业压力,他们愿意学习是因为他们必须学习来行使自己的社会角色——作为配偶、雇员、家长等,或者为了在生活的某些方面可以更高效地处理问题。

对成年人的教育应该符合他们的个人学习意愿以及获得某些知识的需求,当然学习时间的选择也应该与意愿相符。当人们遇到必须解决的问题时,他们会寻求信息并且愿意学习。比如新进职员可能会愿意了解自己的工作职责而不是公司的发展史。客户也不会愿意学习饮食的改变,除非意识到他们的身体状况和未来的健康情况需要他们这么做的事实。

10.8.5　以问题为中心的学习

孩子的学习是以学科为导向的,而成人的学习是以完成任务和解决问题为导向的。这些学习途径的差异关乎不同的时间角度。因为孩子学习的是可能在未来用到的知识,所以这种以学科为导向的学习或许是恰当的。而成人想要学习是因为他们当下需要学习来满足解决问题或者完成任务的需求。言下之意是,成年人学习的内容要与学习者当下处理的问题或计划相关。成年人在他们想学习的时间学习他们想学的内容,而不管其他人希望他们学什么。

10.8.6　动机

来自父母、老师或者分数的竞争等等这些外界的压力是激励孩子的主要方式。而对成人而言,更强有力的推动力是内在的,譬如认同感、工作上的晋升、自尊心和对于更好的健康状态以及生活质量的渴望。

在多种教育理论中,诺尔斯(Knowles)提出了一种比较合适的学习方法。他建议,学习者应该感受到学习这些内容的需求,并且将一切学习经验中的目标理解为自己的目标。在开始新的学习之前,成年人首先要弄清楚,他们为了什么而学习。他们应该积极投入学习的计划、执行和学习效果的评估来增加对学习的投入度,并且这些学习过程应该利用他们个人的生活经验。正如在第11章里讨论的,学习者的身心都应该处于舒适的环境中。专业人士和学习者之间的关系应该具有互相尊重、信任和帮助的特征,并且学习氛围应该鼓励自由地发言和接纳不同意见。

这些接受成人教育法的教育从业者与其说是老师,更偏向于是学习的促进者或促使改变发生的人。从业者可以使学习者融入学习的过程并且提供获取知识、信息、技能的资源,同时维持一种支持学习的氛围。

总体来说,没有单一的教育学习理论或模式可以促进学习或者行为的改变。然而,从业者所偏好的教育理论毫无疑问地将会影响他们教学的方式,以及他们与客户之间的关系。如果呈现的信息如健康信念模型中所提及的那样强调行为的个人结果,而且与个人的改变阶段相适应,那么个体和团体更可能得到激励。所以,应该安排适合个人需求和兴趣的正向强化。

【案例分析 4】

你对随访的建议是什么?

10.9　学习方式和教学方式

教育和学习的方式都会影响客户的学习过程。

10.9.1　学习方式

人们都有自己偏好的学习方式。学习方式对于处理新信息的效率有很大的影响。我们每个人都有自己特殊的学习和教学方式。考虑一下最有利于你学习的方法和你处理、记忆新信息的方法。如果回忆一下你在学校的经验,你会更喜欢某些教学方法,并且以这种方式所教授的内容经过处理后,会更长久地被记住。

不同的人有其特有的学习方式,包括对内容的偏好、传授的方式、学习环境和教学技巧等。学习方式的偏好被定义为“偏爱的学习方法,例如,喜欢通过画面而不是文字学习、喜欢和他人一起学习而不是独自学习、偏爱成体系或不成体系的学习等”,重点是学习者和学习环境。

不同的学习方式反映了学习者对于各种教学内容的偏好和处理能力的差异。人们通过感官进行认知。比如,通过阅读学习(视觉学习者)的杰出学习者,可能在手工和别的一些其他人(触觉/动觉学习者)擅长的部分做得并不好。有些人可以通过听授课、参加小组讨论或者充分讨论、思考某件事情很好地学习(他们属于听觉学习者,自身的讨论过程可以加深记忆)。这些学习上的偏好会影响学习者学习的效果,所以这对施教者有着很重要的意义。学习者会被分为听觉学习者(思考手边的话题的人)、视觉学习者、触觉学习者(通过触觉判断的人)和实践学习者(喜欢积极参与操作的人)。

影响学习方式的因素包括认知、情感和环境因素。认知因素是人们在思考和解决问题方面的偏好。那些通过经验思考的人更倾向于多维地考虑现实,他们会推论和分析正在发生的事。另外一些感觉(情感)为主的人更倾向于通过具体的、实际的动手经验来学习,并且他们更凭直觉。有些人通过思考学得最好,另一些人则通过检验理论或者自我发现、倾听和分享想法学得最好。

【自我评估 1】

你所偏好的学习方式是哪一种? 你所偏好的教学方法是哪一种? 请描述一下你所喜欢的学习环境。

除了认知方式的不同,人们处理信息的方式也不一样。有些是思考型的,他会观察所发生的事情并且对此进行思考;而有些人是实践型的,他们更喜欢直接着手尝试。举例而言,在学习如何使用一台电脑的时候,有些人会先阅读相关的说明,而有些人会直接开始尝试不同的功能。而就学习环境而言,有些人需要绝对的安静;有些人可以屏蔽外界的干扰;还有些人喜欢在学习的时候有些声音,例如打开收音机或者听听音乐。学习者所偏好的方式会随环境而改变,这些会受一些主观因素和学习技巧的影响。

学习方式受个性作用影响。一个人的性格会影响他对干预方式的偏好。比如外向的人会更喜欢和团队一起学习,而内向的人更喜欢听课、单独学习并尝试学习内容的过程。通过感知学习的人需要事实和细节,通过直觉学习的人则需要了解概貌并且可以着手参与。喜欢思考的人需要简明扼要、有逻辑的信息,而喜欢尝试的人则需要一种不会对自己和他人产生影响的改变方式。有较强判断力的人相信根据原则可以给他们所做的事情构建一个框架,而相信感觉的人认为自我检测太公式化了。

当可以对学习者的学习方式有一个专业的判断并且有一个良好的教学环境的时候,教学的效果会被优化,学习者的表现也会更好。尽管同一个人也可能有多种的学习方式,但是通常有一种占据主导地位。为了测定学习方式,研究人员已经列出了一些目录。尽管可能有所帮助,但是目录被认为依旧缺乏可靠性和有效性。

老师可以通过观察学生的学习方法和向他们提问其偏好来判断他们的学习风格。例如,可以问"你是更喜欢通过阅读、观察、倾听还是实际的操作来学习呢?"或者"你喜欢独自学习还是进行小组学习呢?"由于人们会通过不同的方法学习(仔细思考、亲身实践、解决问题、实验、试验和犯错、阅读材料和对自身的观察),所以无论是否训练雇员,还是设计成年人的营养教育计划,专业人员都应该用不同的方法提供新的信息。由于偏好的学习方法会因为环境而改变,提供多样的用于获取知识和技能的技巧和方法可以使学习者至少在某些时候可以通过自己喜欢的方式学习。

【案例分析5】
　　最适用于理查兹先生的学习方式是什么?

10.9.2　教学方式

教学方式会对学习有很大影响。教学方式取决于一个教师所偏爱的教学方法、活动、教学材料的组织以及与学生之间的互动等。人们可能被分为以教师为中心的或者以学生为中心的。以教师为中心的教学方法通常与斯金纳学习理论联系在一起,并且假设学生是被动接受知识并对环境中的刺激产生回应的角色,这是现在的主要教学方法。而以学生为中心的教学方法,例如诺尔斯的成人教育法,是假设学习者是积极主动,并且会为他们自己的行为负责的。关注点在于学生和他们的需求,而不是所学习的内容。

有证据表明,老师们会根据自己偏好的学习方法来选择学习活动,但实际上他们应该根据学生偏好的学习方式进行选择。你是以你曾经被教的方法来进行教学的吗?你把自己看作一个专业人士还是一个学习的推动者？好的老师会通过自我评价来寻找更好的教学方式,并且使其与学生的学习方式相适应。

教育学家科斯塔(Costa)和考力克(Kallick)推荐"思维的 16 个习惯。"(见表 10-6)这些习惯对于老师和学生解决问题的能力以及以实效性为导向的行为有帮助。对于处于慢性疾病状态的客户,鼓励他们养成这些习惯行之有效。

表 10-6　思考的习惯

序　号	思　考　习　惯
1	坚持
2	控制冲动
3	带着理解和同理心倾听
4	灵活思考
5	反思思考(元认知 metacognition)
6	追求精确
7	质疑并提出问题
8	将已有的知识运用到新情况中
9	清楚、准确地思考和交流
10	多种途径收集数据
11	创造、想象和创新
12	带着好奇和敬畏给予反馈
13	承担风险
14	幽默
15	交互思考
16	持续学习

注:修改自 Costa A, Kallick B. Learning and leading with habits of mind: 16 essential characteristics for success[M]. Alexandria, VA: Association for Supervision and Curriculum Development,2008.

10.10　创新扩散理论

创新扩散理论在社区这样的大环境中很重要,因为在这些环境中人们可能会依赖大众传媒和网络作为信息来源。这个理论分析了新的想法和实践是如何被交流和传播到社会系统的成员,这些途径可能是计划好的也可能是无意识的。成年人接受例如像健康的饮食模式这样的新的想法和实践的过程包括五个创新决策的步骤。

(1)创新的知识:人们开始了解一个新的想法、实践或者步骤。

(2)劝说:对已了解的创新持喜欢或不喜欢的态度。

(3)接受或拒绝:参与试验性活动以决定接受或反对这个创新。

(4)新想法的实现:将想法付诸实践。

（5）对决定进行确认：寻求更有力的支持点，并予以持续评估。

比如，人们对食物营养标签和美国农业农村部的"选择我的餐盘"项目做出判断时，需要基于现有知识形成认知，进而决定接受、拒绝或进一步使用。只有这五步都完成，营养教育和雇员教育才算完整。人们只会为了满足基本的生存需求或实现自身目标才会学习自己想学的内容，并接受新的行为方式。

创新的特征会影响人们在第二个步骤的决策。如果它比现有的更加有利，如果它不违背当下的信仰、价值观、习惯或行为，如果它很容易被理解和使用（复杂程度低），如果它可能被尝试（可试用性），如果它可以被观察（可观察性），这种创新行为更容易被接受。期望只通过短期的教育活动就让人们接受新的行为模式是不现实的。短期的干预应该以一两个改变为目标，而不是整体的改变。相关文献中反复强调积极的自我形象和自身观念的重要性。

【案例分析 6】

在与客户的会议上写下证明文件，其中将营养照护模式列为可行行为。

10.11　以科技作为学习工具

随着各种新的科技手段的出现，专业人士和客户都有多种高科技产品，例如智能手机和平板电脑，将这些用作学习工具十分重要。金塔纳（Quintana）和他的同事们认为这些科技的运用应该是以学生为中心的，并能帮助师生互动。在软件设计中运用"框架搭建（scaffolding framework）"技巧通过三个途径帮助学习。即软件应该让学生进行意义建构（sense making）、过程管理、反馈和融合（reflection and articulation）。

【自我评估 2】

你有哪些将科技用作学习工具的经验？

10.12　总结

有效的教育是建立在理论之上的。没有单一的理论或者模式能帮助所有人学习或者改变行为；当然，也有机会将这些理论应用于个别情况。本章着重于一些尝试解释人们包括行为、社会认知和认知理论的学习理论。本章讨论这些理论和一些其他的话题，包括成人教育学、创新的传播、把科技作为学习的辅助工具、学习方式、教学方式以及如何在新的情况下使用这些学习方法（使营养相关从业者在工作中面对客户和职员的时候有多种的方法可以使用）。此外，关于记忆的部分讨论了人们如何记忆新的信息。

10.13 回顾和问题讨论

(1) 在学习的内容、巩固作用、应用和合适人群方面比较学习行为和认知理论。

(2) 区分四种结果及其对行为的影响。

(3) 时机掌握和强化有什么影响?

(4) 如何鼓励客户或雇员坚持这些行为?

(5) 什么是模型构建?

(6) 你今天是否能想起昨天学的东西?

(7) 什么可以让你更容易地学习和记忆信息?

(8) 哪些策略加强了长期记忆?

(9) 成年学习者和儿童学习者有什么不同?

(10) 接受创新包含哪些步骤?

(11) 什么是学习方式和教学方式?

10.14 建议活动

(1) 将以下例子 A 到 C 与这些影响相匹配。

_____ 积极的强化

_____ 消极的强化

_____ 惩罚

A. "就你现在饮食而言,你应该知道一些比吃炸鸡和薯条更好的饮食习惯。"

B. "今天下午学到新程序的员工晚上回家后不需要任何复习。"

C. "祝贺你成功。我为你感到骄傲。"

(2) 以下哪项会引起学习积极性消失?

A. 不奖励反馈

B. 惩罚反馈

(3) 根据认知学习理论,以下哪项描述是正确的?

A. 学习包括随意的联系。

B. 学习包括可被整理成更普遍分类的特殊信息。

C. 学习包括观察和模仿。

(4) 认知教育认为。

A. 新信息和知识应在先前知识的基础上以新形式呈现。

B. 新信息知识独立于先前的知识。

C. 只要有奖励,新知识以何种形式呈现不重要。

（5）小组内讨论每个人的积极的巩固、消极的巩固、惩罚和学习积极性消失的经历。

（6）小组内讨论每个人加强新信息记忆的技巧。

（7）小组内讨论偏好的学习方式和环境。

（8）和一个搭档进行角色扮演。一个扮演执教的专业人员，另一个扮演客户。运用创新扩散理论进行读标签部分的教学。

参考文献

1. Wilson B. First Bite：How We Learn to Eat[M]. New York，NY：Basic Books，2015.

2. Woolfolk AE. Educational Psychology[M]. 11th ed. Boston，MA：Pearson/Allyn & Bacon，2010.

3. Health Canada. Eating well with Canada's food guide[EB/OL]. http：//healthycanadians.gc.ca/eating-nutrition/healthy-eating-saine-alimentation/food-guide-aliment/index-eng.php. [2015 - 11 - 15].

4. United States Department of Agriculture. MyPlate[EB/OL]. http：//choosemyplate.gov. [2015 - 11 - 15].

5. Glanz K，Viswanath K，eds. Health Behavior and Health Education：Theory，Research，and Practice [M]. 5th ed. San Francisco，CA：Jossey-Bass，2015.

6. Caine RN，Caine G. Natural learning for a connected world. Education，technology，and the human brain [M]. New York，NY：Teachers' College Press，2011.

7. Taylor K，Marienau C. Facilitating learning with the adult brain in mind[M]. San Francisco，CA：Jossey-Bass，2016.

8. Scott D. New Perspectives on curriculum，leaning and assessment[M]. New York，NY：Springer，2016.

9. Kliveri M. Bridging competence and skills gap in food safety with continuing professional development [J]. Perspect Public Health，2014，134：194 - 195.

10. Dunn J. How I did it ... The CEO of Bolthouse farms on making carrots cool[J]. Harv Bus Rev，2015，93：43 - 46.

11. Wittner J，Renkl A. How effective are instructional explanations in example-based learning? A meta-analytic review[J]. Educ Psychol Rev，2010，22：393 - 409.

12. Pleschova G，McAlpine L. Helping teachers to focus on learning and reflect on their teaching：what role does teaching context play[J]. Stud Educ Eval，2016，48：1 - 9.

13. Knowles MS，Holton EF，Swanson RA. The adult learner：the definitive classic in adult education and human resource development[M]. 10th ed. Houston，TX：Gulf Publishing，2005.

14. Lucas RW. Energize your training：creative techniques to engage learners[M]. Alexandria，VA：ASTD Press，2010.

15. Schunk DH. Learning theories：an educational perspective[M]. 7th ed. Old Tappan，NJ：Pearson，2016.

16. Paolini A. Enhancing teaching effectiveness and student learning outcomes [J]. J Effective Teaching，2015，1：20 - 33.

17. Halem CJ，Searle NS，Gunderman R，et al. The educational attributes and responsibilities of effective medical educators[J]. Acad Med，2011，86：474 - 480.

18. Costa A, Kallick B. Learning and leading with habits of mind: 16 essential characteristics for success [M]. Alexandria, VA: Association for Supervision and Curriculum Development, 2008.

19. Glanz K, Rimer BK, Viswanath K. Health behavior and health education: theory, research, and practice[M]. 5th ed. San Francisco, CA: Jossey-Bass, 2015.

20. Sawyer K, ed. The Cambridge handbook of the learning sciences [M]. 2nd ed. New York, NY: Cambridge University Press, 2014.

21. Quintana C, Zhang M, Kracjcik J. A framework for supporting metacognitive aspects of online inquiry through software-based scaffolding[J]. Educ Psychologist, 2010, 40: 235 – 244.

11 计 划 学 习

学习目标

- 区分教和学
- 对计划有效的教育研讨课所需步骤进行描述
- 对制定绩效目标的过程进行讨论
- 基于罗伯特·马杰的目标的三个组成部分编写绩效目标
- 比较学习的三个范畴，并编写绩效目标
- 制定一份食物和营养访谈问题清单，并进行排序
- 根据受访者的言论判断不同的反应
- 应用面试技术进行食物和营养访谈

案例

保罗·费舍尔(Paul Fisher)负责一所城市高中学校的午餐计划，该学校共有 3 000 多名学生。工作六个月来，他注意到学生的饮食并不均衡，他们经常会扔掉部分食物，浪费粮食。在计划相关营养教育前，保罗·费舍尔先决定找出导致学生选择不健康食物的可能影响因素。

如果你不确定要去向何处，你很有可能最终去往了另一个地方。

——罗伯特·马杰

If you're not sure where you're going, you're liable to end up someplace else.

—Robert Mager

11.1 前言

营养从业者一定要有规划地进行有效学习。全世界获认证的相关高等教育项目都含培养未来从业者所需的能力以发挥其在营养教育、健康促进和疾病预防等领域的作用。这些能力包括：一方面要运用现代信息技术计划口头/书面的专业学习情景并将其付诸实施，另一方面又要结合适当的计划教学和行为改变理论以促进知识和技能的运用。大多数营养领

域专家的主要职责是教学,如临床、社区、教育、咨询、管理和私人诊所等领域。联合委员会(Joint Commission)是美国最大的医疗保健认证机构,通过该机构认证的医疗机构必须向患者及其家属或与患者有关的重要人员提供针对其所需的教育及医疗记录文件。

教学的首要目标是促进学习。学习行为可发生于个人情景或群体情景中。学习地点有非正式和正式场合,范围十分广泛,不仅包括住院或门诊、急性或慢性疾病、辅助生活和家庭护理、公共卫生和政府项目以及社区活动等场合,还包括学术活动、工作场所、学校、健身俱乐部、超市、健康促进、互联网等媒体外展服务。

学习群体范围也极其广泛,包括患者、客户、员工、家长、护理者和家庭成员、护士和医生、学生、实习生和实习医生、教师、专业人士辅助者、治疗师、卫生部门人员、运动员、消费者、食品服务人员及普通大众。

管理人员通过培训、继续教育和员工发展等途径对员工进行教学,人力资源对员工进行工作职责的培训。员工的在职绩效必须达到公司可接受的标准,并要求定期提升其知识和技能。管理者有责任去了解员工的培训需求,并保证其需求得到满足。员工虽然知道正确的工作步骤,但并不总是按步骤做事,这表明改变一个人并不容易。

营养教育者向客户和患者介绍防治心血管疾病和糖尿病等疾病所需的营养和预防保健策略以及饮食调整。营养教育者可能某一天向一名50岁的男子介绍食物中的脂肪酸和胆固醇;第二天,他或许在和一名18岁的孕妇讲授产前营养的知识;第三天,她有可能在向运动员讲解运动前后及运动期间的营养需求。但营养教育如果不能起到改变人们购买、消费食品和饮料以及饮食习惯的作用,便无法达到改善健康的目的。

"教"和"学"这两个词的意义是不同的。有些人会存在这样一个错误观念,认为只要自己传授知识了,受众群体或个人就会自动学习,并将学到的东西应用于合适的情景。比如,营养教育者会向孕妇解释美国农业农村部"选择我的餐盘"项目以及该项目为何对菜单规划具有重要作用,并发给她印刷的宣传资料。被动学习者可能不会参与这个学习过程。而且由于这个学习过程不需要个体做出食物选择或菜单计划,个体无法真正体会该部分学习内容。仅知识本身是无法保证能改变个体对食物的选择。教授事实信息不应误认为等于教育。"教"一词是指教育工作者对知识的需求以及对知识传授过程中技巧使用的评估。而教育是指在社会大背景下知识或技能的传授或获取的过程。教育的目的应是帮助人们解决问题和挑战以适应环境。

学习是指人们获取和储备知识、态度或技能并因其教育经历而改变行为的认知过程。行为的改变可能与知识、态度、信仰、价值观、技能或绩效有关。第10章介绍了学习的原则和理论。本章旨在讨论计划学习这一模式或框架对有效教育的促进过程。

11.2　教和学的环境

教育环境由心理环境和物理环境两部分组成,两者对改善教学和学习至关重要。

11.2.1　心理环境

学习的心理环境至关重要。一个互助友好、包容错误、尊重个人和文化差异的环境会使人们感到安全和被接纳。教育者应创造一个鼓励提问、开放的学习氛围，直接称呼学习者的名字，并尊重他们的观点。

在小组教学中，应鼓励学习者在第一堂课上就做自我介绍、相互认识，促进同组学习者间的协同合作和互助。为促进学习，应尽量减少学员间竞争以减少其焦虑感。相比为成人学习者提供正式、权威的学习环境，为其提供互助友爱的非正式环境能产生更满意的结果，这是因为许多成年人除了接受早年的课堂教育外，可能再也没有接受过其他正式的学习。

11.2.2　物理环境

提供良好的物理环境，包括温度适当、照明良好、通风、座位舒适，以创造促进学习的条件。说话以及教学环境产生的噪声可能会分散或干扰学习者的注意力。要保证每个人都能看到并听到所有人的声音。尽量使各组员围坐在桌旁或围坐成圈，这样组员间可进行眼神交流，促进互动；尽量使组员避免排排坐，否则组员只能看到前位组员的头部，而无法进行眼神交流。

11.3　实现有效教育的步骤

满足成人学习者需求的成功的教育工作包括以下七个相互关联的步骤。该七大步骤一起形成了一个学习规划、实施和评估的框架或模型。

（1）评估个人或群体的学习需求（预评估）。

（2）基于学习三要素编写可行、可衡量的绩效目标，且这些目标可在规定的时间段内完成。

（3）根据对学习者的评估结果和绩效目标确定教育内容。

（4）选择与绩效目标相符且适合个人或群体的教学方法、形式、材料和资源。

（5）实施学习体验（干预），并为学员提供实践新知识的机会。

（6）坚持在规定的时间间隔内对学员学习情况和结果进行评估，包括重新评估学习需要（后评估）。

（7）记录教学的结果。

本章讨论规划学习的三个步骤（步骤 1～3）：① 评估学习者需求；② 编写绩效目标；③ 确定教学内容。第 12 章将讨论实施和评估学习的四个步骤（步骤 4～7）。

【案例分析 1】
　　列出一些指导规划和建立目标的初步方法。

11.4　进行需求评估

教育的第一步是对客户或员工实施预评估或需求评估。预评估是通过教学前收集数据以确定教学出发点的诊断性评估。预评估要根据学习者的各方面情况对其进行分组,包括现有知识、技能、能力、资质、兴趣、个性、教育水平、读写能力、年龄、性别、职业、文化程度、生活方式、健康问题以及学习的心理准备(改变阶段)。人人都是独一无二的个体。人们当前所知与应知之间的差距即为学习需求。这个差距也可能表现在员工的实际表现和雇主对其预期表现之间的差异。

(应具备的知识、能力、态度或绩效)−(当前具备的知识、能力、态度或绩效)
＝学习需求

预评估的目标是评估学习者现有知识和经验的水平,以确定学习内容的初始水平。例如,对比一名知道如何计算碳水化合物的糖尿病患者和一位刚确诊的糖尿病患者,教育家为前者制定的学习内容的初始水平会高于后者。提前确定学习者知识水平十分重要,否则教育者将重复学习者早已了解的内容,这不仅会浪费双方的时间,而且可能使学习者感到无聊或无法专心听课。

教育计划的基础是了解客户或员工的需求以及他们预评估的结果。预评估数据通常有多种来源,包括口头访谈或记录审查等。双方的首次交谈将对学习者的智力和阅读能力进行评估以初步判断教学方式。

提问应该基于学习者需要知道或想知道的内容。有一点很关键,即提问要多倾向于涉及学习者的自我评价以及教育者对其知识的客观看法。

【示例】

"你节食过吗?"

"哪些食物富含钾?"

"你的饮食和健康之间的关系如何?"

"你之前对食物进行称重吗?"

"你家里的餐具规格如何?"

"你家里有烤箱吗?"

心理预评估对了解客户/员工关于健康和营养的态度、动机、改变的意愿和学习的意愿也十分关键,以上因素都会影响其行为。态度被认为是行动和改变的倾向。人们经常不听从卫生专业人士的建议做出改变,这并不是由于知识缺乏导致。问题在于情感领域或个人的态度、价值观和信仰,这也是解决问题的所在。

饮食行为由许多动机决定。学习者了解营养信息并不一定就能将其运用到改善食物选择上。动机既是促进学习和行为改变的原因,也是结果。外在奖励,例如同行的正强化鼓励或赞美、员工晋升或加薪,或货币激励促进参与度都可能影响学习。对成人而言,外在奖励或许更能激发其学习兴趣,这是因为成人学习者一般都高度讲求实效,他们希望获取实用的信息,而这些信息可以转化为促成其完成重要或有价值之事的知识和技能。教育者必须在上课之前确定学习者所处的环境以及所持的态度、价值观和需求。

例如,刚得知自己确诊慢性疾病的住院患者可能更加关注自身,而非疾病知识。患者可能会想"为什么是我?""我做了什么要受到这种惩罚?""这个病会对我工作、生活方式、婚姻产生什么影响?",此时,患者不需要立刻了解营养知识。一新入职员工在上岗培训的前几天高度焦虑,对其培训学习也产生了影响。只要有领导在做培训,他就会焦虑紧张,想着"领导对我的印象会是怎样?""我要是听不懂肯定显得很愚蠢,所以还是装作自己懂了吧。"这些情绪都会阻碍学习,一定要在教学前就发现学习者的这些情绪,并进行舒缓或消除。

在较为正式的情况下,教学者可采取预评估问卷或测试来判断知识差距,将教学前测试所得的知识差距与教学结束后的测试结果进行比较。若教学者不了解学习者的知识水平、能力、价值观,很有必要进行预评估。除预评估问卷或测试外,还可采用调查问卷、焦点小组或电话访问调查等方式进行预评估。

员工培训和发展项目的计划要符合公司当前和未来的标准。公司须对员工进行具体技能的培训,且在资深人员的指导下,使员工达到公司认可或符合认证的质量标准。对于分配了新任务(晋升或转职后)的新老员工,对其培训需保持连续性。

培训需求评估是指对(客户或员工)当前表现和预期工作表现之间差距的评估:"员工要圆满完成工作需要具备哪些知识、技能、能力和态度?"评估数据可通过多种渠道获得:直接观察工作,对管理者或员工就其需求和问题进行结构化访谈(structured interviewing),观察员工做对特别是做错的地方,审核各类报告(事故、不良事件、申诉、营业额、生产力、质控和质保),进行员工态度调查。该评估只涉及评估结果,不涉及评估方式,方式将在后面的计划过程章节讨论。

【案例分析 2】

费舍尔可以考虑采取什么方法来评估高中生不健康饮食的成因?他应该收集什么信息?

11.5 制定绩效目标

制定绩效目标即通过书面方式对学习内容进行确切描述。绩效目标明确了教学目的,有助于计划、实施和评估学习。教育者需先确定教学内容,再选择相应的最佳教学方法、形式和工具。本章使用"绩效目标"(performance objectives)这一表达,教育文献也使用"行为性的(behavioral)"和"可衡量的(measurable)"目标替代"绩效目标"。

清晰明确的绩效目标向学习者传达了教学的预期结果,规定了教学结束后学习者需达到的预期行为或能力水平。编写绩效目标有许多好处,教师和学生都可从中受益。其一就是可使学习者更明确学习内容。此外，明确的绩效目标是设计和实施教学、选择适当的教材以及评估目标实现与否的前提。人们在提前了解学习内容后，对新知识也更易接受，也不必一直猜测学习内容和学习重点。

绩效目标的编写要以学习者而非教育者为中心。举个失败的绩效目标："营养从业者教授客户饮食知识。"需注意到以上这个目标不是以客户或学习者而是以从业人员为中心。以下是个较为成功的绩效目标，因为它以客户为中心：教学结束后（何时），客户（谁）能参考低钠饮食标准计划合适的菜单（做什么）。

罗伯特·马杰制定了一条十分有用的绩效目标编写指南。他表示，编写可衡量的绩效目标的关键在于选择描述预期结果的动词。一些动词表述不清，容易被误解，如下列目标所示。

知道（To know）：学习者能知道有哪些含钾食物。

了解（To understand）：学习者能了解在服用特定药物的同时还要每日食用富含钾的食物。

明白（To appreciate）：学习者能明白遵循饮食指导的重要性。

"知道"这个目标是指学习者将会购买富含钾的食物，还是能告诉朋友哪种食物富含钾，或者在食物的营养成分表上找到钾，"知道"一词在这里表意不清。"了解"可以表示学习者能想起这么做的原因，或能阅读相关文章，或是能将知识运用到具体的情况。其实，"知道""了解""明白"这些词都过于含糊不清。

选择的动词要能描述学习后能做什么。注意既然要描述学习者将能做什么，"学习后（时间），个体（谁）能够做什么（做什么）"要置于目标表述句子的前面。另一个方法是以行为动词开头。我们将对上述前两个不理想的绩效目标例子进行改写。表 11-1 总结出表述更为清楚的动词，以下举例的动词也属此类。

想起（to recall）：能说出五种富含钾的食物。

解释（to explain）：能解释为什么要食用富含钾的食物。

解释（to write）：能写下"选择我的餐盘"项目中富含钾的食物。

比较（to compare）：能比较成年女性和怀孕女性之间不同的营养需求。

找出（to identify）：能找出菜单上允许吃的食物。

解决或使用（to solve or use）：能计划包含五份水果和蔬菜的一日菜单。

证明（to demonstrate）：能证明会使用搅拌器或者能在超市里挑选出低脂食物。

操作（to operate）：能用厨房设备称重食物。

罗伯特·马杰称把握好以下三个特点对有助于提高绩效目标的编写：① 行为（performance）、② 条件（conditions）、③ 标准（criterion）。"行为"指完成学习后能做什么，"条件"指绩效的条件，"标准"指绩效要达到何种程度才算符合要求。表 11-2 是对绩效目标编写的三个部分的总结，有些绩效目标编写时无须包括条件和标准。一般而言，保证信息翔实十分重要：信息越具体，绩效目标就越成功，学习者也就更有可能按计划学习。

【案例分析3】
　　你认为费舍尔从观察和收集到的资料中会发现学生们可能有哪些营养问题？

表 11 - 1　绩效描述动词

推荐使用的动词		
分　析	讨　论	准　备
应　用	区　分	生　产
组　装	评　价	想　起
计　算	解　释	列举(口头)
列　举	找　出	认识到
分　类	论　证	推　荐
比　较	阐　释	修　复
完　成	列　举	选　择
构　建	衡　量	解　决
对　比	说　出	陈　述
明　确	操　作	总　结
证　明	计　划	使　用
描　述	练　习	写　下
应避免使用的词义含糊的动词		
明　白	感　觉	学　习
相　信	掌　握	喜　欢
理　解	希　望	意识到
了　解	知　道	理　解

表 11 - 2　罗伯特·马杰的目标组成三要素系统：以客户和员工为例

组成部分	问　题	客 户 举 例	员 工 举 例
学习者行为	做什么	计划一日菜单	判定一桶水里应加多少消毒杀菌剂
条　件	什么条件下	给予允许的食物的清单	清洁工作区时
标　准	达到什么程度	无　误	使用确切的推荐浓度

11.6　绩效部分

　　绩效指学习者完成学习后能做什么,分为可见绩效和不可见绩效。显性或可见绩效指可看见或听见的行为,比如列出、(口头)列举、解释或操作设备。隐性或不可见绩效要求学习者完成可看见或听见的行为,以判断其是否实现了该绩效目标以及进行了学习。隐性绩效目标中将添加"指标行为":

　　是否能(在示意图上)找出或说出切肉机的各个部件?

　　是否能基于"选择我的餐盘"项目计划一份一日菜单?

　　"找"是隐性行为,让学习者找出或说出示意图上各部件则是显性行为,即指标行为。应使用主动动词描述主要目的或绩效。如果绩效为不可看见或听见的行为,此时应加上指标词。

11.7　条件部分

绩效阐释清楚后,有必要说明是否存在绩效环境或条件。条件是指与绩效有关的背景、设备或辅助物。要为学习者提供什么资源? 不应提供什么? 以下我们将通过举例说明,括号里即为条件:

(给学习者切肉机零部件)能按正确顺序组装零部件。

(给学习者一张标准的菜单)能正确计算出食物中的碳水化合物含量。

(给学习者一张富含钾和少含钾的食物清单)能找出富含钾的食物。

(给学习者一份标准的菜单)能找出一日膳食里的低钠食物。

(在不看饮食指导表的情况下)能描述出一份符合要求的晚餐菜单。

(在无从业人员的指导下)能列举出孕妇每日必吃的食物。

虽然并不是每个绩效目标都有条件,但每个目标应有充分信息解释清楚预期的绩效。

11.8　标准部分

绩效和条件都阐释清楚后,如有标准,则应加上需遵循的描述绩效和条件的标准。标准是指衡量学习者预期表现的完成程度。衡量绩效的标准包括速度、准确度、质量和正确回答的百分比。以下是几个用时限描述的速度标准的例子:

能摆好餐具(8分钟内)。

能重新组装好切肉机(5分钟内)。

能写完或描述完自己的饮食史(20分钟内)。

对于需发展长期技能的绩效,教育者必须合理设置初级阶段而非技巧娴熟期的学习时间。不能要求新员工执行任务的速度和老员工一样快。

当员工能相对准确地完成任务时,再将准确率标准纳入目标中。准确性是用于衡量个体表现是否能胜任工作的标准,以下举例说明:

能摆放五份餐具(完全无误地)。

能从一份富含钾和少含钾的食物清单中找出前者(准确率达到80%)。

能根据给出的低钠饮食清单计划出一天的菜单(完全无误地)。

能计算糖尿病饮食中的碳水化合物含量(误差5克以内)。

绩效目标也应包含质量指标,将其作为评估绩效合格与否的手段之一。当个体和从业者都了解目标标准时,两者在质量方面的交流也就更为便利。而后便可对任何公认的不符合标准的目标进行判定。以下是一些质量标准的例子:

能组装好切肉机(根据任务分析的步骤)。

能计算出消毒杀菌剂的含量(根据容器标签上的说明书)。

能替换掉糖尿病菜单上的食物(用碳水化合物等)。

能通过营养学注册委员会的资格考试(达到考试的标准分数线及以上)。

【案例分析 4】

  根据前面案例分析,练习至少一个可能的营养问题,并编写一个绩效目标。

绩效目标要清楚可衡量,必须包含绩效这一必不可少的组成部分,以及条件和标准这两个用于阐述数量和质量的非必选部分。

【自我评估 1】

  计划制订几个顾客或员工的绩效目标,其中一些目标要有条件和标准。

11.9　学习的范畴

为保证绩效目标编写的精确度,可将学习按范畴和分类系统进行划分,主要有以下三个范畴的学习目标:① 认知范畴(知识);② 情感范畴(态度和价值观);③ 技能范畴(技能)。每个范畴要有由浅入深的层次体系。图 11-1 描述了三个范畴间的联系。

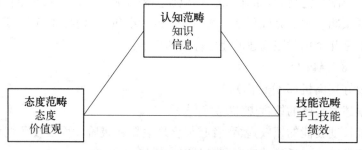

图 11-1　认知范畴目标间的相互关联

11.9.1　认知范畴

认知范畴包括知识或信息的获得和运用以及知识技能和知识能力的发展。布鲁姆(Bloom)及其同事将认知范畴内教育绩效目标划分为以下六大类以及众多次级分类:

1.0　知识

1.1　了解具体细节知识

1.2　了解细节处理方法

1.3　了解某一领域的普遍、抽象的知识

2.0　理解

2.1　转换

2.2　解释

2.3　推断

3.0　应用

4.0　分析

4.1　元素分析

4.2　关系分析

4.3　组织原则分析

5.0　综合

5.1　形成独特的沟通

5.2　生成计划或系列活动的提议

5.3　得出一系列抽象关系

6.0　评价

6.1　基于内部证据的判断

6.2　基于外部标准的判断

以上六大层次/分类由浅入深、由具体到抽象。每一层次/分类的目标都有可能建立在前一层次的行为基础之上。次级分类是对其属的大分类做进一步解释,使之具体化。

教育者在编写绩效目标时,不应局限于最简单的知识分层的目标,而应追求更高、更为复杂层次的目标。教育者在没有验证更高层次目标编写的可能性的情况下,往往只考虑到知识和理解这两个最简单层次的目标。这可能导致学习者失去运用知识或运用知识解决问题的机会,最终只会记忆事实。以营养教育为例,了解事实是最低层次(知识)的目标。更高层次的目标包括能分析食品标签、能综合所学到的各种信息以分享知识、能评价食品的营养信息以做出明智的选择。下文将对以上六大层次进行探讨,并给出相对应的目标例证。

11.9.2　知识

知识(了解)是认知范畴内最低层次的目标,包括在不用理解的前提下记忆信息。这包括回忆具体的信息、术语和事实,比如日期、事件和地点、时间顺序、查询方法、趋势、过程、分类体系、标准、原则和理论等。表 11-3 列举了一些描述认知范畴绩效的动词。

例如,学习者能列举富含钾的食物。

11.9.3　理解

理解是认知范畴内第二层次的目标,是领悟(understanding)的最低水平,包括知道并能运用对方传达的信息。对信息的运用可包括重述或释义、解释、总结或信息再整合以及通过推断或扩展已知信息判断影响或后果。

例如,学习者能解释(以口头或书面形式)有些食物不可作为糖尿病饮食的原因。

表 11-3　认知范畴绩效的描述动词

层　次	使　用　的　动　词
知　识	列举、明确、描述、找出、分类、匹配、记忆、叫出、概述、回忆、(口头)列举、重复、选取、描述
理　解	转换、辩护、讨论、区分、估计、解释、概括、举例、释义、预测、认识到、重写、选择、总结
应　用	应用、组装、计算、更改、论证、设计、操作、修改、计划、练习、准备、制作、展示、解决、转换、使用
分　析	分析、比较、区分、找出、论证、解释、调查、概述、联系、研究、解决
综　合	组装、分类、结合、汇编、撰写、创造、设计、诊断、解释、制定、生产、管理、组织、计划、推荐、修改、重写、总结、写出
评　价	评估、比较、总结、对比、批评、区分、评价、判断、证明

11.9.4　应用

在应用层次,学习者能将信息、原则、概念或思想理论运用于具体情况,在对知识已充分理解的基础上应用它来解决问题。

例如,学习者能计划一日低钠菜单。

11.9.5　分析

分析这一层次涉及分解信息,找出其要素、要素间的相互作用以及组织原理或组织结构。在这一层次,学习者可建立观点间的联系。

例如,学习者能分析食品营养成分表上的脂肪含量。

11.9.6　综合

综合这一层次的目标要求重新组合元素或零件以形成新事物。学习者可"组合"出独特的口头或书面交流、行动计划或一系列抽象关系来解读数据。

例如,学习者能向朋友准确解释低胆固醇饮食。

11.9.7　评价

评价作为最高层次的目标,指学习者能对特定情境的材料或方法的价值进行判断。这种判断需使用到标准,可以是诸如逻辑准确或连贯等内部标准,也可以是外在规范等外部标准。

例如,学习者能对日报中一讲述营养的文章进行评价。

【自我评估 2】

基于一相似话题,计划几个认知范畴的绩效目标。

11.10 情感领域

情感范畴涉及态度、感觉、价值观、信仰、鉴赏、兴趣的改变。教育者通常希望学习者不仅要理解其所做之事,而且还要重视、接受它并认识到其重要性。对食物的态度和信仰是影响食物选择的重要决定因素,这已经得到广泛认可。我们希望所有人都能重视营养、选择健康的食物。当传授信息无法促使行为改变时,人们的一般反应是加倍努力传授事实信息并解释要做某事的原因。与此同时,也应注重观察学习者的态度和价值观。

情感范畴涉及一个内化过程,即从不情愿到全身心投入的过程。有些态度和原则有助于形成指导行为的价值判断,人能意识到并采用这些态度和原则,慢慢地便形成了内在成长。孕妇的学习目标一般是获得关于孕期正确饮食的基础知识(认知范畴),但同时她也非常重视这些知识(情感范畴),所以她会吃营养丰富的食物并坚持营养补给。要注意某一范畴目标的内容可能与其他范畴的部分内容重合。比如,认知目标的内容可能与情感范畴的部分内容重合,反之亦然。

情感目标较为模糊,无法精准定义,因而很难对其完成情况进行评价。从业者会发现对内在感觉和情绪等情感行为进行描述是件很困难的事。但它们却同外显行为同等重要。由于情感目标很难描述,所有大多都是以认知行为代替情感目标。

克拉斯伍(Krathwohl)及其同事们发表了情感范畴的教育目标分类,包括五大层次/分类及其次级分类。

1.0 接受(注意)

1.1 意识

1.2 愿意接受

1.3 控制或选择的注意力

2.0 反应

2.1 默许反应

2.2 主动反应

2.3 满意反应

3.0 价值的评估

3.1 价值接受

3.2 价值偏好

3.3 价值信奉

4.0 组织

4.1 概念化

4.2 组织价值体系

5.0 由价值或价值复合体组成的性格化

5.1 泛化倾向

5.2 性格化

以上几个层次的排列描述了价值的演变过程：从纯意识或认知状态一步步演变为较为复杂的状态，最后转变为指导或控制行为的人生观中的一部分。这种内化也有程度上的不同，可包括遵从、高度信奉或者不遵从。在情感范畴的较高层次时，行为根深蒂固以至于成了一种下意识而非有意识的反应。即使有诸多障碍存在，没有外界权威干涉，也会不断产生这种下意识的反应。这也是为什么客户最终会选择健康食物，员工也会下意识地去清洗双手一样。表 11-4 推荐了情感范畴绩效的描述动词。

表 11-4　情感范畴绩效的描述动词

层　次	使　用　的　动　词
接　受	询问、专注、选择、描述、遵循、给予、找出、倾听、回复、使用
反　应	回答、帮助、遵守、合作、讨论、参与、执行、练习、提出、阅读、口头列举、报告、回应、选择、告知、写下
价值的评估	完成、描述、区分、解释、遵从、模仿、参加、证明……正当、提议、阅读、选择、分享、支持
组　织	接受、坚持、改变、安排、组合、比较、辩护、讨论、解释、概括、找出、融合、修改、组织、偏好、联系、综合
性格化	行动、倡导、传达、区别、展示、例证、影响、执行、练习、提议、提问、选择、服务、支持、使用、核实

11.10.1　接受

接受是情感范畴最低层次的目标，指学习者愿意接受某些现象或刺激。接受表示学习者愿意听老师的课。学习者可能会经历从被动意识或知觉状态到愿意忍受而不逃避的中立态度，最后转变积极状态（虽然会分心但其注意力是可控制和选择的）。

例如，学习者能专心阅读糖尿病饮食说明。

11.10.2　反应

反应是情感范畴第二个层次的目标，指学习者希望参与或投入话题或活动。在反应的最低层次，顾客或员工可能被动默许或至少服从专业人员或管理者。在反应的较高层次，学习者的反应意愿或对已选反应的主动投入意愿显而易见。学习者最终对反应产生了满足感或喜悦感，这时涉及了内化过程。

例如，学习者能带着兴趣阅读饮食类材料并提问。

11.10.3　价值评估

价值评估是情感范畴第三层次的目标，指学习者基于个人评估认为某些信息或行为有价值。当客户或员工慢慢内化或接受某个价值观时，他们会表现出与该价值观相符的行为。当学习者有价值观支撑时，其动机来源从外部权威或服从意愿转化为内在承诺。随后学习者将会表现出对某一价值观或信念的接受和偏好。

例如，学习者能从自助餐厅的食物中选出一份营养餐。

11.10.4   组织

在组织层次,学习者会发现不只存在一个恰当的价值观的情况。个人价值观要融入总体价值观网络。在概念化层面,学习者将新旧价值观进行对接,因为新价值观必须与当前价值观体系形成有序关系。一客户以前只吃想吃的,现在他必须学习一个新观念(尝试不同的食物),并改变旧观念(当前的一些饮食选择)。

例如,学习者能讨论计划不同的、健康的饮食选择。

11.10.5   性格化

性格化是情感范畴最高层次的目标,指学习者的价值观经过一定时间的内化已能控制其行为并逐渐使其行为保持一致。泛化心向是指以某种方式行事或认识事件的倾向。在内化的最高阶段,信仰或观点与内在一致性融为一体。

例如,学习者总能选出允许食用的食物。

情感范畴的行为改变是个逐步、缓慢的过程,而认知的改变则较为快速。情感改变需数日、数周、数月,较高层次的情感改变甚至需数年。

11.11   技能范畴

技能范畴涉及体能和技能的发展。知识和态度相互关联,它们对发挥体能和技能具有重要作用。例如,对设备知之甚少者也不会开车或用切肉机(这些都需要手工技能)。表11-5列举了一些描述技能范畴内不同层次绩效的动词。层次越高,体能绩效的步骤越复杂。辛普森(Simpson)把技能范畴目标分为下述七大类及其次级分类。对技能范畴目标的分类还有其他类似的分类体系供参考。

表 11 - 5   技能范畴绩效目标的描述动词

层 次	使 用 的 动 词
知 觉	专注、观察、察觉、认识到、观看
准备状态	演示、定位、准备、感觉、触摸、使用
引导反应	计算、削减、模仿、执行、练习、重复、复制、尝试
机 械 化	组装、校准、清洁、拆卸、操作、执行、练习、准备、修理、使用、清洗
复杂的外显反应	烹饪、证明、执行、面试、掌握
适 应	适应、改变、发展、修改、组织、生产、解决
独 创	指示、操作、发起、使用

1.0   知觉

1.1   感官刺激

1.1.1 听觉

1.1.2 视觉

1.1.3 触觉

1.1.4 味觉

1.1.5 嗅觉

1.1.6 知觉

1.2 线索选择

1.3 转换

2.0 准备状态

2.1 心理状态

2.2 生理状态

2.3 情绪状态

3.0 引导反应

3.1 模仿

3.2 试错

4.0 机械化

5.0 复杂的外显反应

5.1 解决不确定性

5.2 自动执行

6.0 适应

7.0 独创

11.11.1 知觉

知觉是技能范畴最低层次的目标,指通过各种感觉(听觉、视觉、触觉、味觉和嗅觉)以及肌肉感觉或肌肉激活感知物体。学习者执行任务必须选择反应的信号,而后将这些接收到的信号转换为行动。

例如,学习者能意识到自己需要学习如何使用切肉机。

11.11.2 准备状态

准备状态是情感范畴第二个层次的目标,指学习者已做好执行任务的准备。这可包括精神准备(开始执行任务)、身体准备(纠正身体定位以完成任务)以及情感准备(拥有良好的态度和意愿以从任务中获得经验)。

例如,学习者能做好使用切肉机的准备。

11.11.3 引导反应

引导反应是情感范畴第三个层次的目标。专业人员或培训者会在活动过程中引导员工,强调组成更为复杂技能的每个部分。次级分类包括对从业者的模仿、试错、反馈,直至准确完成任务。引导反应的绩效起初可能很粗糙,并不完美。

例如,学习者能在监督下练习切肉机操作步骤。

11.11.4　机械化

机械化是情感范畴第四个层次的目标,指习惯性反应。经过一定的练习后学习者在这个阶段开始熟练地执行任务。

例如,学习者能正确使用切肉机。

11.11.5　复杂的外显反应

复杂的外显反应是情感范畴第五个层次的目标,指学习者在执行任务的过程中逐渐获得了一定水平的技能,能顺利高效且无误地完成工作。其次级分类有"解决不确定性",指果断地完成任务和自动执行两种。在这个阶段,学习者能准确高效地完成任务,并能控制执行进程。

例如,学习者能娴熟地使用切肉机处理各种食物。

11.11.6　适应和独创

适应指学习者在全新但与之前类似的情况中需改变其手工技能。比如用切肉机切食物时,对不同的食物要采用不同的切分步骤。独创是情感范畴的最高层次的目标,指学习者能做之前没做过的事,比如用切肉机切之前从未切过的食物。

联系学习开车的整个过程有助于理解技能范畴:首先对物理和视觉刺激做出反应,做好开车的心理和情感准备,通过不断试错、并在教练的指导下学会平行停车,然后逐步形成了一定的技能,最后能启动车辆,并且无须思考具体的操作步骤就会开车。学习者逐步积累了相当的技能后便能很快适应马路上的各种新情况,并自动形成新反应。

【自我评估 3】

　　基于相似话题,计划制订技能范畴每个层次的绩效目标。

11.12　确定学习计划的内容

仔细考查学习目标有助于确定学习计划的内容。每个目标都需明确说明学习者完成学习后能做什么。预评估可能会排除掉些不必要的目标,剩余的目标则可用于规划内容。

使用分类法能保证学习目标符合学习者的需求。有些人可能需要从最低层次的目标开始,而那些已经实现了较低层次目标的人则可朝更高层次的目标前进。上述分类法有助于教育者考虑讲授更深入的知识,也提醒其三个范畴之间的相互关系。虽然客户可根据自己的饮食来计划菜单,但同样重要的是他们要认识到食物选择对健康的重要意义。这就如同员工要定期实施最佳的卫生程序,不仅需要了解正确的卫生程序,还要对此相当重视。

> **【案例分析5】**
>
> 费舍尔会对在自助餐厅吃午餐的高中生采取什么样的营养教育方式?根据你编写的绩效目标,你认为在学习计划中会用到哪几个学习范畴?

11.13　组织学习小组

学习可分单独学习和小组学习。小组学习能节省时间和金钱,提供经验分享的机会,因而能带来更多好处。那些成功做出饮食改变的人可成为未能成功者的榜样,并与之讨论信息。要学习的信息越复杂,越是需要进行小组讨论。但是需接受新技术培训的老员工会从以非小组为中心的学习计划中获得更多的好处,因为如此他可以不必再去复习已掌握的步骤,可节省时间。

即使是单独学习的情况,教育工作者也需考虑其他学习者是否也应在场。在营养咨询和教育时,负责购买食物和烹饪的人需在场。但如果需做出饮食改变(如糖尿病饮食)的是个孩子,那么通常其母亲或护理者也需要接受教学,因为她的配合对孩子能否有效遵从饮食和疾病管理至关重要。

预评估应根据学习者的知识水平做相应调整,并应支持做出分组决定。通常会对所有新员工进行分组,然后对不同小组分别进行初步培训。这是按相似的学习需求而非按年龄、教育水平、经验或职称分组的例子。按一般学习内容进行分组通常需要根据员工的工作内容和工作申请分为至少两个学习小组。例如,服务员可能需要上餐具卫生处理的课,而厨师可能需要上食品卫生处理的课程。

另一个需考虑的问题是主管是否应和员工一起上课。这种分组存在一个缺点,即有上级在,员工可能不愿通过提问参与进来。小组规模大小会影响学习计划。相比10~15人的小规模学习小组,30~50人或以上规模的小组会影响个体的参与能力。

11.13.1　总结

本章探讨了规划学习的初级步骤。需求评估完成后教育者应编写认知、情感和技能范畴的绩效目标,而后需决定组织个体单独学习还是小组学习。教学内容经目标考核后确定。计划学习所采取的步骤将提高学习过程的有效性。第12章将探讨教育框架中的其余步骤。

11.13.2　复习和问题讨论

你如何界定教与学?

罗伯特·马杰提出的学习目标的三要素是哪三个?每个要素回答了什么问题?

学习目标的三个范畴是哪三个?每个范畴分别有哪几个层次?

三个范畴的目标之间存在怎样的相互关系？

三个范畴内的哪些培训话题适合于食品服务人员、医疗教育者？

物理、心理环境的创建准则有哪些？

教育有哪几个阶段？

为什么要进行预评估或需求评估？

11.13.3　教学活动建议

（1）基于你熟悉的主题，列出知识预评估时的问题清单。

（2）用主动的行为描述动词编写三个绩效目标。

（3）编写包含条件和标准的绩效目标的例子。

（4）编写认知、情感和技能范畴内不同层次的目标的例子。注意不要出现不同层次的目标重叠情况。

（5）请判断以下哪些绩效目标是可衡量的？

A. 客户能从所提供的菜单中圈选出适合其饮食的食物。

B. 系列课程结束之际，客户更积极地遵照其饮食。

C. 经咨询后客户知道其宜吃或忌吃食物。

D. 客户将能够向其丈夫解释糖尿病的饮食。

（6）仔细阅读以下目标，判断分别主要属于认知、情感或技能范畴的哪一个？

A. 所有洗碗工能够在餐饮服务结束后 1 小时内完成清理工作。

B. 学生能根据本章的分类法对给出的一系列目标进行分类。

C. 教学结束时，客户将要求开设更多的体重控制课程。

参考文献

1. Worsford L，Grant BL，Barnhill GD. The essential practice competencies for the Commission on Dietetic Registration's Credentialed Nutrition and Dietetics Practitioner［J］. J Acad Nutr Diet，2015，115：978 – 984.

2. International Confederation of Dietetics Associations. International definition of dietitians，2010［EB/OL］. http：//www. internationaldietetics. org/International-Standards/International-Definition-of-Dietitian.aspx.［2016 – 09 – 28］.

3. The Joint Commission. Comprehensive Accreditation Manual for Hospitals (CAMH)［M］. Oak Brook，IL：The Joint Commission，2015.

4. Dali'Oglio I，Nicolo R，Di Ciommo V，et al. A systematic review of hospital foodservice patient satisfaction studies［J］. J Acad Nutr Diet，2015：115：567 – 584.

5. Gibson S，Dart J，Bone C，et al. Dietetic student preparedness and performance on clinical placements：perspectives of clinical educators［J］. J Allied Health，2015，44：101 – 107.

6. Roy R，Kelly B，Rangan A，et al. Food environment intervention to improve the dietary behavior of

young adults in a tertiary education setting: a systematic literature review[J]. J Acad Nutr Diet, 2015, 115: 1647 - 1681.

7. Wallace R, Lo J, Devine A. Tailored nutrition education in the elderly can lead to sustained dietary behavior change[J]. J Nutr Health Aging, 2016, 20: 8 - 15.

8. Olsho LE, Klerman JA, Ritchie L, et al. Increasing child fruit and vegetable intake: findings from the US Department of Agriculture Fresh Fruit and Vegetable Program[J]. J Acad Nutr Diet, 2015, 115: 1283 - 1290.

9. Weaver RD, Hemmelgarn BR, Rabi DM, et al. Association between participation in a brief diabetes education programme and glycaemic control in adults with newly diagnosed diabetes [J]. Diabet Med, 2014, 31: 1610 - 1614.

10. Kliveri M. Bridging competence and skills gap in food safety with continuing professional development [J]. Perspect Public Health, 2014, 134: 194 - 195.

11. Scott D. New perspectives on curriculum, learning and assessment [M]. New York, NY: Springer, 2016.

12. Caine RN, Caine G. Natural learning for a connected world. Education, technology, and the human brain [M]. New York, NY: Teachers' College Press, 2011.

13. Wittwer J, Renkl A. How effective are instructional explanations in example-based learning? A meta-analytic review[J]. Educ Psychol Rev, 2010, 22: 393 - 409.

14. Monroe JT. Mindful eating: principles and practice[J]. Am J Lifestyle Med, 2015, 9: 217 - 220.

15. Sleddens EF, Kroeze W, Kohl LF, et al. Correlates of dietary behavior in adults: an umbrella review[J]. Nutr Rev, 2015, 73: 477 - 499.

16. Harris JE, Gleason PM, Sheean PM, et al. An introduction to qualitative research for food and nutrition professionals[J]. J Am Diet Assoc, 2009, 109: 80 - 90.

17. Magids S, Zorfas A, Leemon D. The new science of customer emotions: a better way to drive profit and profitability[J]. Harv Bus Rev, 2015, 97: 68 - 74.

18. Graham DJ, Heidrick C, Hodgin K. Nutrition label viewing during foodselection task: Front-of-package labels vs nutrition facts labels[J]. J Acad Nutr Diet, 2015, 115: 1636 - 1646.

19. Murphy KE, De Villiers A, Ketterer E, et al. Using formative research to develop a nutrition education resource aimed at assisting low-income households in South Africa adopt a healthier diet[J]. Health Educ Res, 2015, 30: 882 - 896.

20. Mager RF. Preparing instructional objectives: a critical tool in the development of effective instruction [M]. 3rd ed. Atlanta, GA: CEP Press, 1997.

21. Bloom BS. Taxonomy of educational objectives. Handbook I: cognitive domain[M]. New York, NY: Longman, 1956. (Copyright renewed 1984 by Bloom BS, Krathwohl D.)

22. Anderson LW, Sosniak LA, eds. Bloom's taxonomy: a forty-year retrospective[M]. Chicago, IL: University of Chicago, 1994.

23. Anderson LW, Krathwohl D, eds. A taxonomy for learning, teaching, and assessing: a revision of bloom's taxonomy of educational objectives[M]. New York, NY: Longman, 2001.

24. Krathwohl D, Bloom BS, Masia B. Taxonomy of educational objectives. Handbook II: affective domain [M]. New York, NY: David McKay, 1964.

25. Simpson E. The classification of educational objectives in the psychomotor domain[M]. Washington, DC: Gryphon House, 1972.

26. Harrow A. A taxonomy of the psychomotor domain[M]. New York, NY: David McKay, 1972.

27. Robbins SP, Judge TA. Essentials of organizational behavior[M]. 16th ed. Englewood Cliffs, NJ: Prentice Hall, 2014.

12 实施和评价学习

学习目标

- 解释不同教育方法和形式各自的优缺点
- 讨论适用于认知、态度、技能范畴的教育方法和形式
- 编写任务分析
- 列举教学组织形式和教学排序方式
- 确定教育评价的目的
- 介绍几种类型的教学评价
- 准备课程计划
- 分别对比进行性评价和终结性评估、常模参照评价和标准参考评估、可靠性和有效性
- 对某一目标受众进行教学呈现的计划、实施及评价

案例

注册营养师苏珊·格雷(Susan Gray)认为医院的门诊部需开设产前营养课程。这是因为现在患者大多是收入有限、饮食不达标的青少年,且诊所的护士也有兴趣合作,以减少她与患者一对一咨询的时间。

不闻不若闻之,闻之不若见之,见之不若知之。

——孔子

I hear and I forget, I see and I remember, I do and I understand.

—Confucius

12.1 前言

教育者或培训者怎样做才能在客户、员工教育上取得成功? 从业者设法促进患者健康、降低慢性疾病风险,管理者设法提升员工工作能力。第11章讨论到,计划学习的前三个步骤分别是对学习者当前知识和能力进行预评估,制定认知、情感和技能范畴的绩效目标,最

后根据绩效目标确定教育内容。

本章继续讨论学习计划的实施和评价。首先是选择合适的认知、情感和技能范畴的学习活动。接着实施这些学习活动,在应用和练习活动中可运用到理论知识,然后完成学习结果的评价。如有必要,可隔段时间进行一次评价以确保学员掌握学习计划。最后,完成教育过程的文档记录。

12.2 选择教学形式和方法

教学呈现的形式和方法多种多样,教育者可根据学习计划的目标受众进行选择。教学形式是施教者为促进学习的内部过程采用的信息组织和呈现方式,为教师与学习者,以及学习者与其学习内容之间建立起联系,包括讲课(lectures)、讨论(discussions)、模拟(simulations)和示范(demonstrations)等方式。但不同的方式对学习提升的成效存在差异,有各自的优缺点。表 12-1 对不同教育呈现方式的使用和局限性进行了总结。

表 12-1 不同教学方法的优缺点

教育呈现方式	优 点	缺 点
讲 课	简单高效;信息传递量最大;受众数量最大;对学习者的威胁最低;可控性最大	学习者较为被动;通过听进行学习;学习氛围较为正式,但可能枯燥无聊;不适合认知范畴较高层次的学习;不适合用于手工学习
讨论(座谈会、辩论、案例研究)	更有趣、更能调动积极性;促进积极参与;学习气氛较为非正式;扩展思维;经讨论的内容更易被记住;有利于认知、情感范畴较高层次的学习	学习者可能没做准备;害羞的学员可能不参与讨论;可能会偏离讨论内容;更耗时;讨论小组规模有限
项 目	更能调动积极性,促进积极参与;有利于较高层次认知目标的学习	项目小组规模有限
实验室实验	从经验中学习;从实践中学习;促进积极参与;有利于较高层次认知目标的学习	需空间和时间;小组规模有限
模拟(情景模拟、"篮中"练习、角色扮演、关键性事件等)	促进积极参与;需批判性思维;增强问题解决的能力;连接理论与实践;更为有趣;有利于更高层次认知和情感目标的学习	耗时;小组规模有限(电脑上模拟除外)
演 示	真实的视觉形象;吸引多种感官;受众群体多;有利于技能范畴的学习	需要设备、时间;学习者若不能进行实际练习,则处于被动状态

施教者可综合多种因素以确定最有效的教学方法,比如教育目的、受教者偏好或风格、需求、学习小组规模、可用设备、现有时间、成本和以往(教学形式的成功)经验等因素。施教者必须考虑针对不同文化、民族、社会经济、教育水平以及不同年龄人群的最有效的教学形式以实现预期结果。

由于认知、态度和技能范畴目标的教学方法和形式各不相同，所以绩效目标的范畴本身可表明应采取何种教育形式最为合适。所有因素都同等重要，从业者应选择最能调动受教者积极参与课堂的教学形式并融合能有效促进受教者行为改变的策略。研究表明受教者越是能积极参与学习过程，他对其所学记忆就越深刻。图 12 - 1 表明受教者通过阅读和倾听信息的方式所获得的学习成效差于观看加倾听信息的方式，也差于信息讨论或其他与之互动的方式。

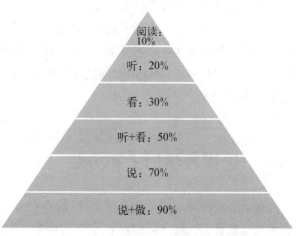

图 12 - 1　人对通过不同方式获取的信息记忆程度结构图

12.2.1　讲课

讲课是最为人熟悉的教学呈现形式，是一种由教师传授、传播知识（认知范畴最低层次目标），学生被动接受知识的方法。在学习者人数多、授课信息量大且时间有限的情况下，讲座是相当有效的教学形式。比如，施教者为食品服务人员上卫生课，为工作人员或医疗中心的客户讲授心脏病相关的胆固醇和脂肪的课程。

尽管讲课形式效率较高，但其主要缺点是无法保证受教者能否真正学习和记住信息或者无法保证其能改变食物选择和饮食行为。这是因为听课时学习者是被动参与，效果如何取决于其听的技能。讲课对成年人而言可能是最无效的学习形式。

虽然受过良好教育者接受讲课教学形式的经验较为丰富，因而能给予积极回应；但对于教育水平较低者或外来文化者，听课时一旦开始走神，其对讲座的兴趣就可能迅速消失。如果讲师不是有效的演讲者或者讲课内容枯燥乏味，这种情况更是如此。所以对这些人而言，通过其他教学形式可能会学习得更好。讲课形式不关注自主学习和问题解决方法，几乎无法满足成人教育需求。但讲师可通过尽量减少提出概念、多使用例子、多总结、增加聚焦注意力的直观教具等方式改善讲座。讲师也可提供充足的互动讨论时间以促进讲座的互动交流，并可分发纸质讲义以强化学习者所听到的信息。

12.2.2　讨论

讨论倾向于促进学习者积极参与。这种形式可用于一对一或小组教学中。互动讨论有助于参与者通过思想交流和口头反应来审视思维、内化知识。施教者可通过提出开放式问题和难题或突出重点问题等方式引导讨论，使组内的客户或员工进行对比或合作得出结论。

同组参与者如果彼此间相当熟悉或具有共同兴趣时，小组讨论会更合适。例如，一起上减肥系列课程的客户可以讨论、分享他们有关改变食物选择、食谱和购物习惯的经验。讨论的基础可能是共同经验、书面案例研究或预先通知的主题以便小组成员进行互动。为了获得最佳效果,组员应围坐成圈,所有人都可以看到和听到彼此。施教者应是讨论的促进者而非主导者。10~15人规模的学习小组可为学员提供更多机会去探讨其思想、价值观和经验,批判性地思考问题以及影响他人。

诸如辩论和座谈会等讨论形式可能更适合规模较大的学习小组。在这种情况下,教育者应计划能吸引学习者聆听兴趣的内容和讨论话题。不过受限于时间和小组规模,很少有学习者真正有机会积极参与。

讨论比讲课更耗时。但对于学习者而言,讨论可能更为有趣、更能激发其积极性。有关讨论的学习计划应包括更高层次的认知和情感目标。由于人对自己说出来的话记忆更为深刻,所以施教者应不时对讨论过程中提出的要点进行总结以促进学习者获取和记忆信息。

12.2.3 模拟

进行实景模拟是有效提升学习者知识、技能、行为和竞争力的教学形式,呈现方式可包括场情景演练、公文筐测验、关键性事件和角色扮演。以上方法都涉及积极主动地学习,即经验学习而非通过听或看学习。学习者积极地参与能获得最佳的学习效果。

模拟可基于现实问题的情境或模型。例如,进行低钠饮食的客户可到餐厅观看菜单,然后确定应点食物。学习者通过询问提升决策和评价技能。食品服务人员可通过食物准备、装盘、服务和剩菜处理流程来讨论食物温度以及危害分析关键控制点(hazard analysis and critical control point,HACCP)。

公文筐测验旨在测试日常问题的处理能力。施教者可通过备忘录、通知、要求或报告等形式描述关键性事件,赋予学习者等同主管的决策能力以处理每天日常需处理的书面文件。施教者也可通过模拟火灾和停电等紧急事件或其他不同寻常的事件,使学习者提供情况处理或问题解决方案。

角色扮演是另一种模拟教学方式,指两个或以上的人扮演模拟现实生活情境里的指定角色。角色扮演使学习者在相对安全的环境中练习新行为,可用来解决实际问题。角色扮演后进行问题、观点、感受和情绪反应的讨论,比如讨论处理员工纪律问题或学习对不允许吃的食物说"不"。这种方式虽然耗时,但有助于为个体提供理论联系实践的机会,以积极的参与者身份进行批判性思考并提升问题解决和应对的能力。模拟方式可用于认知、情感和技能范畴的目标。

12.2.4 演示教学法

演示教学法可用于演示做事步骤或探索做事流程和步骤、设备操作和方法、观点或态度,将知识和技巧与认知和技能目标相结合。学习准备低脂食谱和如何使用切肉机是演示教学的典型案例。虽然演示教学可让学习者作为志愿者参与其中,但一般是施教者演示过程或技能,学习者在一旁观看。该方法如果能吸引学习者的注意力可能成为其极为重要的学习实践。

被动观看施教者的技能演示后,学习者需要有充足的机会来练习任务或技能并进行自我绩效评估。工作指导培训便是通过演示法促使学习者掌握技能的例子。本章后面部分将对该培训进行讨论。

12.2.5 视听辅助教学

"百闻不如一见",有效的多样化媒体呈现形式可提升学习效果,可通过视觉和听觉刺激改善记忆。施教者根据学习情境运用学习者为主导或教师为主导的计算机程序,用录音带听语言或对话,用录像带解释不熟悉的装置或设备。目前,最新的培训设备有播客、手机、电脑交互式视频会议等。但媒体只是用于辅助学习,而不是学习体验的全部。(第 14 章将对媒体进行更为详细的讨论)

【案例分析 1】
  制定产前营养课的课程计划。你会选择哪种(些)教学方法?

12.3 不同学习范畴的教学形式

上述教学形式对认知范畴的学习大多有效。但对于情感和技能范畴的学习,还需考虑其他因素。这是因为不同的学习者有不同的学习风格,所以不局限于单种方法,多种方法结合使用更具优势。

在情感范畴,教育者试图影响学习者兴趣、态度、信仰和价值观,而这需要通过持续联系而非一次课就能实现。在情感领域的最低层次——接受和意识,施教者可先使用视听材料或指导讨论来介绍食物选择与肥胖之间的关系。而情感范畴的更高层次,即在新态度和价值观形成阶段,学习者必须更充分参与食物选择的讨论。相比私下的承诺,公开的承诺更有可能付诸行动;人际影响促使态度的形成。

采用多种影响深层次营养学习和态度改变的教育策略更有可能促进行为改变。促进小组成员积极参与课堂以及人际互动也有助于行为改变。相比单一的教育方法,将不同种类和方式的教育方法相结合,更能有效解决学习风格不统一的问题。

问题解决过程是多步骤学习的范例,在这个过程中施教者提出费解的情况或问题。例如,施教者可能要求学习者或学习小组根据食品标签计算每日的脂肪或钠的摄取限度。而要完成这一任务,学习者需进行以下步骤:发现、认识问题,形成假设,收集数据,分析和解释数据,选择最有可能的解决方案,测试解决方案,最后得出结论并选择最佳的解决方案。通过这一过程,学习者学会如何解决问题、评价可能的解决方案和批判地思考。客户可在施教者的指导下进行这个过程以学习解决自己的营养问题。

模仿(modeling)也是一种行为影响的方法。人们可通过观察他人,在不熟悉或发生新情况时模仿他人以获得学习。教师的行为应与学习者的表现预期行为一致,做出学习者预期的态度或行为示范。人们在看到其他人成功采取了新行为或与这类人讨论后更有可能接受这些新行为,如健康的食品选择或日常洗手行为。

技能范畴的技能由直接经验和长期练习所得。教育者可先做示范,然后学习者需在其监督下反复练习技能。"训练(coaching)"一词是对协助学习新技能的描述,既可用于体育活动,也可用于教育实践。训练指一对一、连续性的支持关系,是个逐步学习的过程,这或许是最佳的在职培训方法。培训者示范后可鼓励受训者,提高其信心,并在其执行任务时提供指导。考虑到学习能力和需求的差异,训练会根据受训者的具体表现进行调整,并为其提供即时反馈。

12.4　任务分析

任务分析是对任务执行中涉及的所有步骤列出书面的顺序清单,包括所需知识、技能和能力以及任务实施的条件和正确的方法。通常需对主要步骤进行编号,并描述每个步骤的内容。许多工作相关的任务涉及技能范畴,因此,任务分析中需列出行动。但是,执行任务时必须具备一些认知范畴的背景知识。例如,结算支票簿和操作电脑一样,既是手工技能,也是知识技能。

按顺序列出任务分析步骤后,应仔细检查每个步骤是否需要添加认知范畴的解释。例如,切肉机使用的任务分析第一步是将切肉机接上电源,此时必须说明要保证双手干燥以防电击。若服务员对脏盘清理任务分析的最后一步包含洗手,则必须解释微生物会随着食物和餐具清理而转移。食品服务领域经常需要卫生和安全声明,但关于必要步骤的原因说明或材料、设备的注意事项也是重要的补充。除此之外,还可通过其他多种方式来完善任务分析。

员工需学习工作相关的技能,而客户可能需通过限钠等饮食新规来完善菜单计划和食物准备技能。不管涉及何种技能,学习者首先需能够运用技能,然后通过持续练习提高技能。例如,掌握了打网球、开车或蛋糕烘焙的基本技能后,需通过反复的实践练习来提升这些技能。

若有工作描述,可将其作为确定工作内容的基础。但工作描述的内容不够具体,所以无法用于确定培训内容。工作中的所有任务都应逐一单独列出。若无工作描述,则可能需通过员工访谈或观察其工作以确定工作内容。例如,服务员白天需完成大量的任务,如引座、点菜、下单、上菜、擦盘、摆放餐具、收银、维护良好的公关等。每项任务都是组成整个工作的独立任务,因此任务分析可对每项任务或每组动作进行明确说明。

完成的任务分析应由培训者和受训者共同使用。培训者可根据任务分析制定用以描述训练结束时受训者预期行为的学习目标。评价教学需求时必须考虑任务分析中技能描述与个体当前技能之间的差异。培训者在让受训者做任务前应先进行演示。任务分析是指按顺序对任务进行了描述,因而可用作连续参考。在训练或受监督的在职培训中运用任务分析可促进技能学习。

在掌握任务所要求的基本技能并能够识别步骤的正确顺序后,受训者需进行反复练习,提高技能。经过长期实践练习，其工作速度和质量应得以不断提升。

12.5 工作指导培训

员工培训大多不是在教室而是在工作中进行。新员工需接受有经验的员工或主管的培训。老员工可能需进行定期再培训；可能会分配新任务或得到晋升，需发展新技能和培养新能力。

工作指导培训是对新员工进行快速培训的一个四步法培训流程，基于绩效而非主题，可用来教授技能。4 个步骤分别为指导准备、介绍操作、学习者操作和后续跟进。

这 4 个步骤相当于"告知、演示、执行和复习"。教学前需完成任务分析，并在工作区布置预期需保留的必要设备和材料。表 12 - 2 对要点进行了总结。

【案例分析 2】

你计划在产前营养课使用什么教学材料、视听材料和/或讲义？

表 12 - 2　指　导　步　骤

步骤一：指导准备

（1）使员工放心

（2）对工作进行说明

（3）掌握员工对此项工作的了解程度

（4）培养员工的兴趣

（5）将员工安排在合适的位置

步骤二：介绍操作

（1）讲述、演示和说明每一个步骤

（2）一次只解释一个重要的工作步骤

（3）强调工作要点

（4）对员工进行完整、清楚、耐心地指导，不要超过其理解能力

（5）第二次练习时再对操作进行总结

步骤三：学习者试操作

（1）让员工试做工作

（2）再次试做时要求他按步骤一边做、一边说出关键点

（3）确保学习者理解这么做的原因

（4）不断重复直到学习者完全掌握

步骤四：后续跟进

（1）让员工独立完成工作

（2）指定他可以向谁求助

（3）鼓励提问

（4）逐渐减少额外辅导，直至终止跟进

（5）保持正常的监督

12.5.1 指导准备

第一步是使员工做好学习的心理和知识的准备。训练者可能为上级领导，所以环境十

分重要,应消除影响下属学习的紧张、不安或忧虑情绪。友好、微笑的培训者会创造一个期待、包容错误的非正式学习气氛,使受训者感到轻松。培训者对将学的工作进行说明,并通过具体提问方式判断学员对该工作的已知程度。当员工对工作感兴趣,其学习动机会随之增强。最后,培训者应保证员工能够看到演示的内容。

12.5.2　介绍操作

第二步是介绍、解释员工将要执行的操作。根据准备好的任务分析,培训者讲述、解释、演示操作步骤,每次一个步骤并强调要点。培训者应清楚、完整、耐心地进行指导,记住员工的能力和态度。

由于员工吸收新信息的能力有限,培训者需确定学员一次能掌握的信息量——可能是5~10个步骤及其关键点或者更多,可能需要15~60分钟的指导。一次灌输过多信息效果不会太好,因为学员一次记不住这么多。在初步指导后,培训者应对操作或任务进行总结和再次演示。

12.5.3　学习者试操作

第三步为学习者试操作。指员工参考书面的任务分析自己尝试操作,以此测试掌握程度。员工尝试操作时,培训者或教练在一旁协助。该步骤是一种行为模仿,刚开始应强调准确而非速度。员工第二次尝试操作时,培训者应让其一边操作,一边说出关键点。为确保员工理解如此操作的原因,培训者应这样提问:"如果……会发生什么?""你还得做什么?""接下来……?"员工需不断重复操作,5次、10次……直至完全掌握。培训者在员工完全掌握之前应不断训练员工,给予其正面反馈,鼓励他、安慰他。

12.5.4　后续跟进

第四步为后续跟进。这个过程中培训者逐渐减少监督。员工起初需单独完成任务,但他应知道遇到问题时向谁求助。如遇到新问题应鼓励员工积极提问。鉴于有些员工可能采取不恰当的捷径,培训者应继续正常监督以确保任务按指导要求完成。

罗伯特·马杰指出,当一段时间的学习产生了积极的结果,会促使学习者积极面对该情况;反之,学习者会逃避这种情况。积极的结果可能是任何愉快的事情、赞美、成功经历、自尊增强、自我形象改善或自信心增强;而不利结果则是指任何导致身体或精神不适或自尊丧失的事情或情绪,包括恐惧、焦虑、沮丧、羞辱、尴尬和无聊。要在情感等领域影响学习者,营养学专业人士应积极强化学习者的反应。

12.6　教学顺序

学习量大,需一定的教学组织顺序。教学组织的特点是按知识、态度和技能由低到高层次的顺序。学习是个长期的过程,这个过程应分解为更小的单元。由于教学的最终结果是提升学习者的能力表现或促成行为变化,所以教学顺序安排应注重考虑其对学习者而非教师或培训师的意义,以及是否能促进学习。马格提供几个建议:可按从一般到具体、从具体到一般、由简入繁的顺序进行教学,也可根据兴趣、逻辑或知识或技能的使用频率进行安排。

若按从一般到具体的顺序,则应先进行概述或总览,其次才是介绍细节和具体的部分。以糖尿病饮食为例,可以先概述糖尿病的原因和一般原则,然后再介绍细节知识。对于新员工,应先向其介绍该工作的总体情况,然后才是细节。个体消化了一些信息之后才有可能考虑由具体到一般的顺序。

学习材料可按从简单(术语、事实和步骤)到复杂(概念、过程、理论、分析和应用)编排,使学习者可慢慢应付越来越难的材料。学习目标也可参考此类由简入繁的分类法顺序编写。

此外,还可根据学员的兴趣或对内容的熟悉程度安排教学顺序。施教者可从学习者任何感兴趣或关注的点入手。患者、客户、员工等受众一开始的提问便表明了其兴趣所在,此时施教者应立即投其所好,使其能主动且乐于关注之后教授的信息。"我必须坚持这种饮食多久?""我可以吃我最喜欢的食物吗?"诸如此类学员渴望的信息是讨论的良好基础。

同样地,施教者也可从学习者的问题而非预设的主题入手。随着学习深入,学习者可能逐渐产生其他信息需求或学习目标。一般来说,自主学习者更易于专注学习。

逻辑也是安排教学顺序的依据之一。事件的表述有其先后顺序。例如,在讨论厨房设备时,可能需要及早介绍安全预防措施。在与服务员商讨如何摆放餐具之前,应重点商讨餐具的卫生处理。

知识或技能的使用频率也是依据之一。施教者应先教授最常用的技能,其次是较为常用的技能。如此,即使培训时间不足,学习者至少已经学到了全部最常用的技能。其次,应先教授学习者"需要了解"而非"想要了解"的信息。最后,虽然学习者可能已对工作的单个要素进行了练习,但实则需针对整体工作进行练习,这种练习可在实际工作情境或通过模拟进行。

12.7　结果评价

评价是影响教育能否取得成功的关键。在临床和管理领域,以实施结果测量有效性是必要的。预期结果应在干预之前而非之后进行明确。营养教育或员工培训结果未显示改善则为无效。评价对持续改进和完善教育至关重要。

评价是指对某物相对于标准的价值判断。每人每天都有意识或无意识地做判断——"这个东西味道很好。""这个电视显示值得一看。""她没有积极性。"当我们将某物与标准进行比较并做出判断时,大脑便自动形成了评价。

教育评价包括通过收集到的信息或资料对教育、课程大纲或教育目标等教育活动的质量、有效性和价值进行系统评估。系统评估表明评价经过提前规划,且提前计划这一过程将提供关于教育活动质量或价值的相关数据。

除内容评价外,教育评价还要考虑何时以及如何进行评价。评价计划包括以下几个步骤:确定目标或结果;基于目标进行评价设计;选择评价内容;决定数据收集方式和时间以及时获取反馈;构思数据收集手段或方法;进行数据收集;分析结果;报告结果;制定行动方针。

虽然有时"测量"(measurement)和"评价"(evaluation)这两个术语可互换,但两者含义并不相同。测量或"教育评估"是对知识、态度、技能、绩效和行为改变的学习程度或能力进行数据收集和量化的过程。如测试是一种测量。测量包括对人某种特征的程度进行判定,如某人在一项测试中获得 85 分。然而,这样的测量无法确定质量或价值,而质量或价值测量系统需进行实验设计、数据收集和统计分析。"评估"(assessment)一词也可表示对收集到的数据价值进行估测或判断,如营养评估。

另一方面,评价基于对人们的所知、所思、所感和所做的测量。评价是将观察到的价值或质量与规范或标准进行比较,是基于数据形成对项目、产品、目标等质量的价值判断过程。例如,评价教育项目成功与否可通过测量其目标的实现程度。评价不仅仅包括数据测量,更是形成对数据的价值判断。有效评价应同时阐明评价内容和评价时间,比如前测和后测的分数差。

12.7.1 评价目的

所有营养教育项目和员工培训项目都应包含全面的评价过程。评价目的如下:成效判断需要评价;项目评价可用于计划、改进和解释项目;评价是一种质量控制体系,可用以判断教育过程是否有效,识别其优缺点,并确定应做何改变。责信需先知道受训者是否学习、培训者是否进行有效的教学、项目是否实现了预期的结果以及是否存在滥用金钱的情况。财力有限时,责任和有效性需考虑成本-效益比:该项目的效益和价值与成本相符吗? 有证据证明培训改变了工作行为、提高了公司收益吗? 判断学习目标是否实现、学习者是否按预期的方式学习到预期的内容,这些都十分重要。

评价有助于营养专家做出更明智的决策以改善教育,有助于对当前教育工作中教学、学习、项目成效和方案改进或终止的必要性等进行决策。评价能用证据证明你所做的是有价值的。评价计划应在教育工作的早期计划阶段就制定,而不是在后期或已结束后。评价体系相当于"逻辑模型",运用输入、执行、输出以描述整个教育或干预的流程。

对员工的培训评价结果应显示其工作绩效和财务绩效得到提升。"培训所学是否运用到实际工作中?"这个问题常被问及以判断培训所教授的技能和知识是否运用到实际工作中。若回答为"是",则表明该培训对公司是有价值的,且培训方法有效;若回答为"否",则需对培训做出调整。马尔科姆・诺尔斯(Malcolm Knowles)认为和成人教育模式的其他部分一样,评价应是教育者和学习者共同的事。他建议减少强调学习评价,加强关注学习需求的再诊断,这为营养学专家和客户或员工提供了当前及今后应联合采取的建议措施。这种评价反馈更具建设性,更为成人所接受。因此,评价可能是件"共同主导"而非"主导与被主导"的事。如果存在较为明显的问题,专业人员和学习者可共同找出解决方案。

12.7.2 进行性评价和终结性评价

进行性评价和终结性评价是改进方案计划、教学或学习的评价方式。形成性评价是在教育早期或教学过程中进行的评价，根据评价结果反馈对接下来的教育工作进行调整。终结性评价是学习结束时对质量进行的总结性评估。

12.7.2.1 进行性评价

进行性评价是在学习活动开展之前或开展过程中进行的系统性评估，旨在修改或改进教学、学习、方案设计或教材。进行性评价通常为基于观察、访问和调查所得数据形成的定性评价，可帮助诊断学习、教学成效存在的问题。其主要目的是确定学习任务掌握程度、未掌握的部分以及时对教学计划（educational planning）、方法、形式或材料进行修改调整。

进行性评价可每隔一段时间进行一次。如果学习者表现出无聊、焦虑、疑惑或迷茫，或者教育者不确定学习者的能力，这时可中断教学进行评价，让学习者重复其所学到内容。糖尿病教育中，如果进行性评价表明学习者不了解碳水化合物计数这一概念，他/她将无法掌握诸如菜单计划等更为复杂的行为。一旦发现客户不了解/理解碳水化合物计数这一问题，教育者可试着改变教学方法来解决该问题，或许可采用另一种更清楚或简单、具体的解释。小组学习时，合作成员提供的解释可能比教育者的解释更易为学习者理解。

在设计和实施营养教育材料前应设计并采用进行性评价或市场调研活动，如针对目标群体的焦点小组访谈和结构化讨论。这种定性评价有助于教育者了解目标群体的想法、观点和意见，并能判断他们对该信息是忽视、排斥或误解，还是接受并采取行动。

进行性研究对制定个性化的干预策略至关重要。针对8～15人的焦点小组访谈，主持人会采用开放式访谈策略。该方法已被用于评估消费者偏好、计划和评价营养教育干预措施，并对印刷材料进行预测。焦点小组访谈方式可用于解决材料可读性和内容适用性的问题。

学习者学习失败不一定与教学方法或材料本身有关，还可能由物理、情感、文化或环境问题所致。通过较小单元教学后的评估，教育者可确定患者/客户/员工是否适应该教学节奏。经常进行反馈对促进学习至关重要。当教材的学习量非常大时，时常进行反馈尤为重要。

掌握了较小单元的学习内容对学习者而言会起到极大的正面强化效果，且教育者的口头赞美可能会增强其继续学习的动力。当学习者犯错时，教育者应立刻进行纠错，并提供正确的信息。须避免说"不，这是错的""怎么一直错？""你没学过这个吗？"应给予积极而非消极的反馈。例如，教育者在解决以下问题时应这么说："你已经找出了一些富含钠的食物，这点很好，现在我们再找找其他富含钠的食物。"

12.7.2.2 终结性评价

终结性评价的目的和时间框架都不同于进行性评价。终结性评价是一学期教学、课程或学习活动结束后对最终结果进行的评价，旨在对结果、质量、成效或价值进行定量评价。终结性评价可包括分级、认证或进度评价，为甄别优劣提供参考。终结性评价是就学习者、教师、教学方案或大纲对特定目标群体学习或教学成效进行判断，该判断往往会引发学习者对评价相关事宜的焦虑与戒备。

评价应是与教育课程同时进行的预先计划好的连续过程。预评估是对教育项目实施之前学习者的能力以及方案实施期间或结束时学习者的进步情况进行判断。教育者应定期进行跟进评价,测量学员的信息遗忘程度或行为。

12.7.3 常模参照评价和标准参照评价

除进行性评价和终结性评价外,常模参照评价和标准参照评价也是重点。常模参照评价中,学生个体成绩的含义是由参加测试小组的平均成绩确定。参照点——常模(norm)便是小组的平均表现。学生在团体中的位置就可通过学生个体成绩与常模的比较来确定。而标准参照评价是以某一标准作为评判达标程度的依据。不同于常模参照评价将个体与组内其他成员进行比较,该评价方法将个体与预设的绩效目标,即学生预期掌握以及能做什么进行比较。标准参考测量确定个体相对于已设定的目标或标准的位置;如果使用到了测试,测试项目应与目标相统一。如果学员能够完成目标所要求的任务,这表明其已成功完成学习目标。否则更具诊断意义的标准参考测试可用来明确学习者可做和不可做什么,以及计划进一步的学习内容。

一些教育者可能认为测试不应过于简单,但相比测试难度,学生知识掌握、任务完成与否更为重要。教育者可能认为应设置些难题以拉开分数差距、甄别优劣,将学生进行 A、B、C 分级。一些测试旨在拉开学生间的分数差距,区分优劣。常模参考评价将个体成绩与同组其他成员成绩或常模进行比较,作为分级依据。例如,该方法可表明个体在小组中相对排名是第 50 名还是第 90 名。这种方法不适于情感、技能范畴的目标。

而按标准参考评估,个体只要达到最低标准就可表现良好。只要学习者达到预设知识水平目标即表明教学取得了成功。营养师注册考试和饮食技术人员注册考试是标准参考测试的范例。

形成性评价大多属于标准参考评价:教育者只希望知道哪个学生存在学习困难,而并不关注其相对排名。终结性评估既是常模参考评价,也是标准参照评价。

12.8 评价类型和评价结果

评价目的(为什么)和评价时间(何时)的问题解决后,教育者应考虑评价内容。以下几种评价可用来测量成效:① 参与者(客户、员工)对项目的反应;② 行为变化测量;③ 对组织影响的测量;④ 认知、情感和技能范畴的学习评价;⑤ 其他结果。健康教育评价通常集中在一种或多种评价类型:知识、态度或信念及行为变化等测量。

12.8.1 参与者反应

第一种评价类型即参与者(员工、客户)对教育项目的反应和喜欢程度。参与者的偏好可能因年龄、文化背景或民族、性别、社会经济状况等而存在差异。教育者需先判断评价内容：参与者对教育项目、主题、内容、材料、讲师、教室布置、教学设施、学习活动满意吗？对项目、会议或课程进行评价旨在改进其相关方面的决策，使部分与整体相适应，或者进行项目调整。

评价内容还可包括教学目标、形式、材料、学习成效等学习要素的质量。笑脸或数字等级等表示享受或幸福程度的指标已被用于判断参与者对教育项目各方面的"喜欢"程度。虽然这些判断具有主观性，但并非一无是处，毕竟如果学习者一旦对教育项目的某些方面感到厌恶，则会对学习产生抗拒心理。

12.8.2　行为变化

第二种类型的评估是测量行为变化。员工或客户的行为或习惯是否随着学习而产生变化？行为测量的重点在于人的行为。例如，员工培训时，培训者可评估其工作行为的变化，观察其是否将培训所学运用到实际工作中。持续的质量改进已影响了对这种评价的需求。了解培训前员工的工作绩效并决定由谁（主管、同事或个人？）监测或评估员工绩效的变化十分必要。这种类型的评价难度较大，可有选择地进行。

评判营养教育成效的最终标准不仅仅是学习者对该吃什么了解更为深入，而且是对饮食行为进行调整，养成更好的饮食习惯。（学习者）摄取更多的水果和蔬菜了吗？这些变化并不容易确认，往往依靠持久的直接观察、自我报告以及间接的结果测量，如进行减重饮食者体重的增减、高血压患者血压的下降，或糖尿病患者的血糖得到进一步控制。

12.8.3　对组织的影响

参与员工培训的专业人员通过收集第三种类型评价的数据证明该培训给机构造成的时间成本和开支。管理层可能想知道培训会给机构带来怎样的成本-效益。以下结果或至少部分结果在评价对机构的影响时需考虑：员工士气，效率或生产力，工作质量，客户满意度，离职员工人数，事故或员工索赔情况，出勤率，美元储蓄，员工犯错次数，员工申诉次数，加班时长等。改变员工的工作行为是否会改善业绩？如果答案为否，该培训无效。

12.8.4　学习

学习者是否进行学习是个独立的问题，而与该项目的娱乐性高低并无关联。应基于教育目标对原则、事实、态度、价值观和技能进行学习评价，这个过程较为复杂。如果学习目标的内容为可测量的绩效，可将其作为评价的依据。那么学习者要做到何种程度才算达到目标？

学习与否可通过基于教育目标的情境或测试项目来判定。如果该项目未能实现其目标，则为无效项目。测试项目的绩效和条件应与第 11 章所讨论的目标绩效和目标条件相统一，否则将无法对教育成功与否进行评估，即学习者是否达到了预期学习要求。

罗伯特·马杰指出，成功完成教学结果评估需克服几个难题。一些问题源于目标编写不理想，另外施教者态度和观念导致其采用不当测试项目。

影响评价结果的原因之一是目标编写不理想。目标绩效阐述不清、目标条件和目标标准缺失都无法创建测试的环境。如果已发现了这些不足,接下来第一步是重新编写目标。以下一系列步骤为马杰关于选择合适的测试项目的建议。

(1)注意目标中陈述的绩效(学习者能够说或做什么)。测试项目的绩效、条件与其目标的绩效、条件相统一。

(2)核查该绩效是主要目的或是指标。若为主要目的,则判断其是隐性(隐形的)还是显性(可见/可听见的)绩效。

(3)若该绩效为隐性绩效(如解决问题),则找出指标行为,即从中可推断出绩效可见/可听见的活动。

(4)测试含一个非主要绩效的目标的显性指标。

第一步旨在确定测试项目中所阐述的绩效与目标绩效是否一致。如不一致,则需对测试项目进行修改,因为其无法表明目标是否已经完成。如果目标为"计划低脂菜单"或"使用洗碗机",测试项目应该包括菜单计划或洗碗机的使用。而让学习者讨论菜单编写原则或者标明洗碗机示意图上各部件,这些都不是恰当的测试项目。

除绩效一致外,测试项目采用的具体环境和条件应与目标条件保持一致。

【示例 1】

给学习者切肉机各部件,他/她能按正确顺序组装。

以上例子的条件是"给学习者切肉机各部件"。从业者应提供员工切肉机各部件,要求其进行组装。而不适当的测试则是要求学习者列出切肉机组装步骤或讨论采取何种安全预防措施。

若学习者必须要面临各种条件,施教者可能需对各种条件下的绩效进行测试。如果客户既在家也在餐厅吃饭,营养专业人员必须确定其在两种环境中是否都能遵循饮食变化。若学员正在学习记录饮食史,施教者应教他处理各种情况,包括不同年龄、社会经济水平和文化背景的人。施教者不需对每个条件进行教学和测试,但需将个体常见的条件写进目标和测试中。

目标的主要目的可阐明清楚或表明出来。绩效为主要目的,而指标则是推断主要目的的(可见/可听见)活动。

【示例 2】

给学习者一份低钠饮食,他/她能计划出日菜单。

该例主要目的是使客户对低钠饮食中允许食用和不应食用的食物进行区分,指标行为是能计划菜单。可通过客户能否正确计划出低钠菜单推断出其知道哪些是允许食用、哪些是不应食用的食物。若目标中含指标,则应对其进行测试。但该例不一定能证明客户会改变饮食习惯。

隐性行为是不可见的内部或精神活动,如解决问题或识别出。若绩效为隐性的,目标中应添加指标(如第 11 章所述),且应对该指标进行测试。

【示例3】

学习者能在示意图上识别出或口头说出切肉机的各部件。

该例中,应向员工提供指标——切肉机示意图,再让其识别各部件。

除隐性绩效外还存在显性绩效。显性行为是可见或可听见的,如写作、口头描述、组装。若绩效为显性的,则应确定该测试项和目标是否统一。

【示例4】

学习者能组装切肉机。

该例中,应先为员工准备切肉机的各部件,再让其进行组装。只有员工学习机器操作技能,才适合进行绩效测试。如果员工正接受设备操作培训,进行评价时应让其演示操作。若学员正在学习面试技巧,应准备一次面试专场对其进行评价。

到目前为止的讨论都使用了认知和技能范畴目标的例子。情感目标描述的是影响饮食改变的价值观、兴趣、态度。认知和技能范畴讨论的是(学习者)能做什么,而情感范畴关系到(学习者)愿意做什么。情感范畴的变化是隐性或内在(不可见)、缓慢和长期的,对其完成程度进行评价较为困难,且需采取不同的评价形式。

态度是基于所说或所做推断得出。为评估教育是否对个体产生影响,专业人员可以进行讨论,倾听学习者的言语或观察其行为,因为言语和行为都是显性行为。测量态度和价值观时,需给个体表达态度的机会,而非让其进行是非判断。例如,可使用自我报告的态度调查,分五个应答等级量表,表示从"强烈同意"到"强烈不同意",以测量个体的态度情况。为对学习者的行为变化进行评价,从业者试着获取可从中推断学习者在之后相似情况下的行为倾向的数据。而要获取情感范畴中的行为倾向数据则较为困难。

学习者只有当从业者在场才会表现出预期的显性行为,这也是意料之中的。学习者对遵照糖尿病饮食的态度或员工的工作步骤取决于专业人员是否在场。由于态度和价值观的改变需要时间,所以每隔一段时间必须进行一次评价。为判断学习者的实际行为倾向,采用的测量方法应是对自愿而非强迫反应的评价。

12.8.5 其他结果

结果是指实施干预后会发生或不会发生什么。评价营养教育项目的成效的标准一般为知识、意识的提升和(或)饮食行为、生理参数的改善。衡量该标准的方式很多,取决于标准的应用情况和现有的结果数据。评价专业教育项目成效的方法之一是采用纸质和电子文档相结合的技能和能力证明材料。

【自我评估】

你刚与一名男性高血压患者讨论了钠限制问题,你可采取什么方式来评估他学到了什么?

结果应能清楚地解释营养师对改善营养和健康状况的干预,可分为以下四个类型:① 生理或生物评量结果;② 自我报告的行为变化;③ 饮食相关的心理评量结果;④ 环境或其他饮食行为评量结果。生物指标表示临床或生化指数的变化,如心血管疾病的血脂水平、孕期的血红蛋白或血清白蛋白水平,糖尿病的糖化血红蛋白水平。饮食行为变化基于自我报告,如减少脂肪摄入量或增加纤维摄入量,可能带有主观色彩。心理评量结果包括营养知识增加、态度变化或行为的自我效能增强,但这些不能证明食物选择会发生改变。其他变化包括体重指数/体重、身体活动水平提高、血压降低或疾病风险因素下降和健康状况改善(皆为长期目标)。

在解释其中一些结果时,必须多加注意其可能反映教育以外的变量。例如,学习者即使坚持糖尿病饮食,其压力也会影响血糖水平。在营养教育干预中,可采用从观察到的食物选择到饮食摄入等不同的方式来测量行为,如教师或家长提交的关于孩子饮食的报告(孩子拒绝吃某种食物、愿意吃某种新食物、在其他食物中选择更有营养的食物)。实际的食物选择和摄取、光盘情况、自我记录的摄入量都可用于评价饮食摄入。其他评量包括进行 24 小时饮食回顾、食物记录、实施食物频率调查问卷、改变食物准备和食谱或进行干预后的参与度等。

物理评量可包括实验室值、血压、体重指标、尿量和身体活动情况。平均母体体重增长、婴儿出生体重和阿普加(Apgar)新生儿评分可用于评估妊娠结果和新生儿的健康状况。

组织包括学校午餐菜单降脂减钠等变化或在工作地方提供食物选择和营养信息。可在安全培训后收集工伤次数或食物卫生事故数据。

12.9　数据收集方法

评价数据的收集方法(data collection techniques)多种多样,包括纸笔测试、问卷调查、访谈、视觉观察法、工作样本或绩效测试、模拟法、级别量表法或核对清单法、个体和团体绩效评量、个体和团体行为评量、自我报告法。由于这些测量方法都要进行统计学分析,需使用具体的实验设计。无论采用哪种方法,实际使用前应在较小群体中进行预测试。出于比较的需要,通常须初步收集当前绩效或行为的数据。

12.9.1　测试

测试,尤其是书面测试,可能是最常见的学习测量方法。测试是对学习者的知识进行抽样调查。学校十分依赖测试,多采用多选题、是非题、简答题、填空题、匹配题和问答题测量学生认知范畴的学习情况。这类测试适合学习内容或材料相同的学生们,有时需同时实施前测和后测来测量学习情况。测试有利于控制变量,但注意后测所观察到的变化并不全是由学习经历引起,这其中涉及诸多其他因素。

【案例分析3】
　关于产前营养课程,你有哪些评价或结果评量方式的建议?

虽然测试适合学龄儿童,但成年人却并不怎么接受这一方法,因此从业者应避免使之回忆起儿时独裁的老师、凡事依赖他人的小孩以及分数决定成败。在"一对一"教学情况下,教育者可让学习者好像在与配偶或朋友倾诉一样自然地说出其学到的东西,或者也可使用自评的方法。

12.9.2 问卷调查

调查问卷是预先计划的、常用于评估态度和价值观且无正确答案的评价形式。调查问卷常设有开放题、多项选择题、排序题、核查题、是/非或同意/不同意等二选一的选择回答题。评估工作行为变化时,受训者和主管可完成同一问卷。

12.9.3 访谈

访谈是"一对一"的评价形式,相当于测量认知、情感目标口头形式的调查问卷。访谈前,施教者应预先制定问题清单以了解学习者是否进行了学习。教学结束后,让学习者重复重要事实也是一种评价方式。访谈的优点之一是评估人员能感觉轻松且可及时纠正学习者错误之处。另一个优点是面试者能进一步探索更多的信息。虽然这种方法很耗时,但它很适合文化或受教育程度较低的群体。之前提过的焦点小组访谈即是定性的、形成性评价的范例。

12.9.4 观察法

视觉观察法适用于很多情况的学习评价。运用该方法时,应明确要观察的行为,制定观察任务表有助于该方法的实施。对已置于监督下的员工实施长期持续、直接的系统观察是对其进行学习评价的基础。主管可观察、报告员工是否正确操作设备或遵循规定的工作程序。如果专业人员已对员工进行卫生程序的培训,可观察员工是否将该部分培训知识运用到工作中,根据所教授的标准内容对绩效进行评价。如果两者存在差距,则表明需进一步学习。

12.9.5 绩效测试

当无法进行直接观察或直接观察法太耗时且成本较高时,可观察模拟情境或绩效测试。施教者可让服务员摆设餐具,让厨师演示如何操作切肉机,或让客户从餐厅菜单中指出可选择什么食物。可给客户一份食物清单,让其找出适合其饮食的食物。在经学习者许可后,采用录音或录像的形式记录教学课程。施教者可与学习者共同讨论教学结果并制定下一步学习计划,纠正不足之处。观察者需要阐明观察的行为以及符合标准的行为。

12.9.6 等级评定量表法和核对清单法

等级评定量表法和清单检查表法已被用于评价学习绩效和教学成效。这两种方法会列出知识水平或依赖度等评定项目并进行详细、清晰的说明。可经客观确认而非主观判断的项目应为重点评定项目。通常采用五点或七点评定量表,允许出现中间值,并应对评定等级进行界定,如从"优秀"到"差劲"或从"非常满意"到"非常不满意"。该清单应加入"无法进行观察"这一可能存在的反应。

等级评定量表存在几个缺陷。两名评定员对同一个人进行评价,其得出的结果并不相同。因此,术语定义和评定人员培训对避免此类错误至关重要。同时,等级评定也受评定员个人主观意识的影响。此外,一些评定员评分过松;此时若另一个评定员是个完美主义者,就可能会导致评分过紧;还有一些评定员倾向于打平均分,他们认为很少有人能达到最高程度。另一可能存在的错误是"月晕效应"错误,即评定员易受考核者令其印象最深刻的某一方面表现所影响,而将其当成判断考核者其他品质的参考基础。

12.9.7　绩效评量

培训者对参加员工培训的个体和小组进行绩效评量。评量项目可能包括工作质量、工作数量、犯错次数、旷工天数、申诉次数等影响工作绩效的问题。

12.9.8　自我报告

自我报告、自我评价和自我监测是另一种评价方法。培训者提出情感范畴的问题或陈述,受训者做出回应。问题诸如"你改变过食物选择吗?有的话,是什么改变?""你正在做什么改变?"之类。诸如三天食物记录等形式的自我报告已被用来测量行为变化。但如果个体已知道标准答案,其反应已经不是真实的反应。

所有的评价方法各有优点和局限性,做选择时都需纳入考虑。虽然评价可能并无法证明干预和教育产生了作用,但它确实能提供大量证据。

【案例分析4】
　　你要采用哪种(些)方式来对产前营养课程进行评价?

12.10　可靠性和有效性

可靠性和有效性这两个概念对于测量营养教育结果成效和员工学习成效至关重要。有效性表示"是否测量了应测量的内容"。有效性可分为内容有效性、构件有效性和标准有效性等(同步的和预测的有效性),所有类型的有效性都有助于"捍卫"该评价手段的有效性。内容有效性是最简单也是最重要的一种,指测试项目或问题是否与主题或教育目的相统一,或与他们预测量的不同文化、年龄、文化水平目标受众的知识、技能或目标相统一。例如,若有人对学习膳食纤维的知识情况较为关注,所提的问题在内容上适合上述主题吗?

可靠性指测试等方法测量的一致性和准确性,即同一情景下一段时间以来的测量方法保持不变。例如,要对同一批学生进行两次测试以抽样调查同种能力,此时为保证测试信度,学生两次的相对位置应保持不变。相关的教育文献中记录了对测试可靠性和有效性的判定方法。

记住所有的测量手段都应对学习者是否已获得所需知识、技能或能力以及其行为是否发生变化进行评价。针对目标群体的前测评价手段十分必要。如果学习者还未达到预期的知识或技能要求，则可能需进一步学习。

评价数据收集后，应对数据进行整合、分析。数据的统计分析本身是个复杂的主题，已超出了本书的范围，这里便不赘述。培训者可根据评价结果对后面的教育计划或项目进行修改。评价结果应以报告形式发给参与者、管理层员工、决策者和之后的学习者。

12.11 课程计划和方案计划

课程计划是对教学单元的信息进行书面总结，由讲师准备和使用。课程计划形式多种多样，但内容基本相同。课堂计划对教学的各个方面进行描述，包括以下几个部分。

- 对参与者进行预评估或需求评估。
- 确定绩效目标。
- 课程计划内容大纲（概述、正文、结论）。
- 内容组织形式。
- 对参与者完成绩效目标所需参加的活动进行描述。
- 教学步骤（形式和方法）。
- 教材、视觉辅助材料、媒体、讲义和设备。
- 时间分配或安排。
- 使用的设施。
- 评价学习者是否达到目标以及评价成效等结果的方法。
- 参考。

课程计划完成后便可灵活地用于指导不同个体或群体的教学。系列课程计划或活动可组成时间跨度更长（一整天或几天）的更高级别的教学单位。教学计划中也使用"项目计划"这一说法。项目计划时间跨度较课程计划长，其基本组成部分与后者相同，不同的地方是增加了讲师或其他责任人的名字以及成本考虑。课程计划样本见表 12-3。

表 12-3 孕期的补钙课程计划样本

（1）目标群体：孕妇
（2）目标：能找出满足孕期每日钙需求的食物及其数量并以此计划菜单
（3）时间分配：30 分钟
（4）预评估：提问哪些食物含钙，怀孕时每日应摄取这些食物的量；找出怀过孕的参与者，并对其之前孕期所吃食物进行了解
（5）内容和顺序
　A. 每日的钙需求以及怀孕期间钙的重要作用
　B. 乳制品是钙的来源，每种乳制品都富含钙
　C. 其他富含钙的食物

续表

D. 乳糖不耐者钙来源

E. 让目标受众推荐能满足钙需求的早餐、午餐、晚餐和小吃

F. 目标群体提问

G. 让每人计划自己明日的菜单

（6）学习活动：小组讨论钙的食物来源；以实物和食品模型展示含钙食物的摄取量。学习者完成适合自己第二日菜单计划后进行日菜单的小组计划

（7）材料：实际食物样品、食物模型、计划菜单用的纸和笔、用来写菜单的黑板或活页板、关于含钙食物以其钙含量的讲义（包括孕期每日建议摄取量）和菜单样本

（8）评价：个体计划的菜单；在产前教育随访时与目标群体进行讨论

12.12　文件记录

营养专业人员对他们在咨询、私人诊所、工作地点等提供的营养保健负全责。医疗保健组织认证联合委员会等质量控制和认证组织通过的执业标准规定应对营养研究和营养服务进行记录并传递给其他营养保健专业人员。患者记录也为误诊诉讼提供证据，对免除法律责任至关重要。信息的网络传播使文件记录愈发重要。

文件记录也提供了营养服务的发展史，对预期的医疗、临床、教育、心理结果的测量和记录十分必要。文件记录信息表明什么服务有助于医疗保健服务的提供，什么服务为患者或客户所带来的特定利益将抵消其成本。

通常的文件记录为医疗或客户记录。美国营养与饮食学会实施了这一营养记录过程，内容包括疾病、病因和症状项目，试图将营养保健过程使用的语言进行标准化。第1章对这些系统进行了更为深入的介绍。对员工教育和培训项目进行记录也十分必要，且所有的记录信息都应纳入员工培训。为保证员工将所需了解的内容都已传达给他们，可使用培训清单表。所记录的信息应存档保留，需标明所进行的连续培训课程的日期和内容，如在职专班和继续教育等全日制学习班。

> 【案例分析5】
>
> 你计划对产前营养课采用什么文件记录？

12.13　总结

本章回顾了认知、情感和技能范畴内学习活动的选择和实施，描述了任务分析和工作指导训练，最后对评价过程中判定教育活动成功与否的数据收集和分析进行了概述。

（1）制定产前营养课程计划。

（2）你对采用哪些视听材料有什么建议？

（3）你会推荐哪些讲义材料？

（4）教学演示时间应多长？

12.14 复习和问题讨论

（1）本章提到的教育方法和形式各自存在哪些优缺点？

（2）认知、情感、技能范畴的目标分别适合采用哪些教育方法和形式？

（3）解释如何运用教学指导培训进行任务分析。

（4）教育教学的组织或安排顺序形式有哪些？

（5）评价的目的是什么？

（6）区分形成性与终结性评价，可靠性与有效性，标准参考评价与常模参考评价。

（7）评价的类型或层次主要有哪些？ 如果你必须向进行员工培训评价的人描述每个主要类型和层级，你会重点强调哪些要素？

（8）如果你要进行糖尿病教育项目评价，你将做什么？ 怎么做？

（9）课程计划或项目计划包括哪些组成部分？

（10）医疗记录应包括哪些内容？

12.15 教学活动建议

（1）完成以下程序或设备的任务分析（如咖啡壶、切肉机、洗碗机、搅拌机、烤箱、烤架、烤炉），并列出操作步骤和要点。

（2）基于工作指导培训顺序和任务分析，教授学习者使用其不熟悉的设备。

（3）运用本章中一种教学形式（除讲课外），如讨论、模拟或演示进行学习计划并执行计划。

（4）基于目标群体感兴趣的话题制定1或2个绩效目标。目标群体按年龄、性别、社会经济地位和教育程度划分，可以是孕妇、母亲、学龄儿童、青少年、成年男子或女子、老人、职工、高管、运动员或慢性疾病患者。进行预评估、教学内容、教学演示形式、教具和讲义以及评价方法的计划，最后执行该教育计划。

（5）研制1或2个直观教具。

（6）对某一主题进行知识前测，对学习者进行该主题的教学，最后进行后测以检查教育结果。

（7）找出现有教育项目的逻辑模型，将此评价方法与本章介绍的另一种评价方法进行对比。

（8）列出3种可能用于评价员工是否从培训方案中获得学习的方法；列出3种可能用于评价患者是否了解糖尿病饮食教学的方法。

参考文献

1. Lucas RW. Energize your training: creative techniques to engage learners[M]. Alexandria, VA: ASTD Press, 2010.

2. Rosciano A. The effectiveness of mind mapping as an active learning strategy among associate degree nursing students[J]. Teach Learn Nurs, 2015, 10: 93 - 99.

3. Wittwer J, Renkl A. How effective are instructional explanations in example-based learning? A meta-analytic review[J]. Educ Psychol Rev, 2010, 22: 393 - 409.

4. Scott D. New perspectives on curriculum, leaning and assessment[M]. New York, NY: Springer, 2016.

5. Rosas LC, Thlyagarajan S, Goldstein BA, et al. The effectiveness of two community-based weight loss strategies among obese, low-income US Latinos[J]. J Acad Nutr Diet, 2015, 115: 537 - 550.

6. Ptorney LT, Willis EA, Honas JJ, et al. Validity of energy intake estimated by digital photography plus recall in overweight and obese young adults[J]. J Acad Nutr Diet, 2015, 115: 1392 - 1399.

7. Caine RN, Caine G. Natural learning for a connected world. Education, technology, and the human brain[M]. New York, NY: Teachers' College Press, 2011.

8. Beck AM, Christensen AG, Hansen BS, et al. Multidisciplinary nutrition support for undernutrition in nursing home and home care: a cluster randomizedcontrolled trial[J]. Nutrition, 2016, 32: 199 - 205. doi: 10.106//j.nut.2015.08.009.

9. Henry BW, Smith TJ. Evaluation of the FOCUS (feedback on counseling using simulation) instrument for assessment of client-centered nutrition counseling[J]. J Nutr Educ Behav, 2010, 42: 57 - 62.

10. Monroe JT, Lofgren IE, Sartini BL, et al. The Green Eating Project: web-based intervention to promote environmentally conscious eating behaviours in US university students [J]. Public Health Nutr, 2015: 18, 2368 - 2378.

11. Baim S. Digital storytelling: conveying the essence of a face-to-face lecture in an on-line learning environment[J]. J Effective Teaching, 2015, 15: 47 - 58.

12. Holthaus V, Sergais G, Rohrig I, et al. The impact of interprofessional simulation on dietetic student perception of communication, decision-making, roles, and self-efficacy[J]. Top Clin Nutr, 2015, 30: 127 - 142.

13. Diaz-Cueller AL, Evans SF. Diversity and health education//Perez MA, Luquis RR. Cultural competence in health education and health promotion [M]. 2nd ed. San Francisco, CA: Jossey-Bass, 2014: 23 - 58.

14. Resnicow K, McMaster F, Bocian A, et al. Motivational interviewing and dietary counseling for obesity in primary care[J]. Pediatrics, 2015, 135: 649 - 657.

15. Castro Y, Fernandez ME, Strong LL, et al. Adaptation of counseling intervention to address multiple cancer risk factors among overweight/obese Latino smokers [J]. Health Educ Behav, 2015, 42: 65 - 72.

16. Edmondson AC. The kinds of teams health care needs[J]. Harv Bus Rev, December 16, 2015.

17. Grote D. How to be good at performance appraisals: simple, effective, done right[M]. Boston, MA: Harvard Business Review, 2011.

18. Mager RF, Beach KM. Developing vocational instruction[M]. Belmont, CA: Fearon Publishers, 1967.

19. Molinsky A. Employee training needs more than a script[J]. Harv Bus Rev, April 24, 2014[EB/OL]. http://hbr.org/2014/04/employee-training-needs-more-than-a-script. [2015-11-13].

20. Mager RF. Analyzing performance problems, or, you really oughta wanna[M]. Belmont, CA: Pitman Management and Training, 1984.

21. Gravelis A, Simpson S. Planning and enabling learning in the lifelong learning sector[M]. Exeter, UK: Learning Matters, 2010.

22. Derrick JW, Bellini SG, Spelman J. Using the hospital nutrition environment scan to evaluate health initiative in hospital cafeterias[J]. J Acad Nutr Diet, 2015, 115: 1855-1860.

23. National Network of Libraries of Medicine. Define how a program will work-the logic model[EB/OL]. http://nnlm.gov/outreach/community/logicmodel.html. [2016-09-28].

24. Knowles MS. The adult learner: a neglected species[M]. 4th ed. Houston, TX: Gulf Publishing, 1990.

25. Marzano RL, Yanoski DC, Paynter DE. Proficiency scales for the new science standards. A framework for science instruction and assessment[M]. Bloomington, IN: Marzano Research, 2015.

26. Pleschova G, McAlpine L. Helping teachers to focus on learning and reflect on their teaching: what role does teaching context play[J]. Stud Educ Eval, 2016, 48: 1-9.

27. Mager RF. C. R. I.: Criterion-referenced instruction: analysis, design, and implementation[M]. Los Altos Hills, CA: Mager Associates, 1976.

28. Kim H, Hannafin M. Developing situated knowledge about teaching with technology via web-enhanced case-based activity[J]. Computers Educ, 2011, 57: 1378-1388.

29. Arntfield S, Parlett B, Meston CN, et al. A model of engagement in reflection writing-based portfolios: interactions between points of vulnerability and acts of adaptability[J]. Med Teach, 2015, 4: 1-10.

30. Cordier R, McAuliffe T, Wilson NJ, et al. The appropriateness and feasibility of an online e-Portfolio for assessment of undergraduate allied health students[J]. Aust Occup Ther J, 2016, 63: 154-163.

31. The Joint Commission. Comprehensive Accreditation Manual for Hospitals (CAMH). Oak Brook, IL: The Joint Commission, 2015[EB/OL]. http://www.jointcommission.org/accreditation/accreditation_main.aspx. [2016-09-28].

32. Rolio ME, Hutchesson MJ, Burrows TL, et al. Video consultations and virtual nutrition care for weight management[J]. J Acad Nutr Diet, 2015, 115: 1213-1225.

33. Academy of Nutrition and Dietetics. International dietetics and nutrition terminology (IDNT): standardized language for the nutrition care process[M/OL]. Chicago, IL: Academy of Nutrition and Dietetics, 2016. http://ncpt.webauthor.com. [2016-09-28].

13 口 头 演 讲

学习目标

● 描述演讲准备过程

● 列举演讲的三个组成部分及其内容

● 讨论成功讲者的演讲技巧

● 找出演讲过程中的难点和解决方法

● 简述使用多媒体进行演讲时的特殊问题

● 实施一个演讲并且完成演讲后的点评

琼·斯蒂弗斯是一名注册营养师,在企业健康项目组工作。她注意到在工作餐厅吃午餐的部分员工选择的午餐不健康,其他员工则外出到附近快餐店就餐。管理层要求她做一个时长 30 分钟的关于健康和营养午餐的演讲。

> 对于每个人,演讲都分为三个层次:一个是你练习过的演讲;一个是你实际所做的演讲;还有一个是你希望中的演讲。
>
> ——戴尔·卡耐基
>
> There are always three speeches, for every one you actually gave. The one you practiced, the one you gave, and the one you wish you gave.
>
> —Dale Carnegie

13.1 前言

口头传达有效信息是沟通的基石。在职业生涯中,大多数从业者会被多次要求进行口头演讲来分享他们的专业知识。能够实施口头演讲是美国营养与饮食学会制定的职业实践技能和表达技能标准中的一条重要准则,同时也是澳大利亚、加拿大等国家的营养执业人员要求的必备技能之一。

本章讨论的演讲技巧不仅可应用于多个执业范围,也可被学生、客户、同行和雇员所使用。演讲形式可以是小组或大人群。同其他本书中讨论的许多技能一样,口头表达和准确传递信息时所需要的信心仅通过朗读是无法实现的。掌握向听众传递信息的能力是一种必需的技能,起始于有勇气将演讲技能付诸实践。传递有效信息的目标是希望信息能够产生预期的结果,例如改变听众的行为、让听众理解新信息、赞同新观点或学会新技能。

已有大量关于口头交流、演讲准备和公开演讲的通用主题文献。本章目的是提供有关如何创建和实施口头演讲的信息。这个过程包括准备、组织、实施和评估。本书其他章节会涵盖计划学习过程(第 11 章和第 12 章)和创建视听文件(第 14 章),这些都是实施有效口头交流的必要的补充技能。

【案例分析 1】

为琼在工作地点进行的演讲撰写简单的摘要。

13.2　有效演讲的准备过程

实施有效演讲的关键是准备。演讲者必须通过听众、方案和内容等一系列分析活动来评估所计划实施演讲的必要性。演讲的必要性需要听众和演讲者双方内在和外在角度达到和谐统一。项目策划者通常能通过演讲者的准备分析过程来提供补充。

13.2.1　从听众角度分析

第一步是从听众角度分析。如果演讲者能够在听众期望学习的内容与自己想要听众学习的内容之间保持微妙的平衡,那么这一步骤很有必要。收集可能来听演讲听众的信息,包括年龄、性别、教育程度或职业、从业年限及其对所讲题目的了解程度;听众来听演讲的目标是什么? 是自愿参加还是强制性培训? 听众认为这部分的价值是什么? 听众是付费还是免费来听演讲? 如果听众的很多目标和期望都可以纳入演讲计划,演讲将会有针对性,更加成功。

13.2.2　从方案角度分析

第二步从方案角度分析。演讲者需要知道方案的整体结构和实施环境,是只有一位还是有多位演讲者? 如果只有一位演讲者,在考虑内容和表达方式时可能会更灵活。如果演讲只是一个大方案的一小部分,确定在你演讲前后的演讲者以及他们的主题。询问整个方案的学习目标和计划学习的内容。这将确保你能够完全了解而不是似是而非地表达所需要演讲的信息。

必须考虑演讲安排的时间,这可能与就餐及茶歇的时间安排有关。评估可供使用的媒体工具。询问是否希望提供讲义、讲义提交的截止日期以及如何将这些材料提供给听众。有些方案要求为现场演讲提前准备电子版或纸质版讲义。确定演讲的时间限制,要考虑听众提问所需的时间。

收集有关演讲场地的布局和地点信息。会有讲台和麦克风吗？当其他演讲者上台演讲时其余的演讲者坐在哪里？房间如何布置？听众是坐在椅子上或围在桌子旁边？潜在的干扰是什么？听众可以在演讲时进出房间吗？演讲时可以吃饭或喝饮料吗？讨论赞助商的期望和演讲者在整体方案中的作用。参与所有项目议题的设定，从而可以将这些作为演讲准备工作的一部分，并准备在自己的演讲中突出这些内容。

13.2.3 从内容角度分析

第三步是内容分析。抓住听众注意力的关键是保持演讲内容的连贯性以及与听众沟通的内容进行聚焦。听众只能在有限时间内接受演讲者的观点。简明扼要演讲的秘诀是在计划演讲之前了解自己的目的到底是什么。演讲内容需要与学习目标相一致。演讲者想做什么？想通过演讲改变听众的哪些知识、态度或行为？演讲目的是为了完成任务还是可以勾起听众的某些回忆？未经培训的演讲者常犯的一个错误是试图在规定时间内覆盖太多的内容。没有经验的演讲者经常觉得听众需要欣赏他的专业知识，并试图让听众接受太多的信息负载。例如，关于食品安全演讲的内容选择可能差异很大，取决于听众是老员工还是新员工，是一个团体还是分成两组。

与阅读不同，听演讲时需要听众一直集中注意力，而阅读则允许阅读者进行回顾和重新思考问题。当大脑开始感到过载或饱和时，它会通过停止学习或"走神"来保护自己。你可能有过假装听一个过于细致认真的演讲者进行演讲，而思绪却在其他地方神游的经历。其实这时你已经对演讲的内容失去了兴趣。口头演讲的内容需要限制在几个要点上。这些要点通常构成 3～5 个学习目标。听众可以接受聚焦的内容，特别是通过细节、示例和多种媒体对这些内容进行强化。太多的信息和关注点反而可能弱化主要目的。当听众知道下一步的演讲内容且能够跟上演讲者思路时，他们才更有可能集中全部的注意力，才更有可能掌握要点，且更容易地理解演讲的内容。

13.3 有效演讲的组成部分

演讲的 3 个主要组成部分是引言、主体和总结。大多数人可能不会意识到演讲的组织对吸引听众注意的重要性。与无序的演讲相比，有组织的演讲更能使听众在演讲后掌握演讲者传递的信息。只有听过组织良好的演讲后，听众才会认真考虑演讲所传达的信息，或者改变对相关问题的态度。听众在听组织良好的演讲后才更有可能认可演讲者的能力。演讲者可以通过开始、中间和结束来构建演讲，从而给听众这样一种感觉：他/她确切了解演讲的走向。

13.3.1 标题和演讲者介绍

演讲之前有两个重要内容：确定标题和演讲者自我介绍。标题可以给听众提供最初的印象。它通过向听众提供兴趣关注点来为演讲作铺垫。标题要吸引人但应该采用正式形式。标题可以激发听众一定程度的好奇心且不会妨碍演讲的实际目标。方案组织者可以在准备演讲的早期推荐一个标题。演讲者应努力将最终主旨贯穿于演讲过程,以此确保达到听众的期望和保持听众的热情。例如,比较"糖尿病管理"或"改善糖尿病管理的创新方法"这两个标题。听众肯定预料到第二个标题所表示的主动学习环境和价值观。

演讲者的自我介绍可为听众提供必要的信息,以简明扼要的方式确立演讲者在演讲主题上的权威性。自我介绍只需强调与听众有关的信息,而不需要分享演讲者的整个生命历程。演讲者的自我介绍如果能将演讲者的职业信息与听众的个人感觉交织在一起,这时的自我介绍最有效。演讲者应向主持人提供简要的纸质版自我介绍,以便听众将自我介绍的内容与他们对演讲者专业知识的认识相联系。例如,自我介绍可以从演讲者相关的教育和工作经验开始。引导性的句子后面,例如"你可能读过玛丽发表在《美国医学协会杂志》6 月刊上关于这个问题的文章……"或"您可能有兴趣了解玛丽,她作为一名狂热的步行爱好者,今天将分享自己为何热衷于体育锻炼……"

> **【自我评估】**
>
> 如果要求您对营养做一个演讲,你希望自己如何被介绍? 为自己写一个自我介绍。

演讲的三个主要组成部分中,每一个都有特定的功能。演讲开始的引言能够提供基本信息,从而激起听众的兴趣。主体能展现真实数据、细节和实际主旨。总结包括演讲本身及听众值得记住的信息。一般来说,引言和总结部分都需要占用 5～10 分钟的时间。剩余的演讲时间应该保证能覆盖演讲的主体内容,且还应给听众留有提问时间。下面将就演讲的每个部分进行详细介绍。

13.3.2 引言

引言是向演讲主体的过渡。引言与听众的需求特别相关,以一两句话开始并为演讲目标作铺垫,从而引起听众的注意。起始句后可紧跟其他信息以保持听众的兴趣,或提供数据支持演讲主题,或简要描述问题的范畴。这些信息将使听众感知演讲对于他们自身价值的重视度。最后,引言概括了具体的学习目标。

这些学习目标将引导听众进入接下来呈现的主体内容。演讲者应该通过"承诺"演讲结束后听众能够获得的具体结果(即听众将会知道的内容)来吸引听众。这可能包括管理自己健康的方法、为家人提供富有营养的食物,或使食物更加安全的方法。其他可以传授的内容包括如何让其他人认为自己更好或者更值得尊重,或者觉得自己有能力在工作中开发和应用新技能。学习目标能够使听众留意演讲即将呈现的信息。并不是每一位听众的需要都与主题相关,但是在引言中应该尽可能多且准确地介绍与听众相关的主题。

进行一个免费的以心脏病为主题的演讲的开场白可能是:"你们今天在这里可以了解更多关于心脏病的知识,以及知道如何通过改变你们的生活习惯降低患病的风险。"这句话就可以实现上文提到的关联。然后,可以提供简要的统计信息来展示去年饮食相关的心脏病死亡人数。紧跟着是学习目标,可以使听众预习演讲中的主体信息。"今天我打算讨论三点。首先,我们将研究饮食与心脏病的关系。第二,我将讨论如何读懂食物标签中标注的食物脂肪和胆固醇含量。最后,我将指导你如何在外出用餐时应用刚刚学到的营养知识。"

引言不仅可以帮助听众对接下来演讲的内容有所期待,演讲的组织单位本身也可增加"光环效应"并提高听众对演讲者的信任度。演讲者在讲述主体内容中应回归学习目标。如果可能的话,提醒听众聆听演讲可以满足他们自身的需求。

【案例分析 2】

　　为琼的演讲写一个引言。

13.3.3　演讲的主体

演讲的主体部分通过提供具体的信息和数据来拓展引言中提到的要点。演讲者需要从理性角度来决定如何组织这个重要的部分,从而达到学习目标。演讲主体还应确保听众充分了解演讲内容并相信演讲者。演讲主体应让听众在一个舒适的氛围下,与演讲者分享他们的困惑或者质疑演讲者的内容。听众希望在演讲结束后自己能有所改变,例如开始阅读食品标签、尝试新的食谱、在商店购买不同的食品、吃早餐,或者改变他们培训其他员工的方式。

演讲者需要有条理地呈现信息,从而达到清晰简洁地构建信息。内容的顺序至关重要。在规定时间内,必须将听众的知识从基础水平引导到更高层次。当听众具有不同知识水平和专业技能时,这更具有挑战性。通过设计、整合媒体和参与体验可以加深听众的理解。参与体验包含的内容可能比演讲本身呈现的内容更广泛。例如,可以在提供有关心脏健康脂类的讲义时,额外提供一本关于心脏健康饮食原则的参考手册或讲义。虽然这样的讲义并不会在演讲过程中深入讨论,但通过这种方式演讲者能够同时满足那些需要了解基础知识和具有较高知识层次的听众需求。

演讲者在传递演讲内容时应提供参考依据、文档和信息来源,这样会提高内容的有效性和演讲者的可信度。最后,演讲者在讲述主体内容时通过逐步提供信息与听众建立和睦的关系。听众对演讲所提供的信息感到可信且愿意在演讲结束时提问题。如果演讲者从一点到另一点之间讲得太快,可能会让听众感到困惑和沮丧。内容的广度和深度应与演讲规定的时间相吻合。演讲者有责任在规定的时间内结束演讲,并留下足够的时间来接受提问。由于组织或准备不完善而占据更多的时间,对听众和下一位演讲者来说都是不公平的。

【案例分析 3】

　　琼的演讲目标是什么?

13.3.4　演讲总结

总结和结论提醒听众演讲"接近尾声"。这种转换需要平稳和循序渐进。如果可能,回顾最初的学习目标可以提醒听众他们参与实现了演讲的总体目标。

结束语如"我想这就是我要说的，""感谢聆听，"或"有没有什么疑问?"比较唐突和过于随便。记住：演讲者的信任度受到听众对他(或她)组织演讲水平评价的影响！动词词组如"总结……""总结一……""或在结束之前，我想给一点时间让你们思考……"有助于让听众知道演讲将要结束。许多演讲者最后会引用一句名言或轶事来突出强调某个重点。如果没有在讲义上提供联系方式的话，有些演讲者会在最后提供他们的联系方式，或使用带有问号的幻灯片来作为进入听众提问环节的标志。

演讲者应主动询问听众是否有任何问题。当然，听众往往不愿意提问题。演讲者应该为听众准备一些问题。如可以请一个认真的听众先给出反应。你可以说："我注意到，当我在讨论要避免的食物清单时，你笑了。你愿意分享什么食物你觉得最难以放弃？你可能有一些让人更容易接受的替代选择的方法吗?"在回答由演讲者提出的第一个问题之后，当演讲者再询问"你还有什么其他的问题或评论?"时，很容易让其他人再提问题。

请记得带上名片，并在演讲后留下来与愿意分享评论或提问的人交谈。发言人要与听众保持良好的眼神接触，并通过微笑促成暖暖的互动。演讲者几乎总是能与那些希望在演讲之后参与进来的听众进行互动。这往往是促成另外一个演讲合约的机会，也是最好的建立面对面公共关系的一个良机。当一长串人排队等待与你交流而时间有限时，鼓励剩下的人根据名片上的信息与您联系。一定要信守承诺。

【案例分析4】
　琼如何安排她演讲的结论部分?

13.4　应用演讲

下面这些段落将描述演讲所需的某些基本技能。演讲者应用这些技能可以建立和实施一个有效的演讲。

13.4.1　听众沟通

听众认可知名的、知识渊博的演讲者。因此，演讲者应该巧妙地在演讲中让听众知道他们是合格的。例如，可以说，"在去年我为美国营养和饮食学会撰写的文章中……"或"我过去曾经合作过的几百名患者。"当听众认为演讲者所说的内容能够与他们自身的情况结合或者他们曾经从属的特殊团体相关联时，往往会听得更加认真。例如，你可以说："我在这个社区生活了15年……"或"我自己曾经超重11.3 kg(25 磅)……"如果某个人提出一些想法，几乎所有听众都有一些让演讲者可以识别的特征。

听众会评估演讲者，听众对演讲者的感觉从演讲者进入房间的那一刻就已经开始。演讲者尽可能早点到达，尽量与听众提前见面。演讲者的自信，无论是真实的还是假装的，都会让听众放松并增加与会者对演讲者将要分享内容的期待。演讲者无论如何不能主动说出自己情绪紧张或畏惧演讲。听众希望学习和享受。当他们知道演讲者很脆弱或面对舞台很恐慌时,他们在同情演讲者的同时自己也会感到紧张。

演讲者坐在听众中间或舞台上等待主持人介绍自己时,他们应该意识到听众将会观察他们的一举一动。这些行为在演讲之前就已经开始。演讲者必须小心微笑、看起来很自信并且向听众展现自己。在主持人介绍自己后,演讲者走上讲台的方式也十分重要。演讲者在演讲中的姿势也颇具影响力。在这些时刻,听众已经产生了对演讲者的最初印象。演讲者应该走得很自信,并边走边观察听众和向听众微笑。向听众说第一句话之前,一个很好的展现自信的技巧是花 3 秒钟环顾听众。尽量微笑,并与一些听众建立眼神接触。这个技巧可以使听众看出演讲者镇定、自信和想与他们交流的意愿。

受过训练的演讲者几乎可以从他们的位置看到房间前部的一切。如果他们很机敏,他们也可以察觉到那些开始烦躁的人。他们应理解这些回应并采取行动。演讲者可以据此决定是否给听众一个简短的互动,例如让听众举手提问。他们可能会强化自己的动作从而重新吸引听众的注意力。演讲者可能会组织一个新活动,也可能是一个需要听众参与的活动。他们可能会看到有些人迟到,尴尬地寻找座位。这让演讲者有机会组织大家欢迎他们,并请他人挪动一下给迟到者一个座位。当听众意识到演讲者对他们的反应很敏感时就会做出反应并愿意参与。

虽然在个别情况下演讲者很难坚持做到这些,但通常规则是在演讲时间是 60 分钟的情况下,至少留出 10 分钟与听众进行互动。如果演讲超过 60 分钟,那么听众参与对保持听众的专注和投入是至关重要的。备受赞誉的 TED(技术、娱乐和设计)演讲规范使用了 18 分钟的时间分配原则来与听众进行互动。

13.4.2　视觉资料的应用

多媒体是演讲者的直接延伸,因而直接反映了演讲者的可信度。多媒体包括计算机生成的幻灯片、视频或音频剪辑、讲义、活动挂图,甚至实际的食物模具。

用专业标准设备、设计和应用多媒体能为良好的演示打下基础。例如,一个演讲者使用大幅具有吸引力的剪贴画幻灯片,而不是只用黑色和白色的小字体文字,可以让听众得出结论:他/她是一位有经验和善于思考的演示者(见表 13-1)。讲义使用的纸张质量和颜色也可以影响听众对演讲者的整体印象。制作有效多媒体展示的更多信息请参见第 14 章。

表 13-1　演讲准备的最终清单

在演讲之前制订和完成此清单将有助于避免最后出现问题。
- 我有演讲笔记吗?
- 我有所有的配套材料吗?
- 讲义足够多从而保证每位与会者都可以得到一份吗?
- 设备是否已被解锁或打开?
- 桌椅有没有根据要求排放?
- 我知道如何操作照明系统吗?

- 我明白如何控制房间温度吗?
- 我知道电路开关的位置吗?
- 是否所需要的多媒体设备已就位并保持工作状态?
- 我有演讲辅助设备吗?(如定时器、名片、笔记本电脑、激光笔)
- 我有备用辅助设备吗?(如额外的灯泡、延长线、标记、激光指示器)
- 有没有我需要的音频系统?是否正常工作?
- 在演讲过程中,我是否已将智能手机切换到静音?
- 是否有一个提示演讲地点的标志?
- 有人会介绍我,并且我是否讲了所有想要与听众分享的信息吗?

【案例分析5】
　　琼在演讲中准备使用什么多媒体?

13.4.3　表达技巧

　　书面文字和口头表达完全不同。没有人反对演讲者在准备演讲的初期写出演讲的全部内容。这涉及使用哪种合适的顺序(例如,主题、步骤或其他框架)精心组织要呈现的信息。然而,一旦完成了书面稿,演讲者需要认识到书面稿代表演讲的"科学性",而实际表达代表"艺术性"。每次演讲时表达方式均会有所不同。比如使用独特的单词、示例或轶事来切合特定的听众和情况。口语中的词语选择也与书面语言有所不同。口语的句子往往更简短、更口语化,包括常见的单词和缩略词。相比之下,书面手稿可能更广博、学术性更强。演讲者要具备这种能力的唯一方法是依据简单的大纲练习而不是讲稿。面对能给出回应和评论的真人练习至关重要,而不是在诸如镜子、墙壁或汽车挡风玻璃等无生命设施的前面练习。

　　永远不要读或记住(内容)!这也是为什么不能根据讲稿排练的理由。这样的话,演讲者倾向于记住内容,但演讲可能会僵化。一旦演讲者背诵演讲内容,演讲者就会以言语为中心,而不是以听众为中心。这样,演讲者更倾向于关心他们是否可以记住讲稿上写的每一行内容。于是演讲者就不会留意听众是否欣赏、学习、倾听和理解。依靠讲稿进行演讲的另一个问题是枯燥无味!因为演讲者的面部表情和语调不是自发的,讲稿易于记忆,但容易使听众感到无聊。

　　演讲者做得最无效的做法之一的就是向听众承认对自己的怀疑:害怕、准备不充分、缺乏材料、感冒或不自信。听众不会知道自己会错过什么(如果你不说的话),演讲者本身对听众来说一般也不那么重要。演讲者必须表现得很自信,即使他/她的内心并不自信。演讲者在内心深处感受自己,而听众从外部观察他们,这意味着如果被问及是否紧张或焦虑,演讲者应该总是回答"不!"听众在观察演讲者时只看到冰山一角。他们通常不会感到演讲者的焦虑程度。听众通常不会意识到这一点。除非演讲者自己承认紧张,才会引起听众的注意。

　　"舞台恐惧"这种感觉可追溯到人类刚刚起源时,当时我们的祖先还不得不生活在洞里,与其他野兽分享食物。面对捕食者,我们的祖先有一种对周围环境产生应激力量的本能。

这种力量使他们有能力进行战斗或逃走（即"战斗或逃跑"反应）。这种力量源于肾上腺的分泌物，今天人们在面对危险时仍然表现出这一点。比如，谁没有在被老板训诫的时候感到浑身冰冷，或在走进一个充满陌生人的房间时手心冒汗、心跳加速？有时人们会在报纸上看到，在恐惧或危险的情况下一个人会表现出超凡的力量。例如，一个父亲举起了压在他孩子身上的轿车。这个例子可以证明激增的肾上腺素分泌所带来的力量。当一个人无法战斗、逃跑或利用这一激增的激素时，他/她可能会被内心的感觉所压倒。

防止"舞台恐惧"的最佳措施是充分地准备和练习。在真人面前练习得越多，演讲时的紧张情绪就越少。处理这些紧张或恐惧情绪的其他方法包括在演讲中积极主动、"表演"冷静自信。如果演讲者知道由于肾上腺素过度分泌导致精力过剩，他们应该在计划演讲时就解决掉这个问题。这些能量可以通过诸如传递材料、使用激光笔或参与其他相关活动来整合到演讲中。动作是紧张和焦虑的释放，它让听众从演讲者的活动中感受出热情，而不是恐慌、焦虑或紧张。这可能不适用于所有人，但很多人可以通过假装自己在表演这个措施，学会控制他们在公众面前的行为。

所有的活动都应该是有意义的。不要在舞台上踱步。演讲者应该寻找机会打破自己与听众之间的隐形障碍。走向听众、走遍听众席、走进和走出听众席和在听众间走动都是可以接受的演讲方式。不能接受的是前后踱步。特别是当演讲者在发言之前集中想法时眼睛不要往下看。走进听众本身就是一种交流工具。当演讲者穿过他和听众之间的隐形障碍时，他们向听众无声地表示想要沟通的欲望。演讲者希望更近、更好地领悟听众对演讲者和内容的感受。事实上，当演讲者在听众之间走动时，可以从一个不同的角度观察听众。演讲者能够通过在听众之间走动更好地获得如何阐述要点和问题的新见解。

13.4.4 环境控制

在听众坐下来之前安排好他们的座位。演讲可能在会议室、体育馆或会议厅，但这是演讲者的"演出"。对于是否让大家围成一个圆圈、半圈、排，还是坐在桌子旁边等，演讲者要预先做出一个明确的决定。事先了解听众中哪些人最有影响力，这样他们的座位应该提前预留，并安排在可以看到、听到和欣赏到视觉辅助设备以及演讲者的最佳位置。

演讲者只有在忽略他与听众之间所有障碍时才能表现得最好。如果可能的话避免使用讲台。有时由于房间设置或其他演讲者的要求无法避免讲台，但演讲者可以站在讲台旁边。首先建议使用桌子，因为可以在上面放置讲义和其他材料。成年人一般不愿意通过讲课的方法学习。除非演讲者极其有才华，应避免把演讲搞成在讲台后播放幻灯片。在人群前面进行信息传递时如果没有障碍，演讲者更容易在演讲中停下来回应听众的语言或非语言的反馈，并且手势和动作也可以更轻易地展现。

在演讲地点练习使用多媒体；评估开灯或关灯状态下媒体的使用效果，并确定是否需要改变照明设置；检查分发讲义的安排（如是否适用）；确定负责介绍的人员，并验证信息是否正确。

确定麦克风的使用选项。只要有可能，尽可能选择移动式或无线麦克风。比起固定的麦克风，这样在讲台上活动更方便。要求在演讲过程中提供一杯水。从瓶子里喝水会分散演讲者的注意力。

严格控制演讲时间。带一个小旅行闹钟或定时器可以帮助控制时间。如果可能的话安放一个时钟。关闭所有私人电子产品。计算演讲前言、正文和摘要以及这些部分之间过渡所需要的时间。演讲者还可以指定一位方案委员会成员或同事在听众席中提示你何时该陈述结论。

【案例分析6】

您会向琼的听众推荐哪些实施方法？

13.4.5　音调与发音

演讲者可以通过音调变化和语言的多样化增加听众的兴趣和加深对演讲者的印象。对于部分人来说，控制这种变化是简单而自然的；然而对于另一些人来说，这是一个挑战。尽管如此，演讲者仍然需要注意控制语音。控制语音的目的是为了在团体听众面前声音听起来更自然和更健谈。然而在大群体听众面前听起来自然和健谈的声音与一个小型面对面群体使用的声音是不同的。从演讲者的观点来看，"自然和健谈"意味着有点夸张。高音需要更高一点，低音则需要更低一点。对于演讲者而言听起来虚假和戏剧化的声音效果，对于一般的听众而言，听起来要弱得多。好消息是即使在这方面不擅长的演讲者，这个特质也可以相当便捷和快速地建立起来。尽管一开始可能会担心在信任的听众面前显得愚蠢而夸张，但是经过充分的强化后会让演讲者相信增加声音的变化的确是一项优势。在任何情况下，演讲时一直使用窄幅或单调的语调难以得到听众超过几分钟的回应。

在一个小组面前演讲的时候，演讲者的语速一般要比普通谈话慢一点。在小型面对面讨论中适宜的语速对于小组演讲来说可能就太快了。出于某种原因，演讲者的语速与听众人数之间似乎存在相关性。在面对面谈话中即使语速较快也可以很容易抓住主要内容。而这种语速如果应用在给大群体听众做演讲时，则内容不能被听众很快理解。以较慢的语速演讲时，演讲者可以在演讲时观察听众，看看他/她是否理解。演讲者也可以观察到是否有人不同意，或是在一些听众看起来很无聊时，看看是否需要提高音量或增加变化。

职业演讲者通常会注意他们的发音。在日常对话中，人们不太可能因为错误的发音或粗俗的措辞而负面评价一个人，然而，当演讲者面对听众时，这些错误的话就会变得很突出，并导致听众对演讲者做出负面判断。在小组面前展示自己的专业人士必须注意发音，因为如果发音很糟糕的话可能会失去听众的信任。

一旦演讲者很重视并决定改进自己的发音，则需要采取几个步骤。首先，演讲者可以要求周围值得信赖的人经常进行批判性的聆听，并在每次发音错误时打断他们。第二，在了解常见的发音问题之后，演讲者需要训练自己听错误的发音。在演讲中批判性地自我评价是很难的。就像学习骑自行车或使用电脑，一开始这种学习和训练令人很难受，但很快就能得到改进。第三，演讲者需要认识到改进发音是一项持续的任务。职业演讲者永远不会停止倾听他们说话的方式，并不断提前预习如何正确地发音。必要时，可以在小卡片上抄写下困难的单词和短语的拼读方式。通过一遍又一遍地练习这些难读的词汇来防止卡壳或发音错误，直到能流畅地说出他们。

13.4.6　手势和肢体语言

把你的两只手分开并离开你的身体是一个很好的做法。让手势自由地呈现。避免手里持有任何东西，除非它是一个有用的工具，如激光笔或视觉教具。激光笔或电脑鼠标应有选择性地展示重点。当激光点在屏幕上盲目反复移动时，听众会分散注意力。当双手松松垮垮地悬在身边时，演讲者通常会感到尴尬。如果演讲者看到录像里的自己是这个姿势，他们可能会意识到这是自然而然的。但更重要的是，演讲者可能会觉得一个人不会愿意保持这个姿势。如果双手松松垮垮地放在身旁，最终双手会开始自发地上升并做出手势强调重点。

在开始演讲前手里拿着笔、纸夹、橡皮筋或与演讲没有直接关系的其他工具是有风险的。手指会不自觉地开始玩弄这些工具，听众也会被吸引去看着演讲者会做什么。演讲者需要训练自己让面部充满活力，使用各种面部表情。像前面提到的许多理由一样，使用所有可供使用的沟通工具可以让演讲者保持听众的注意力。面部表情本身就是一种沟通工具。当面部表情生动、活泼、富有表现力且根据听众的反馈不断变化时，可以提高语言信息被理解的效率，并使听众不自觉地判断出演讲者以听众为中心。这种技巧的掌握因人而异。但无论如何每个人都可以提高。对于演讲者富有"表现力"不容易，但并不意味着演讲者不能逐步提高表现力。

眼神接触也是沟通的工具。用眼神接触每位听众并作为对他们非语言反馈的回应。当演讲者有机会向听众展现自我和自己的想法时，希望听众了解和相信他们，并遵从他们的建议。当演讲者能够理解听众反应时，他们最有可能成功地实现这些目标。演讲通常被认为是一种单向的交流，即演讲者在说而听众在听。有效的演讲实际上是双向的，听众和演讲者不断地相互沟通交流。

面部表情很重要。演讲者必须记住微笑并看起来很享受分享信息的过程。微笑可以训练，虽然演讲者可能会感到虚假。但记住微笑需要被纳入演讲规划中。演讲者不需要一直笑嘻嘻的，但他们需要保持这种对听众有兴趣的表情度。传达这些印象的最简单方法就是在演讲中时不时地、自然而然地微笑。然而，当演讲者对材料不熟悉时，微笑对他们来说很不容易。所有上述技巧只有在演讲者充分掌握内容，并有意识地练习之后才能实现。

13.4.7　职业外表

职业服装不仅可以向听众表明演讲者的地位，也暗示着演讲者很有信心。讽刺的是，这意味着虽然演讲者衣着搭配合理，但不能吸引听众注意的话，听众不会记得！一套合身的西装配上中性色衬衫（白色或浅色的针对摄影工作）、搭配类似色调的领带是不错的选择。女士可以选择裙子或裤子和中性或柔和的职业上装。如果你在一个抬高的舞台上演讲，要从听众的角度考虑"向上"的视角。舒适的抛光鞋且有一个稳定的鞋跟是重要的，以防止失去平衡。明亮的色彩、大型图案、不寻常的设计、休闲风格、反光或摇晃的珠宝和耳环都可能会分散听众的注意力。

【案例分析 7】

　　这个演讲琼应该穿什么？

13.5　评估方法

　　好的演讲者会根据每次听众的反馈对自己进行微调。标准的评估方案往往会评估演讲者达到了多少计划的学习目标。更深入的评估方法会考虑演讲的有效性和表现特征等信息。请项目策划者提供一份听众对演讲评价的拷贝。获取录音或录像带。有些演讲者会对他们的演讲进行录音，或者请某位他们信任的听众替他们这样做。

【案例分析 8】

　　可以用什么方法来评估演讲的有效性？

13.6　适用性

　　尽管讲习班和媒体采访依赖于某些通用性陈述准则，但每一种环境都要求演讲者进行特定的改编从而保证自己在舞台上的演讲成功有效。

13.6.1　小组研讨会

　　研讨会也是口头演讲，特点是持续时间长、主题多。讲习班主讲者应该使用能使所有听众参与进来的技巧。讲者与听众之间、听众和听众之间可以公开交流讨论。本章关于演讲技巧的这部分内容专门讨论了主持和策划小组研讨会的技巧。更多的信息可以在第 15 章小组学习策略中找到。

　　鼓励听众参与的策略包括将较大的团体分成较小的小组，给这些小组时间相互了解，然后分配给每个小组与演讲主题相关的活动任务。这些小组活动可以包括案例学习、角色扮演、问卷调查、头脑风暴或讨论等。听众也可以使用电子听众反馈系统匿名表达自己的观点。然后，演讲者可以将听众的回答整合在一起作为小组深入讨论的内容。有时候，演讲者可以要求听众完成一些前期工作任务，例如填写问卷、阅读演讲相关的材料或其他一些任务。听众对这些任务的反馈可以在小组活动中进行。

13.6.2　媒体采访

　　越来越多的公共卫生和膳食干预措施依赖于有效的健康宣传。这可能包括媒体政治的影响、媒体报道的准确性、使用媒体进行健康教育和促进活动以及为员工提供如何处理与媒体关系的培训。组织的形象和信誉显然受到媒体发言人的举止和说话内容的影响。演讲技巧章节的这一部分专门介绍如何在媒体面前展现自己或组织。

当有机会通过媒体传递信息时,需要了解媒体的影响力和听众或观众如何做出推断。这种效果的基础不仅依赖演讲者的表达和演讲技巧,还依赖于演讲者的行为举止。掌握能够说服大众媒体的巨大能力后,演讲者可以学着去利用它。但是如果演讲者没有意识到媒体的作用或者不能在媒体面前进行特别的适应和调整,即便内容很好,演讲也不可能成功。

13.6.3　演讲者风格

在通过媒体进行信息交流时,演讲者需要记住超过50%的听众对信息的理解程度不仅受到内容的影响,还受演讲者举止、活力、热情程度以及用于信息传递的媒体和媒介的影响。最好的传递信息的方式是只做简单的介绍,其他内容则直接以对话方式展现。转述、引用或照本宣读的演讲者通常不会像靠自己发挥来演讲的人一样表达出信心、凝聚力、激情和诚意。例如,为了表现出激情,演讲者需要彻底了解材料,对它有强烈的感情,并让自己模仿信息中的内容,而不只是朗读空洞的文字。

演讲时间是宝贵的。演讲者可能会被打断或终止评论。当被邀请采访或交流信息时,演讲者需要确定自己的时间有多久并制定相应的计划。当时间有限时,演讲者需要提前确定哪些点是最重要的或需要突出的,并首先讲述它们。如果有额外的时间,他/她可以详细说明或进行补充。

如果演讲者提交录像带或重点内容概要,则可能会增加他/她进行媒体演示的机会。一旦录制了演讲,演讲就成为可能随时随地出现的永久记录,因此充分准备和重点突出是成功的关键组成部分。

广播和电视采访者通常没有时间了解作为演讲嘉宾的采访对象的具体情况。但演讲者接受采访时应始终保持专业的态度。对采访者敷衍的态度会被认为傲慢,从而让观众否定演讲者宣讲的目标或内容。尽可能让信息简短。事先排练和录下答案是明智的,然后仔细听这些录音。可以利用广告时间来明确演讲方向。

幽默是一个强大的交流工具,但并不是所有人都具有幽默的天赋。演讲者应注意不要刻意幽默,除非你很确定,否则它可能会使演讲者看起来很愚蠢。然而,当素材本身真的很有趣,并且在其他听众中成功尝试时,可以考虑使用它。

电视和广播节目通常会有预采访,去判断嘉宾是否表达清晰且很有趣,能够吸引听众。这个时候你需要尽力。因为主持人的善意和礼貌并不意味着他(或她)不会决定删去最乏味或表达最不清晰的嘉宾。

在进行多次媒体演讲之后,一个人会变得擅长处理类似的情况。演讲者要留心关注自己在媒体上的表现,并对自己在演示或采访中的表现做出反馈。因为人的思维速度比语言快好几倍,所以有可能在看到自己的表现或听到自己的声音后,再进行相应的调整。一般来说,对于媒体而言,通用的准则是一个人的举止应该较日常生活夸张一些,但不要过于夸张。演讲者需要展现出自信、诚意甚至魅力。

电视节目上的手势应谨慎,不然会分散观众的注意力。演讲者需要通过不断变化的声调、节奏、语气、停顿、音调和面部表情来保持听众的兴趣。虽然通常幅度较大、夸张的手势效果不好，但尝试不同种类和变化的手势可能会有好的效果。

13.6.4　提问和问题的处理

很少有非专业演讲者的即兴表演能够看起来很专业、很突出。应该提前对受访者可能会提问的问题答案进行排练，而不是直接从提示中读取。如果听众问到了你不会回答的问题，最聪明的做法就是直接承认。并告知提问者谁能够给出答案或者何处能找到答案。接下来提供哪里能够找到答案或者将问题提交给合适的人员。也可以这样说："虽然我不能十分准确地回答，但我可以告诉你……"这可以使话题回到演讲者的主旨信息上。自我监控过程的一部分应包括让受访者判断他（或她）自己答案的长度。避免长时间的回答或独白，这会让听众厌烦甚至惹恼采访者，只要回答出重点就行。持续保持回答聚焦于主题。着装本身就是交流工具。最好的建议是选择保守且品味高的着装，避免太过流行的穿着或将观众的注意力吸引到自己的着装上。

当一个人代表某个组织时，往往会被一而再再而三地问到同样的问题。记住，对于许多听众来说这仍然是他们第一次听到这个问题的答案。演讲者需要每次听起来都很新鲜，尽管这可能是演讲者在两天内第 20 次回答同样的问题。

感到无聊的听众和观众会换频道。受访嘉宾和演讲者需要为自己准备有趣的轶事和谚语。个人经历往往会引起听众的关注。最致命的错误是太学术化或抽象化。

当几个嘉宾同时参加一个节目或采访时，有人可能会试图控制场面或打断。如果发生这种情况，要坚持自己的看法。把话题带回到自己主题的方式包括以下几种："让我讲完我的观点"或者说"在我说完之前你暂时保留一下自己的观点。"说这些话的时候应该面带微笑，并用一种温和的语气，听众和观众会尊重礼貌地捍卫自己看法的人。不要对某位听众或小组成员心存芥蒂。这时候，演讲者只要简单看看仲裁者，然后让节目继续就行。

如果感到自己公然被冒犯，一笑了之或默默承受比带着情绪反击要好。你可以说"我不同意"或"让我们从另一个角度来看这个问题，"但不要报复性地反击。这种反应可能会暴露出你很懦弱或过分敏感，而不是让听众觉得你强而有力。

演讲者应避免提及现场直播的时间、地点或日期。如果媒体剪辑没有"注明日期"，则演讲可能会被其他子公司再次使用。

可能有时候，演讲者认为他（或她）被邀请谈论某个话题，但是却被采访者转移到其他话题。当这种情况发生时，即使主持人没有认真考虑给予机会转移到原来的话题，演讲者也有责任将话题转到他（或她）的原始话题。如果问题不恰当，或者是演讲者不想讨论的话题，只需说"我宁愿不要讨论"。不要用胡扯或者说"空话"，如果你这样做而听众最终发现被欺骗时，只会使你的信誉受损坏。

最终印象很重要，特别是在媒体前。演讲者应该抓紧最后的时刻给听众留下一个积极、沉稳、自信的印象。在离开之前，演讲者应该找到制片人和导演表达个人的感谢之意。一次坚定的握手和看着对方的眼睛说话，除文字表达的内容外，还可以传递额外的、深层次的非言语信息。

13.7 总结

本章提供的所有建议需要通过不断的实践掌握它们而不是单纯记住。演讲者需要听众参与到自己的演讲中来。没有互动的直白的演讲,在改变听众观念时不如伴有讨论的演讲那么有效。

完善演讲技巧和学会处理无数媒体或听众可能提问的问题是一个渐进的过程。在每一次机遇和实践后演讲者会做得越来越好。

13.7.1 复习和问题讨论

(1) 准备演讲时的三个分析过程是什么?

(2) 有效演讲的主要组成部分是什么?

(3) 描述和分析您作为听众的几次经历。

(4) 为什么主持人必须校对演讲中使用的所有材料?

(5) 以听众为中心是什么意思?

(6) 演讲者如何克服紧张、畏惧和"舞台恐惧"等挑战?

(7) 为什么主持人的口头表达与非言语表达同样重要?

(8) 演讲和讲习班有什么区别?

13.7.2 活动建议

(1) 设计并实施一个与食品、营养或膳食有关的 10 分钟长短的演讲。例如,阐述食品供应的安全性、新的食物产品、膳食纤维、降低食物中的脂肪或热量、零食、快餐和钠盐。

(2) 设计并实施一个针对肥胖儿童家长的演讲。至少使用两种视觉辅助工具。演讲时间为 20 分钟,至少保留 5 分钟进行听众-演讲者的互动。

(3) 针对糖尿病初患人群,设计并实施一个 30 分钟的演讲。要求至少使用 3 种视觉辅助工具,包括幻灯片和讲义材料,至少安排 8 分钟的听众互动。演讲者要从听众做出的非语言反馈得到提示。

(4) 针对付费听取您传授与您专业相关膳食营养知识的人群,设计并实施一个时长 60 分钟的演讲,使用任何合适的辅助工具。

注意:如果可能,所有演讲都应录像。演讲者应该向听众发放反馈表,随后根据自己对录像的观看、听众的反馈表以及导师的意见综合提出自己的批评意见。

参考文献

1. Academy Quality Management Committee,Scope of Practice Subcommittee of Quality Management

Committee. Academy of Nutrition and Dietetics: Revised 2012 standards of practice in nutrition care and standards of professional performance for registered dietitians[J]. J Acad Nutr Diet, 2015, 113: S29 - S45.

2. Academy Quality Management Committee, Scope of Practice Subcommittee of Quality Management Committee. Academy of Nutrition and Dietetics: Revised 2012 standards of practice in nutrition care and standards of professional performance for dietetic technicians, registered[J]. J Acad Nutr Diet, 2015, 113: S56 - 71.

3. International Confederation of Dietetics Associations. International definition of dietitians, 2010[EB/OL]. http: //www. internationaldietetics. org/International-Standards/International-Definition-of-Dietitian.aspx. [2016 - 09 - 28].

4. Dietitians Association of Australia. National competency standards for entry-level dietitians[EB/OL]. http: //www.daa.asn.au/universities-recognition/national-competency-standards. [2015 - 11 - 15].

5. Dietitians of Canada. Mission, vision, and values[EB/OL]. http: //www. dietitians. ca/About-Us/MissionVisionValues.aspx. [2015 - 11 - 15].

6. DeVito JA. Essential elements of public speaking[M]. 5th ed.Boston, MA: Allyn & Bacon, 2015.

7. Beebe SA, Beebe SJ, Ivy DK. Public speaking: an audience-centered approach[M]. 9th ed.Boston, MA: Allyn & Bacon, 2015.

8. Coopman SJ, Lull L. Public speaking: the evolving art[M]. 2nd ed.Boston, MA: Wadsworth Cengage Learning, 2012.

9. Verderber RF, Sellnow DD, Verderber KS. The challenge of effective speaking in a digital age[M]. 16th ed.Boston, MA: Wadsworth Cengage Learning, 2015.

10. Gallo C. Talk Like TED: The 9 public-speaking secrets of the world's top minds[M]. New York, NY: St. Martin's Press, 2014.

11. Duarte N. HBR guide to persuasive presentations[M]. Boston, MA: Harvard Business Review, 2015.

12. Hewlett SA. Executive presence: the missing link between merit and success[M]. New York, NY: Harper Collins, 2014.

13. Cuddy A. Presence: Bringing Your Boldest Self to Your Biggest Challenges. New York, NK: Little, Brown, and Company, 2015.

14. Cant RP. Communication competence within dietetics: dietitians' and clients' views about unspoken dialogue—the impact of personal presentation[J]. J Hum Nutr Diet, 2009, 22: 504 - 510.

15. Maxey C, O'Connor KE. Speak up! A woman's guide to presenting like a pro[M]. New York, NY: St. Martins' Griffin, 2008.

16. Petrilli CM, Mack M, Petrilli JJ, et al. Understanding the role of physician attire on patient perceptions: a systematic review of the literature—targeting attire to improve likelihood of rapport (TAILOR) investigators[J]. BMJ Open, 2015, 5: e006578.

17. Mauruani A, Leger J, Giraudeau B, et al. Effect of physician dress style on patient confidence[J]. J Eur Acad Dermatol Venereol, 2013, 27: 333 - 337.

18. Palacios-Gonzalwz C, Lawrence DR, Substance over style: is there something wrong with abandoning the white coat[J]. J Med Ethics, 2015, 41: 433 - 436.

14

使用多媒体工具

学习目标

- 描述应用或创建多媒体工具的关键点
- 阐述非同步和同步教学之间的区别
- 评估为目标听众准备的多媒体工具
- 评估教学材料的文学和逻辑水平
- 确定媒体工具的关键技术趋势

案例

上午9:00,朱莉(Julie)拿着她的活动挂图和马克笔走出办公室。她要在9:00对员工进行适当的洗手培训。进入培训室后,她对20名学员说:"哦,好吧,我来了。我们先看一个短片。"朱莉试图登录课堂电脑,但没有成功。她意识到不能播放她带来的DVD光盘。朱莉沮丧地说:"这间屋子里的东西一点都没用。"朱莉用手机打电话给媒体中心,但没人接。她转向小组成员说:"今天早上我赶时间,忘了讲义。我回到办公室去拿,只需要几分钟。"然后她离开了房间。

科学和艺术的共性是两者都需要深入观察,并不断完善观察和表达的方法。

——爱德华·塔夫特

The commonality between science and art is in trying to see profoundly, to develop strategies of seeing and showing.

—Edward Tufte

14.1　前言

工具媒体是用来描述一系列视频素材的宽泛术语。媒体工具形式多种多样,简单的传统工具如食品模型或活动挂图等。不论向哪类听众传播信息,使用视频媒体都可以增强信息传播的效果。当听众因为视频媒体更专注于学习过程时,沟通会更加有效。本章将介绍和评估目前最常用的媒体工具类型,提供关于如何使用媒体工具的建议并讨论数字媒体技术不断扩展的应用前景。

14.2　视频媒体的好处

"一张图片胜过千言万语,"确实如此! 因此,四张图片的信息抵得上 4 000 个文字。您希望听众记住的信息越多,需要的视频辅助工具就越多。人们希望看到生动的材料而不仅仅是听到或朗读它们。通过视频材料人们记住的也更多。视频媒体对阅读、文化水平、计算及语言能力有限的人群尤其有帮助。

大量的文献证实一个人能记住他们阅读内容的 7%～10%、听到内容的 20%～38%甚至更少,而记住他们所看到或经历过内容的 55%～80%。虽然估计的比例可能会有所变化,但趋势很明显。使用视频媒体有助于增强学习和记忆信息的效果。就营养学而言,单单谈论健康饮食或是卫生原则只能获得有限的结果。积极参与则是学习营养知识的关键。

视频媒体是输入性教学的一部分。视频可以强化书面和口头沟通方式,并使它们显得更有趣。图片和声音比单独使用口头解释更能够吸引听众的注意力、增强听众的理解力,并在短时间内提高学习的效果。但好的演讲也不会过度依赖视频辅助工具。如果有需要,演讲者在没有视频媒体辅助时也同样能够有效地传递信息。

14.3　计划使用视频媒体

无论在哪种学习场合,计划使用哪些媒体工具是总体课程计划的一部分。以下七个问题将有助于制定使用媒体工具的计划:

(1) 会议的目的或目标是什么? 听众能够学到什么?

(2) 哪些方法(如讲座、讨论、个人咨询、模拟)有助于达到目标? 媒体可从哪方面加强学习方法和活动?

(3) 谁是听众? 听众人数多少? 学习者的特点(如年龄、性别、教育和文化水平、语言偏好、文化或种族)是什么?

(4) 学习者对这个话题掌握多少? 例如,针对某个外派团体的演讲所使用的媒体工具与针对专业人士进行演讲时使用的媒体工具肯定有所不同;针对老员工进行的演讲与针对新员工进行培训所使用的媒体工具也不可能相同。

(5) 使用视频工具要达到什么目的? 单纯是为了让听众对这个问题产生兴趣吗? 或者是为了影响听众的态度、情绪或动机? 抑或是为了娱乐听众? 提供信息? 吸引和维持听众的注意力? 或者是让学习者从心底里更好地参与进来从而更好地促进学习? 或上述这些目标的某种组合?

(6) 在使用视频工具时,如何简洁地组织和表达要点? 关键信息如何加强? 可以将学习分解成多个关键步骤,并对每一步骤的内容进行评估吗?

(7) 如何评估整体演讲,包括视频效果的有效性?

选择媒体工具的原则取决于学习目的、听众人数、实际设施、可用的设备、时间段以及听众的学习方式。

在讨论视频工具的种类之前,让我们先来确定所有视频工具的关键原则。

14.4　艺术与设计原则

媒体工具的质量和效果在很大程度上取决于艺术和设计原则。演讲者不一定是一个伟大的艺术家,但是理解一些简单原则会改善视频制作的结果。首先,也是最重要的原则就是视觉效果必须非常明显,足以让所有学习者都能清楚地看到。在选择和(或)创建视频效果之前,最好了解演示环境和演示类型的基本参数。

14.4.1　简单统一

演讲者应该尽量一次只传达一个观点,因为一次传达太多的内容会让观众感到很疑惑。确定注意力或兴趣的中心点,然后围绕它制作视频。聚焦和强化关键信息。对于大多数演示文稿来说,包含三条主要信息已经足够了。

14.4.2　措辞和字体

措辞应简明扼要,字越少越好,可以的话使用图片。简洁的措辞有助于演讲者表达自己的想法。标题和标注应放在不同的位置。题目或标题行需标明重点,并采用较大号字体。

保持字体大小和字体类型一致可以让视频看起来更专业。Times Roman(字体的一种)和 Gothic(字体的一种)比一些程式化的脚注字体更具可读性(参见表 14-1,字体实例)。字体必须大到让位于最远端的学习者能够看清。一个视频中字体数目限制为一个或两个。在讲义中还需要考虑字体大小。对于讲义,推荐至少使用 12 号字体。对于老年人则建议使用 14 号或 18 号字体。浅色背景上的深颜色字体会增强字体的对

表 14-1　字体风格:字体类型和大小

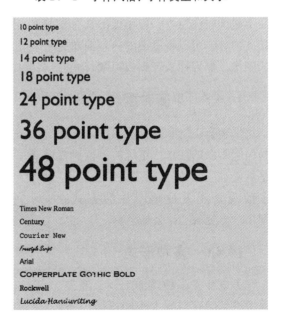

比效果。

　　每张幻灯片单词的数量应限制在20～36个。"六原则"指每张幻灯片不超过六行,每行不得超过六个单词,字体大小为24号或以上。大写字母适用于5～6个字以内的短标题,但不适用于更长的句子(因为标题较长时所有字母大写会难以阅读)。对于较长的标题,使用传统的大写和小写会增强可读性(即大写和小写字母的组合)。您也可以使用编号列表或使用小圆点、下划线或添加星号来标记重点。

14.4.3　颜色

　　颜色可以增强视觉效果并引起注意。著名的颜色设计顾问劳拉·圭多克拉克(Laura Guido-Clark)使用这样的原则:"在90秒内,你潜意识内对物体和环境的判断90%都依赖于颜色。"颜色应统一,不能冲突。最好确定视频的焦点,然后为该焦点选择颜色。颜色对个人来说具有微妙的意义。在大多数西方国家,红色和橙色被认为是"热烈"的颜色,而绿色、蓝色和紫色被认为是"冷静"的颜色。最接近大自然的颜色,如蓝色和绿色,对大多数听众会感觉到新鲜和愉快。演讲者应从背景颜色开始考虑。如果它很淡,可以使用任何明亮的颜色。在深色背景下突出对比度需要较亮的色调,并且字体必须更大些才能容易阅读。选择一种颜色或主题,特殊情况下可以有变化。标准化模板(如在PowerPoint中的标准化模板)可以提供已经选择好的平衡色调。

14.4.4　图片

　　图片可以很好地阐述难以理解的概念。这包括比例、相互关系、相似度和差异。一个图例可以激活一个视频程序。卡通可以为演示增添乐趣并加强听众对概念的记忆。使用流程图或逻辑模型可以直观地说明一个过程。与其他原则一样,食品和营养专业人员应考虑图例的布局及其对观众理解的影响。是否太拥挤或混乱?图像是否可以增强对文字的理解,而不是削弱注意力?与单纯的文字幻灯片相比,合成的表格或图表能够让听众更好地理解相关内容。可以将复杂的内容简单化或将信息分解成几张幻灯片,并且有目的地选择相关的图像。如果插入音频或视频,请尝试将其限制在60～90秒或更短。

14.4.5　平衡和重点

　　平衡有正统和非正统两种。非正统的平衡是不对称的,比对称的平衡更有趣也更加容易引起听众的注意。正统的平衡则意味着一半是另一半的镜像。请记住,我们的阅读习惯是从左往右和从上到下,这也是大多数观众观看视频图片的方式。图14-1演示了什么是平衡。

14.4.6　多种形式

　　考虑准备多种媒体工具。要提前考虑到储存空间太小和媒体设备

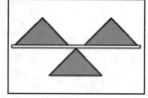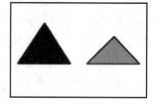

正统平衡　　　　　　　　非正统平衡

图14-1　正统和非正统平衡

不佳的情况。携带数字演示文稿的纸质版本。时刻准备着可能在没有媒体辅助下实施演讲。

> 【案例分析2】
> 朱莉如何准备使用多种媒体工具?

14.4.7 版权和授权

获取你准备使用的任何图像或录音的必要授权。一些来源于网络的图像和参考资料在部分公共领域可以免费使用。其他材料在下载时要清楚地显示版权信息,并限制这些材料的使用范围。

14.5 非同步和同步学习

媒体信息可以通过同步或非同步的形式传递。在同步学习(synchronous learning)中,所有参与者同时在学习。这可能是一对一、一对一个小组或一对一个大群体。过去的同步学习通常在同一办公室、教室或会议室进行。现代的同步学习可以通过诸如视频会议、分现场或在线讲座、互动式互联网演示等多种方式开展,可以同时发生在两个或更多的场所。非同步学习是"随时学习"。阅读期刊文章、从网站观看播客并根据自己的时间表参与电子邮件讨论是非同步学习的典型例子。非同步学习的方式让学习者对学习方式的选择更加灵活。只要学习者自己觉得舒服,可以随时阅读、聆听或观看视频材料。无论是通过与他人一同参与的方式还是通过导师特别完成个别指导和测验,或许应该兼顾两种类型的学习方式,从而使学习者能够积极参与学习的过程。

在许多工作场所以计算机为基础的学习模式很常见。以计算机为基础的学习可以通过多种方式完成。这种方式的学习时间灵活且内容高度一致。学习者通过阅读、听讲继而完成实践或综合测试。这种方法特别适用于学习医学术语或练习医学技能(例如,计算肠外营养溶液)。客户或员工可以就他们对材料的理解程度得到快速反馈。教程、游戏和模拟练习都可以促进学习。

如今,技术和教学方法已经进步到可以通过计算机在教师和学生之间实时互动和交流。以计算机为基础的远程教学就是一种快速发展的媒体教学模式。在线远程教学通常具有传统课程的所有组成部分:教科书、阅读材料、作业和测试。课堂讨论则被教师发起的基于网络的讨论所取代。讲座则被阅读、视频讲座、音频或视频所替代。学生和教师通常需要高速互联网连接。

对于"实时"患者、客户或员工教育,许多机构正在使用独立的电脑终端。这种触摸屏方法允许从便利位置访问视频和音频内容。客户可以在需要时获取信息。这种方式不会取代食物和营养专业人员的信息,而是促进该类信息更好地传播。

这两种学习方法可以按照任何顺序使用。例如,新确诊的糖尿病患者可以首先通过非同步学习的方式搜索互联网、阅读小册子或观看视频来收集和预习与糖尿病相关的信息。当糖尿病个体想参加小组课程并接收信息时,就会参与同步学习。

【案例分析3】
朱莉如何采用非同步和同步学习方式创建关于洗手的课程?

14.6　视频媒体类型

在考虑哪些内容需要与听众沟通以及评估听众需求后,食品和营养专业人员可以为此目的选择适当的媒体工具,单一媒体或多种媒体都可以。表14-2列出了所有的可选项。本节讨论可供选择的媒体类型,即从静态模式到真人和多媒体演示的实时互动模式。

表14-2　视频媒体类型

静态媒体
公告、显示板、图表、海报、照片、插图和打印材料
互动媒体
白板、活动挂图、实物、设备,食物和食物模型、食品展示、旅游图片、包装、食品标签和菜单
技术型媒体
基于计算机的演示、音频、视频、网络和社交媒体

14.6.1　静态媒体

静态媒体可以完全自行诠释所包含的内容(self-explanatory)。它们通常是在走廊、教室或其他公共区域进行展示。静态媒体也可以是观众接触范围广泛的杂志、报纸或书面讲义中的图表。静态媒体的目的是吸引听众的注意力并传达简单的信息。最有效的静态媒体既能第一眼就能立即引起人们的兴趣,又能让观众愿意花更多的时间来观看。

14.6.1.1　公告栏和显示板

公告栏或显示板可以激起听众对某个话题的兴趣。这个想法很简单,展示的内容应能够引起听众的注意。普通的成年人大概花45秒浏览一个展板,专注于一个主题。通过该主题传递最多三个或更少的消息,包括需要带回家理解的信息。限制字数并使用18~24号字体,使用创意标题、醒目的图形和有趣的照片。公告和显示板通常长期固定在墙上。

14.6.1.2　图表和海报

信息可以用图表或自制和购买的海报表达出来。它们可以固定在墙壁上进行长期展示,如框架或公告板上。桌子、画架或三脚架也可用来放置可移动的展板。可以考虑将展板制成薄片以便卷起来存储或固定到泡沫板上以保证展示的质量。美国农业农村部设计的"食物浪费"主题展板就是一个很好的例子(见图14-2)。

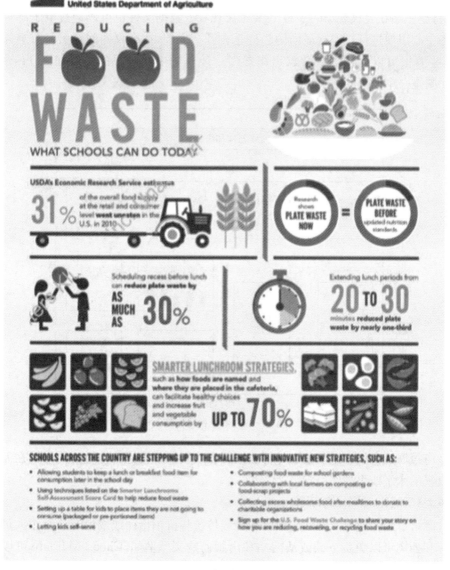

图 14 - 2　信息图是有效的媒介

　　数值型数据可以用条形图、饼图或线性图直观地呈现出来。没有必要从视频中读出每一个单词。最多你可以解释图形之间是有显著差异的或说明图形表达的含义。将有意思的或引人深思的数据与日常例子相比较,可以提高观众的兴趣并增加他们观看展示的时间。在实时演示中使用图表时,可以在讨论之后将其移出听众的视野,这样可以重新获得观众的注意。将这些图表重新拿到自己的视野之内,可以让学习者重新思考自己学到的东西。

　　海报也是专业会议上分享研究成果和其他信息的媒介之一。海报内容分为几个指定的数据部分并组合在单个"页面"上。信息应该是独立的,不需要另外加以说明。数据通常以清晰标记的图表形式呈现并附有简短的说明文字。海报通常由计算机软件程序(如

PowerPoint)编辑生成,打印尺寸则较大(例如,36 英寸×48 英寸,1 英寸=0.025 米)。然后,海报将会张贴在会议现场的展板上供观众观看。数据文件也可以通过电子邮件发送到媒体服务中心以便进行打印。最新的趋势是在开会之前,在会议的网页上发布会议内容的海报,这些海报可以存档以供会议组织参考。计算机生成海报的示例如图 14-3 所示。图 14-4 则是一个海报的例子。

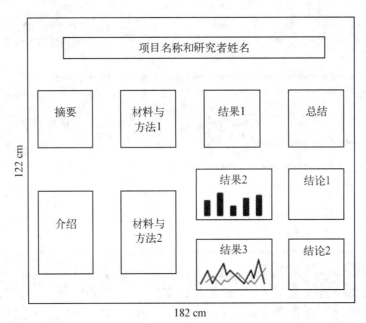

图 14-3　海报布局指南

典型海报展示布局。记住信息尽可能用图表或表格来表达。将重要信息放在海报上眼睛可以直视的水平或更高的位置。

14.6.1.3　照片、插图、流程图

照片既可以由专业摄影师使用数码相机或传统相机拍摄而成或由专业制图人员绘制而成。照片和插图可以免费下载或从网站和出版商购买。例如,ChooseMyPlate 可以免费下载用于教育目的,但有些资源可能对使用有限制。要注意获取的媒体分辨率最好能够最终使用。一般来说,分辨率越高,画质越好,特别是图片放大后效果更为明显。照片可以在公告板和电脑屏幕上展示出来。如果您使用人物照片,例如雇员和顾客,则需要他们的签字授权才可以不受限制地使用照片。绘图和原始的计算机图形可以艺术性地创造,这同样会增加成本和制作时间。流程图可以通过计算机生成,与单纯的文字相比,流程图能更好地向学习者演示某件事情的过程。逻辑模型现在也越来越常见,它可以描述项目如何实施和评估的过程。临床决策的支撑工具可以用来浏览数据库。

【自我评估】
　　应用艺术和设计的原则,从观众的角度评估图 14-2 或图 14-4。

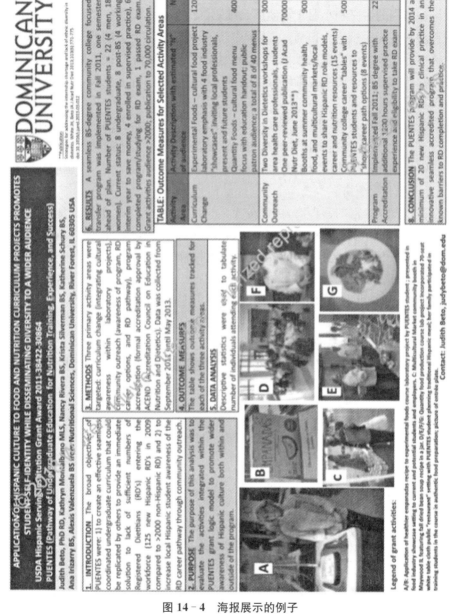

图 14-4　海报展示的例子

14.6.1.4　打印讲义

营养专业人员倾向于口头给患者和顾客提供大量的信息。回家后,大多数患者或顾客可能已经忘记了至少一半的内容。培训人员对新员工进行培训时可能也会出现这样的问题。印刷材料可以使用文字处理系统和台式机上的出版软件进行个性化编排。

把关键的内容放在印刷材料之中,以便客户、患者、员工和其他受众以后可以参考它们去解决问题。例如,在改善饮食模式的教学中,可以用书面材料对口头咨询内容进行补充。印刷的讲义可以列出建议常吃和限制食用的食品种类。讲义可以提供建议的食谱或包含相关内容的网址。印刷材料有效地加强了个人咨询和小组学习的效果。

现在许多印刷的讲义和小册子都使用二维码（QR code）。这些二维码可以由能够访问互联网的移动和智能手机进行扫描。二维码类似于食品包装上印刷的通用产品代码。这些二维码能够引导用户指向特定的互联网站点。因此信息一直存在，并且可以向学习者提供其他相关内容的"链接"。使用二维码可以使打印材料的使用寿命更长，应用也更灵活，且目前不存在版权保护的问题。

在制定员工培训计划时，演讲者可以考虑给出内容的大纲，大纲旁要留出记笔记所需的空间，或者给出明细表列出需要记忆的重点。PowerPoint 和其他幻灯片制作软件提供从演示文稿中打印提纲和幻灯片讲义的选项。除非你提供幻灯片的副本，否则听众将忙于记笔记，而不会专注地聆听演讲。

例如在讲授普通人群的营养时，可以分发《选择我的餐盘》和《美国膳食指南》。政府机构和私人组织提供的印刷材料针对大多数人群，你可以自己制作自己的印刷材料。使用他人制作的材料时，您需要确定自己具有复制和使用材料的权利。如果材料是版权免费的，只要声明材料的所有者就可以了。如果材料受版权保护，那么必须获得复制材料的许可。根据使用的数量和目的，可能会收取费用。有些材料可能需要购买才能分发。

用简短有力、励志的语句书写的单页可以辅助客户进行学习，即使已经给客户提供了更详细的材料，同时提供这么一份单页也很有必要。这些单页可以贴在冰箱上或挂在办公室，提醒客户应该做什么和什么时候做。小礼品如笔、磁铁、谜题和游戏也可用来提醒客户记住您所提供的信息。

【案例分析4】
朱莉的文字材料里应该包括哪些关键内容？

14.6.2　互动媒体

14.6.2.1　白板和活动挂图

白板和活动挂图通过让听众参与的方式促进演讲者与听众的互动。板书必须清晰明确。如果听众距离 6～9 m，那么字迹至少需要 2.5～5 cm 大，从而可以让观众看清楚。在观众到达之前写下关键概念。缩短转身进行板书的时间有助于促进演讲者与观众面对面的交流。

可擦性白板可以安装在墙壁或移动的支架上。使用恰当的马克笔以便当您的演示结束后可以擦除，而不会在白板表面留下永久性痕迹。自己准备好马克笔和橡皮擦。也许您还需要白板清洁液来清除陈旧的马克笔痕迹，这样观众可以很清晰地看到你所展示的信息。白板也可用于与观众互动。学习小组可以把自己的发现写在白板上。观众成员可以滚动阅读写在白板上的信息，或对于标记的概念进行"投票"来确定观点和共识。

活动挂图是将一叠纸从上部装订在一起制成。纸张可以快速"翻转"到下一张。你可以用蜡笔、毡笔或马克笔在纸上书写或绘画。选择不渗透纸张制作活动挂图。演讲者可以让某人为他进行书写,特别是当观众评论和提出想法时。通过这种方式可以记录自由活跃的想法(头脑风暴或"头脑锻炼")且不会分散演讲者的注意力。

活动挂图有多种用途。例如,可以撕下来贴在墙上来进行汇总或总结。当您需要观众参与的记录时,活动挂图优于白板,因为演讲结束后活动挂图的每一页都可以直接保存下来,无须对内容重新进行誊写。或者演讲者可以提前准备好薄板,并在面对观众时依次展示活动挂图的内容。建议留一页空白,当需要让观众关注点聚焦在演讲者身上时使用。

14.6.2.2 实物

没有什么东西能够比展示实物能让学习者通过触摸和感觉得到更直观的印象。例如,关于食品标签的课程可以展示各种食品包装,以便听众可以在阅读和理解食品标签的同时实际观察产品。为了避免分散听众注意力,只给观众介绍视频效果最佳的产品,其他物品则放在听众视线之外,需要的时候才拿出来。给每位学习者提供一个食品包装,而不是把一个食品包装从头到尾传递下去,这样可以提高听众参与度并降低听众注意力分散的可能性。

访问当地超市或杂货店是利用食品和产品实物的另一种方法。当无法实地访问时,可以使用视频或虚拟方式游览。

食品展览会也是一种常见的互动式学习机会。在讲授营养或改良饮食习惯的内容时,在小组课程中可让学习者根据食谱现场制作可供品尝的食品,这样会提高学习者对食物和烹饪技术的熟悉程度。如果学习者看到专业人士依据食谱现场制作食品并有机会品尝时,当他收到打印的食谱时更愿意在家里进行尝试。在系列课程中,观众可以协助和提供食谱。

在培训员工时,最好使用实物进行培训。教学员如何使用食品相关设备(如切肉机、洗碗机或收银机)时,实际操作效果更加理想。接触代表理想切割尺寸的木块可帮助学习者比较他/她自己切的胡萝卜块与适宜尺寸之间的差异。将教学内容分解成很多小模块,并通过放映技巧处理的视频将各个模块连接起来,这样更有利于学习。

14.6.2.3 图片、组件和菜单

图片或下载的剪贴画可以显示在海报或计算机屏幕上。推荐食品的样品包装和容器也可以作为道具提供。要向客户传授食物过敏知识,一叠真实的食品标签可以更好地促进互动式学习。标签可以从包装上撕下来,并放入有干净保护面的活页夹中保存。标签也可以压成薄片或拍照留存。你可能想为不同的主题和听众采集不同的食品标签。例如,食物标签的文件可以按照听众关注的碳水化合物或钠含量进行排序。

或者你可以让学员用手机拍摄自己吃的食品标签或食物。手机图片可以记录下客户吃食物的日期和时间。使用这样的视频媒体有助于建立类似于团队合作的互动式学习环境。学员也可以下载能连接互联网的手机应用程序(APP),用于记录和存储此类信息。有些程序甚至可以扫描食品标签,并将食品标签中的营养物的含量转换为具体的食物量。

你可以创建一个文件,收藏从当地餐馆和快餐连锁店得到的菜单,以便让学员进行"实践"。许多菜单可以在餐馆的主页上找到,而网上的这些菜单通常时效性更强。将菜单扫描后保存到计算机,可以给更广泛的人群进行展示。

14.6.2.4 食物模型和测量

食物模型是真实物体的代表。许多专业人士都有三维塑料食物模型的清单。它们有助

于学员估计食物分量的大小。例如,在评估食物摄入量和教他人限制能量摄入估计食物分量大小时,需要用到食物模型。除了视觉刺激外,将食物模型放在他人的手中,可以让他人通过触摸估计食物的分量,这样的体验更积极。你可以购买和真实大小类似的食物模型,也可以自己制作食物模型。例如,用透明玻璃器皿中的树脂显示不同的流质食物的体积。

在向学员演示如何限制分量时,你可能需要各种尺寸和形状的碗碟以及一次性杯子。您可以鼓励学员在家中使用量杯来训练估计正确的食物分量和大小。通过称重并将实际重量与个人的感觉相比较,有助于提高个人估计食物尺寸的准确性。其实还可以通过练习将一盒谷物分成规定分量来增加准确性。

14.6.3 技术型媒体

14.6.3.1 基于计算机的演讲

大多数幻灯片都是使用文字处理软件由计算机编辑而成。输入的文字、图片、剪贴画和图表可以剪切粘贴到演示文稿中。文本和图形的动画、插入视频剪辑虽然占用了很多的内存空间,但可以增加观众的兴趣。使用这些插图的目的是指明一个重点,而不仅仅为了醒目。在某些情况下,幻灯片可以购买,也可以从出版商获得他们的素材。

可以用软件模板创建演示文稿。这些模板以黑色幻灯片或带有标题/标志的幻灯片开始和结束,从而避免没有任何图像的幻灯片产生的白色眩光影响观众的注意力。如果演示文稿很短且不包括任何幻灯片,则可以插入黑色的幻灯片,或者通过敲击键盘来改变计算机屏幕,以便对不同的部分进行分隔。信息简洁、有趣很重要,不需要把演讲者要说的全文放上去。阅读幻灯片的内容对观众来说索然无味,并可能减少观众对演讲主题的关注。

演讲时若观众数量很多则需要将计算机连接到投影设备。液晶显示器(LCD)投影机或其他设备可以将图像投映在屏幕上。不同的投影仪分辨率、亮度、是否能缩放图片大小、重量、便携性和成本都有所不同。计算机鼠标或激光笔可以用来指明幻灯片上的重点。使用这种方法来间断地指出重要的信息,而不是一直将激光笔在屏幕上摇来摇去,后者很容易让听众分散注意力。由于视频分辨率的原因,激光笔可能在某些投影系统上不起作用。

除了存储计算机以外,可将演示文稿下载到便携式的存储设备进行备份。可以从一系列选项中选择最合适的设备(如记忆棒、闪存驱动器和云盘等)。如果由于某种原因你的计算机无法正确连接到投影机或显示器上,可以将演示文稿快速转移到与提供的显示器兼容的计算机上。

14.6.3.2 音频录音

可以用预先录制的以各种格式保存的录音来说明演示的重点。播客是"听到"消息的有效方法。大段的录音更适合于个人聆听,而不是群体演示。在大型演讲中,短音频非常有效。推荐书、来自关键领导者的几个句子甚至商业广告都可以用来连接过渡。使用非正式会话的语调创建你的音频演示,语速要慢、发音要清晰。在使用录音材料之前要进行试听,以评估录音材料的质量是否可以接受。录音时的背景噪声可能会分散听众的注意力。

14.6.3.3　视频资料和基于网络的格式

观看将声音和影像结合起来的视频对大多数人来说都是愉悦的。购买或租用视频媒体之前应该检查这些视频资料是否合适。许多团体例如美国营养与饮食协会、美国心脏病协会、美国糖尿病协会、国家乳制品委员会、国家餐饮协会教育基金会、商业公司、政府机构和私营媒体公司都提供视频资料。

观众观看视频资料通常需要可以接收视频信号容量并带有显示器的液晶投影仪。由于观众倾向于被动观看，所以应该在观看视频之前告诉观众要从视频中查找什么内容，在观看视频之后则开展预先准备的活动或进行讨论。视频播放的节奏要符合学习者自己的节奏，也可以让学习者反复观看视频以增强学习效果。演讲者可以使用"暂停"键暂停播放视频以便进行讨论。简短的视频剪辑可以突出显示关键点，并有助于分组讨论。

将演讲录像上传到网站上，可以让学习者一步一步地强化所学习的技术和程序。无论你怎么与客户建立互动，视频资料都可以成为一种学习新知识和加强新技能的十分有效的工具。

许多针对新员工进行指导和培训的项目使用视频资料，有时在视频资料之外还提供打印的工作手册或学习者指南。如果员工单独观看视频，建议学习者观看视频后跟导师就视频与工作之间的关系进行讨论。视频可以供人们下载，也可以链接到可以进行演示的网站上。学习者观看视频中间可以定期，或者在视频结束后回答关于学习内容的问题。

许多员工教育和指导项目正将他们的一部分培训转移到网络。因为网络培训很方便且对所有员工都可行，而不需要只限定于某一天。培训者常常可以依据员工对培训的回应来记录被培训者的能力。利用网络可以轻松地提供多个语言版本和不同级别的培训内容。网络培训的最大优点是在不需要创建新软件的情况下可直接更新内容。客户定制的单元培训通过网络技术也更容易实施。员工或客户可以直接完成只与当前主题相关的模块，或提供按需或"即时"培训。视频应该起到强化学习的作用。观看视频后，老师主导的讨论也应强化概念并促进学习者积极参与讨论。在演讲或咨询后，提供可以带回家的短视频以促进学习者加强学习。在演示如何准备婴儿配方奶粉或进行自我护理时，这种方式特别有用。

网络研讨会和网络播放视频需要经过制作、编辑、加旁白和上传到网上的过程。类似技术也适用于演讲或培训。创建3～8分钟的短视频，尽量简洁并使用图形和演示来表达关键消息。当您创造视频资料时，要谈论而不只是简单地朗读。为了获得最佳质量，使用麦克风或大多数计算机上都具备的其他功能。最后，要专业但不需要担心是否完美。如果需要将同客户或员工的谈话进行录音，必须获得书面签字的可以无限制使用录音资料的授权。

14.6.3.4　社交媒体

社交媒体是一个广泛的术语，用于描述这样一个不断发展的技术领域。该领域可以实现能够连接互联网的多个个人移动设备之间进行实时互动。Facebook 和 LinkedIn 等社交媒体用于个体与其他个体或专业人士联系。发布信息、撰写"博客"、在聊天室或"Listserv"中发布公告和创建在线论坛都可以用来传播信息。社交媒体的使用和是否能达到预期的职业期望仍需要不断研究。通常在社交媒体发布的内容都不能完全彻底地撤回。持续对这些新媒体形式进行评估是非常重要的。

14.6.4 整合多种媒体工具

专业人士应当考虑在演示文稿中使用多种视频和(或)媒体类型。常见的组合将幻灯片的打印讲义与幻灯片本身对应起来。更高级的选择是在这种情况下再添加观众回应系统。这种视频反馈的模式允许学习者在回答演讲者的问题之前,用键盘或其手机分享自己的观点和对演讲者问题的回答。演讲者可以对观众的反馈进行统计,并显示在屏幕上供观众观看。给客户提供咨询可以整合真实的食物和食品标签来探讨食物日记。

更先进的做法是将客户的手机技术和互联网整合起来提供个性化的教学课程。考虑什么样的信息以及选择最符合目标和教学模式的视频媒体工具,关键是学习者的需求。

14.7 考虑听众的数学和文化水平

学习者的数学和文化水平会影响其如何记忆和处理学到的内容。使用的教学材料要让学习者可以理解。如果学习者中有人英语水平有限,则需要准备这些学习者熟悉的语言版本的印刷材料。其余的教学材料也都能够让学习者阅读、写作和进行数学演算推理。鉴于此,营养教育者需要选择或开发让别人容易理解的教学材料。

数学能力指人们在日常生活中使用数字和进行运算的能力。估计容积与食物重量的关系、评估运动时间与强度的联系或仅仅了解血糖仪上的数字对健康风险意味着什么,都需要使用到数学能力。数学能力通常涉及很多步骤和过程。例如,糖尿病患者计算每天摄入的食物中碳水化合物的总量时,必须使用数学将所有食物的碳水化合物含量累加。相应的,他们也必须应用数学来计算每天需要注射胰岛素的剂量。数学是将适当的教学材料与期望达到的成果联系起来的重要工具。

文化水平指具备了解基本信息所需要的阅读和写作的基本能力。书面材料的可读性或难易度可以通过词语/句子的长度和难易度来进行评估。目前有几种公式可供使用,有些以软件形式提供,有些则是打印版本。这些公式都可以用来判别教学材料对听众的可读性和(或)难易度。SMOG、FOG、Flesch、Raygor 和 Fry 都是可以进行相关测试的软件。表 14-3 列出了 SMOG 软件采用的标准。由于健康信息的科学性和技术性,有些词汇和措辞对许多成年人来说都难以理解的。应该使用可读性公式来评估教学材料的难易度是否接近人们可以理解的水平。应该认识到,可读性公式评估教学材料的难易度也只是开发新的教学材料的一部分。开发人员对材料应该进行"试点"。把教学材料试用于样本人群,或者使用更正式的试验小组来确定听众是否能够理解材料的内容。

要记住的首要原则是虽然有许多客户可能会存在数学和文化水平的问题,但他们可能会在评估过程中有意识地隐藏这些问题。强调文化水平,特别是有关健康方面的文化知识作为沟通技巧的首要组成部分,可以大大提高咨询成功的机会。

表 14-3 SMOG 难易度公式

(1) 在文本的开头、中间和结尾附近数连续 10 个句子。如果整个文本少于 30 句,则使用整个文本。

(2) 计算包含三个或更多音节(多音节)的单词数,包括重复的单词。

A. 连字被认为是一个单词。

B. 文字形式的数字也要计算在内。如果是数字形式,确定它们是否属于多音节单词。

C. 多音节的专业名词也应该算在内。

D. 缩写应该按照全称进行朗读以确定是否属于多音节单词。一般来说,除非这些缩写大部分人都知道,否则应该尽量。

(3) 根据下面的 SMOG 提供的表格,确定内容的难易度。

多音节词的个数	难易度水平(+1.5 个等级)
0~2	4
3~6	5
7~17	6
13~20	7
21~30	8
31~42	9
43~55	10
56~72	11
73~90	12
91~110	13
111~132	14
133~156	15
157~182	16
183~210	17
211~240	18

14.8 准备现成的媒体材料

在准备演讲过程中,最常见的问题是自己准备媒体材料还是使用现成的材料。最基本的答案是如果购买现成的媒体材料,那么尽量用最便宜的媒体材料达到尽可能高的目标。其他影响购买媒体材料的因素包括诸如媒体材料的使用寿命和使用次数等。购买现成的媒体材料与自制媒体材料的花费要考虑时间、质量和专业性。网络上有这么多的演讲资料,在开始前搜索互联网看看是否能够找到合适的演讲媒体资料。如果材料迎合大众的需要,那么尝试获得使用或者参考这些材料的许可。许多组织和政府不需要授权,并且鼓励个人使用他们的材料,但使用时应该附有合适的致谢。

设计和创作媒体材料特别是在音频或视频资料时,获取设计和创作媒体材料的技术支持文件至关重要的。获取预先准备好的手册或录像以便实现自己的目标也很重要。此外,还需考虑复制媒体材料的成本。

不管谁制作媒体工具，应该持续不断地对材料进行评估。表 14 - 4 提供了在评估教学材料时应该考虑的一些问题。最终，你想知道哪种材料在最短的学习和记忆时间内最有效，从而利用该材料提高学习效率。有关教育评估的更多信息请参阅第 12 章。

表 14 - 4　评估教学材料

通用的评估过程

使用各种印刷的教材
全面预览教材
使用正式的清单进行评估
试用新教材并进行修改
使用信誉良好的公司提供的教材
请客户对教学内容进行反馈
选择材料前根据客户的背景资料进行评估
考虑客户的年龄、性别和教育水平
考虑客户的种族和文化背景
考虑客户的生活习惯和社会经济地位

文化水平的标准

阅读和计算能力
句子长度
段落长度
每个单词的音节数
使用范例
使用术语、俗语或成语
单词的适用性、可读性、字体风格和格式
打印尺寸
突出显示重点信息
主动或被动
第一、第二或第三人称
排版或印刷错误

内 容 标 准

突出客户的需求
适用于客户
信息的可操作性
信息的一致性
信息的客观性
信息的意义
信息的激励作用
信息的准确性
信息的概括性
信息的可信度
内容错误的数量
内容的发布日期
概念的连续性
信息的科学性
信息的实用性
着重于行为变化

续表

格 式 标 准

色彩搭配

照片和插图

布局和平衡

留白

突出显示重点内容

拷贝的质量

内容是否引人入胜

互动

复杂细节

支撑数据的插图

当前内容是否可以通过互联网分享

纸张质量

图表和表格

14.8.1　总结

毫无疑问,使用媒体工具不仅增强了学习者对演示内容的学习和记忆,也有可能塑造演讲者更好的职业形象。如果使用的视频数量少于5~8个,则传授内容可能没那么有效。

技术的快速发展对教育和教学都产生了深远的影响。客户需要从正确渠道来源的信息,这些信息最好分成小部分并易于使用。食品和营养专业人员在使用媒体工具时需要及时了解这些变化。

14.8.2　回顾和讨论

(1) 在介绍中使用视频媒体有什么好处?

(2) 规划视频时要考虑什么?

(3) 描述文化和数学的概念。为什么要对印刷材料的可读性进行评估?

(4) 为什么使用视频媒体前进行评估很重要?

(5) 为什么要用实物,如切肉机、洗碗机、收银机等设备给新员工进行培训?

(6) 使用计算机辅助的教学材料对于培训和教学来说有哪些优点?

(7) 什么是"六原则"?

(8) 列出至少10个评估演示文稿质量的标准。

(9) 同步和非同步学习在何时使用? 每种方法的价值是什么?

14.8.3　建议

(1) 想想您最早的学习经历,您还能记得老师使用的任何视频材料吗? 描述您当时的记忆和当时的年龄。

(2) 准备一个图表或海报描述一个想法。写下您的目标和受众人群。写出您对自己视频的评论,解释您如何使用艺术和设计原则来提高质量。

（3）准备一段视频或应用网络播放新员工应该了解和学习的程序。有些例子是关于操作过程的培训（厨房卫生、食物处理或洗手）、准备一份如何改善饮食的食谱，或一个有关正常营养的课程。

（4）创建计算机幻灯片文稿，至少插入一个图形。

（5）分配一个或一组学生学习使用各种类型的视频媒体设备。每个人都应该为设备编写任务分析（见第 12 章），然后训练其他人如何使用。

（6）选择商业化的视频资料。从受众人群、目标、有效性、艺术性、设计原则和成本的角度对该视频资料进行评估。

（7）观看使用多媒体的教育计划。使用教师提供的评估表对该计划进行评估。

（8）描述如何在使用食品标签或其他形式的视频媒体进行教学。

（9）选择两本教育小册子。如果可以，使用可读性公式对其内容进行评论。对视频资料也进行相同的评论。确定小册子是否可以复制并计算成本。

（10）利用表 14 - 2 列出每个媒体工具的缺点和优点。

参考文献

1. Beebe SA, Beebe SJ, Ivy DJ. Communications：principles for a lifetime[M]. 6th ed. Upper Saddle river, NJ：Pearson，2015.

2. O'Neil J, Marsick VJ. Understanding adult action learning[M]. New York，NY：American Management Association，2007.

3. Tufte E. The visual display of quantitative information [M]. 2nd ed. Cheshire，CT：Graphics Press，2001.

4. Smaldino SE, Lowther DL, Russell JD. Instructional media and technologies for learning[M]. 10th ed. Englewood Cliffs，NJ：Allyn and Bacon，2012.

5. Tufte E. Enivisioning Information. Cheshire，CT：Graphics Press，2004.

6. Furio J. Being objective[J]. San Francisco Mag，2012，59：42 - 43.

7. Arthur D. Recruiting, interviewing, selecting and orienting new employees[M]. 5th ed. New York，NY：American Management Association，2012.

8. Potter J. Introduction to media literature[M]. Thousand Oaks，CA：Sage Publications，2015.

9. Mytton G, Diem P, Van Dam PH. Media audience research：a guide for professionals[M]. Thousand Oaks，CA：Sage Publications，2016.

10. http：//www.ChooseMyPlate.gov/multiple-language[EB/OL]. [2016 - 01 - 01].

11. Benavides S, Polen HH, Goncz CE, et al. A systematic evaluation of paediatric medicines information content in clinical decision support tools on smartphones and mobile devices[J]. Inform Prim Care，2011，19：39 - 46.

12. Kan TW, Teng CH, Chen MY. QR code-based augmented reality applications//Borko F, ed. Handbook of augmented reality[M]. New York，NY：Springer，2011：339 - 354.

13. McCaffrey T, Pearson J. Find innovation where you least expect it[J]. Harv Bus Rev，2015，93：

82 - 89.

14. Gallo C. Talk Like TED: The 9 public-speaking secrets of the world's top minds[M]. New York, NY: St. Martin's Press, 2014.

15. Stein K. Remote nutrition counseling: considerations in a new channel for client communication[J]. J Acad Nutr Diet, 2015, 115: 1561 - 1576.

16. Myerholtz L, Schirmer J, Carling M. Sailing smooth across the cultural divide: constructing effective behavioral science presentations for medical audiences[J]. Int J Psychiatry Med, 2015, 50: 115 - 127.

17. IMS Institute for Healthcare Informatics. Engaging patients through social media: is the healthcare industry ready for empowered and digitally demanding patients[EB/OL]. http://www.imshealth.com. [2015 - 06 - 05].

18. Rollo ME, Hutchesson MJ, Burrows TL, et al. Video consultations and virtual nutrition care for weight management[J]. J Acad Nutr Diet, 2015, 115: 1213 - 1225.

19. James K, Albreacht JA, Litchfield R, et al. Social marketing campaigns: comparison of social and traditional media[J]. J Am Diet Assoc, 2011, 111(suppl): abstract.

20. Center for Medicare Services. Toolkit for making written material clear and effective. www.cms.gov/Outreach-and-Education/Outreach/WrittenMaterialsToolkit/index. html? redirect =/writtenmaterialstoolkit. [2016 - 09 - 28].

21. Ethomed. Patient education[EB/OL]. http://ethnomed.org/patient-education. [2016 - 01 - 01].

22. U. S. Census Bureau. American Community Survey data[EB/OL]. http://www.census.gov/newsroom/press-releases/2015/cb15 - 185.html. [2016 - 01 - 01].

23. Little D, Felten P, Berry C. Looking and learning: visual literacy across the disciplines [M]. Philadelphia, PA: Jossey-Bass, 2015.

24. Hutchesson MJ, Rollo ME, Callister R, et al. Self-monitoring of dietary intake by young women: online food records completed on computer or smartphone are as accurate as paper-based food records but more acceptable[J]. J Acad Nutr Diet, 2015, 115: 87 - 94.

25. Flynn L, Jalali A, Moreau KA. Learning theory and its application to the use of social media in medical education[J]. Postgrad Med J, 2015, 91: 556 - 560.

15

促进团队学习

学习目标

- 群体发展的各个阶段
- 影响群体凝聚力的因素
- 正式和非正式群体的区别
- 群体和团队动力学特征
- 领导者或促进者的责任和角色
- 促进者和参与者的角色和功能
- 促进群体改变的建议
- 通过小组讨论提高技能

 案例

贝蒂·史密斯(Betty Smith)是一名注册营养师、糖尿病教育者,她正在为针对新诊断为Ⅰ型糖尿病患儿的父母开设的互助小组筹划一系列会议。她今天的目标是使这场时长1小时的首次会议达到最佳参与程度。她还要保证满足群体成员的需要,以确保他们参加以后的会议。

群体成员对群体的忠诚度越高,成员实现群体目标的动力就越大,群体实现目标的可能性也就越大。
——伦西斯·利克特

The greater the loyalty of a group toward the group, the greater is the motivation among the members to achieve the goals of the group, and the greater the probability that the group will achieve the goals.   —Rensis Likert

15.1 前言

我们都属于群体。你属于什么样的群体呢?家庭群体?社会群体?朋友群体?宗教群体?运动群体?服务群体?工作群体?专业群体?有些群体经常见面,有些则没有那么频繁。包括像Facebook这样的虚拟网络群体在内的面对面的群体会议和委员会也非常常见。

我们加入群体的目的是为了满足归属感，为了娱乐，为了与其他人进行社会交往，为了放松和减轻焦虑，为了增进事业发展或者迫于工作压力。专业人士是群体的成员，还可能在像营养与饮食协会、欧洲营养师协会联合会这样的当地州立的和全国性协会，或像国家肾脏基金会肾脏营养委员会这样的特殊利益集团中居于领导地位。

为个人和群体提供营养服务并管理人力资源是营养专家的分内之事。营养师和其他卫生保健专家除了与客户群体、社区群体、同事和其他卫生保健专家相互合作之外，还要管理员工群体。

与其他服务提供者或卫生专家商议或协调营养护理问题有助于管理营养相关问题。一些营养专家与跨学科或多学科保健团队合作，致力于营养支持疗法、康复、肾病护理和透析、糖尿病管理或其他慢性疾病的管理并参加患者护理团队会议。为解决患者/客户的健康问题，不同领域的专家为了解决患者/客户的健康问题这一目标而共享知识、方法和资源。解决全国性肥胖流行，就是一个需要跨学科的团队在公共卫生、社区群体、食品公司、市场、卫生专家和其他方面共同努力的例子。组织者组织客户进行关于肥胖、心血管疾病或糖尿病等问题的集体咨询。患者/客户教育会议通常在群体的环境中完成。

公共卫生信息的主要目标之一就是改善目标人群的生活习惯。人们对健康和行为的看法通过与卫生专家的信息交流以及网络健康信息技术而形成。由于健康信息日益复杂、科技发展日新月异，营养从业者在应对问题上面临挑战。美国农业农村部的超级追踪小组是一个可用于追踪食物、体育活动和体重的免费在线工具。为了实现共同的健康目标，这项计划使营养专家能在学校、家庭和其他环境内创建群组来共享筛选过的信息和追踪报告。

管理人员善于与小型员工群体开展合作。例如开展绩效评估、咨询、管理员工、推进群体或团队会议、团队建设、员工训练，以及通过建立工作人员之间的凝聚力来增加士气、主动求变、应对阻力等这样的活动都需要良好的沟通技巧。

小群体既可以充满激情和创造力，也可以枯燥而令人沮丧。在群体内，有效工作或成为领导的关键之一是了解群体交流、促进和群体动力学。本章探讨了群体发展的各个阶段、群体与团队动力学的特征、群体思维、群体和团队领导能力、群体领导者或促进者的任务、群体成员和促进者的角色及功能、群体内的多样性以及会议管理。

【案例分析1】
　　针对第一次会议，你有什么建议？

15.2　群体和团队的定义

一个群体或团队成为团队的重要因素是什么？团队中应该如何进行沟通？小群体可定义为一个由"三到十五个有共同目标，对这个团队有归属感而且对彼此产生影响的人"组成的群体。一个群体至少需要三个人,如果这个群体变得太大,最好将它分成子群,使每个人都可以参与和发言。在大群体里,一两个或更多健谈的成员可能会影响他人的表达。推荐的群体理想人数从5～7人到不超过20人。

工作场所的员工常被组建成具有体育团队特征的团队。团队由一小群人组成,但团队是管理层为了实现特定目标、协调员工的工作而精心组建的。预期、责任和工作方法会提前说明。团队领导者或促进者需要了解团队组建的技巧和管理变革的知识。

正式和非正式群体

群体可分为正式群体和非正式群体。正式群体是通过组织架构和管理组建的。他们以完成工作分配、任务或目标为导向。成员有明确的任务、责任和关系。

非正式群体以成员利益为基础,通常为了满足社会需要而建立。他们没有正式的组织构架。但是,成员的行为和表现深受群体影响。例如,他们可能会一起休息或吃午饭,成员可能来自不同部门。

非正式组织的成员通过"小道消息"交流,"小道消息"对员工来说是一个重要的信息来源。这种信息不受管理者控制,被认为非常可信。管理者需要熟知存在于员工群体中的交流网络和在组织内部的正式交流。

【案例分析2】
　　阐明适用于这个群体的共同教育目标。

15.3　群体发展的各个阶段

当群体或团队形成后,他们会经历一系列发展阶段。这些阶段曾有不同的描述。通常分为四个阶段:形成阶段、激荡阶段、规范阶段和表现阶段。有一些说法还有第五阶段,解散阶段。这些阶段在团队的成长、工作的计划和完成以及解决问题过程中必不可少。

15.3.1　形成阶段

第一阶段为形成阶段,是一个开始熟悉、克服不安和不确定性的时期。因为人们想要被人喜欢,所以他们避开了严重的问题、争议和争执。群体将关注点转移到为了眼前的目标和任务而团结起来,并开始工作。不成文的组织预期、规范和行为准则不断发展。因为成员更关注他们自身,避免争执。在这一阶段,促进者可能需要采取更加直接的方法。

最终成员彼此了解,产生友谊,度过了不愿交谈的阶段。当你组织了一个由陌生人(不论是客户或是员工)组成的群体时,第一次会议必须留出时间让他们互相了解,以便他们能够轻松地交流。

15.3.2 激荡阶段

第二阶段称为激荡阶段,相互谦让的阶段结束后开始出现争执。随着团队成员敞开心扉,在权力、权威、责任和其他问题上提出异议或挑战其他成员,最终不断产生不同的方法和想法。虽然这一阶段可能会有争议并令人不快,但这是团队充分发展的必经阶段。

在一些群体中,分歧被包容并得到解决,这个团队得以继续前进。而在其他案例,尤其是成员的背景差异很大的群体中,往往会争执不断、群体成员之间的实际问题无法解决。在这个阶段,促进者可以鼓励成员分享看法和观点,但在制定决策和适宜的群体行为方面可采取更加直接的方法。

不可避免的争执必须被有效地讨论和互动取代。要给成员形成同理心和无偏见的回应提供有利的氛围。

15.3.3 规范阶段

到了第三阶段,即规范阶段,群体成员更加能接受其他人的想法,找到了团队成员能共同工作的方法。形成合作后,成员之间变得更能敞开心扉并相互信赖。目标和计划都能一致通过,所有成员都能为团队的成功及其运作负责。当团队或群体能自主运作时,促进者的角色就不那么重要了。

15.3.4 表现阶段

第四阶段为表现阶段,不是所有团队都能达到这一阶段。表现好的团队运行顺利,没有争执、不需要监管。成员积极性高、有能力而且能做决策。他们相互依赖,当工作在这个和谐的团队中完成时,他们会感到十分骄傲。促进者可以采用参与的方法。

发生变化时团队可能重新回到之前的阶段。例如,新人加入团队导致人员流动,或者管理者的改变可能会导致团队回到激荡阶段,人们需要重新互相了解并学习一起共事。

有些说法还包括第五个阶段,解散阶段。如果群体的任务完成了,这个团队就可能会解散。因为成员的身份和声望可能与群体紧密联系,解散可能会使员工的转型变得困难。

【案例分析3】

举例说明贝蒂将如何观察群体发展的各个阶段的证据?

15.4 群体和团队的动力学特征

没有任务或目的的群体或团队没有存在的必要。任务、目的或目标必须由群体成员明确定义并一致通过。群体动力学研究包括对规范、角色、地位、权利、协同、凝聚力和共识的审阅。

15.4.1 规范

规范是在群体内建立的公认的行为标准或行为准则,无论是对新人、经验丰富的老手还是群体的领导者。规范可根据组织的文化进行规定,明确程序中什么是可以接受的或不可接受的、合适的或不合适的行为,以及群体的共同价值观。这些不成文的指南明确了群体的身份、成员之间如何沟通和互动,以及任务如何完成,从而产生自豪感、参与感和优越感。当成员举止不当时,可对规范进行测试。除非群体促进者或成员响应,否则将对规范再次进行测试。违反规范后可能会受到处罚。例如,当规范是大家都准时到达时,你会如何处理你朋友群里一个经常迟到的人?

15.4.2 角色

规范定义了群体的行为,而角色适用于个人的行为。角色是习得的行为。任务角色表明在完成一项工作或达到一个目标时谁应该干什么,如做会议记录或检索信息。社会角色与加强群体成员之间的工作联系有关。成员可能在群体中担任不止一个角色。有些角色可能是已分配的,例如秘书(记录员)或领导者,不止一个人可以担任群体领导者的角色。

15.4.3 地位

地位是指一个人的声誉、重要性和对群体的影响。一个地位高的群体可能是指执政集团,而且大部分人都想成为其中的一员。地位影响群体交流,包括语言和肢体语言,以及人与人之间的沟通渠道。地位是指一个人的声望、感知的重要性以及对该群体的影响。一个具有较高地位的群体可以被称为"小组",大多数人都想成为其中的一部分。地位影响群体沟通,包括语言和非语言,以及人与人之间的互动渠道。

15.4.4 权力

权力可定义为影响他人行为的能力以及影响群体成员行为或行为方式的能力。权力可来自选举或指定担任的某个职位、知识最渊博的人或深受喜爱、受欢迎的人。虽然权力和地位有关,但一个有权力的人可能无法影响每个人,因此可能会产生权力斗争。

15.4.5 协同作用

所有群体都拥有成为创造性思维力量或维持现状力量的潜力。虽然不是所有的群体都能达到协同作用,但与一个人单独工作相比,几个人一起工作有产生更多更好的决策或解决方案的潜力。群体要胜过各部分的总和。

15.4.6 凝聚力

在团队内部发展凝聚力可能有助于提高解决方案和决策的质量。凝聚力是群体成员被彼此或这个群体吸引的程度。紧密团结的群体成员会相互聆听、相互喜欢、对彼此高度忠诚、自尊逐渐增加，而且有想要留在这个群体的愿望。他们说话的时候用"我们"而不是"我"，提到非群体成员时用"他们"。虽然通常情况下这是件好事，但群体的凝聚力可能过度，变得有主动权，所有人的想法都相似。

凝聚力不是静止的，随着时间的推移群体可能会失去它的凝聚力。由于在许多组织，员工经常流动，强大的凝聚力十分少见。当有新成员加入时，相互作用模式和关系可能需要重新建立。影响群体凝聚力的因素总结在表 15-1 中。

不团结的群体里的人在表达他们的观点时会感到不确定、较少争辩，而且更有礼貌。当出现分歧时，他们会在继续探讨时感到不安。如果他们把自己的安全放在首位，就不会挑战其他群体成员。

表 15-1　增强群体凝聚力的因素

1. 所有成员都发挥自己的价值，重视问题，并受到群体的赏识
2. 成员清楚地意识到群体的目标，并认为他们是能实现的
3. 成员将群体视作自己利益的一部分，并称它为"本群体"或"我们的群体"
4. 群体形成了历史和传统。所有紧密团结的群体（教堂、国家、家庭、工作等）都会执行传统的仪式和典礼，将过去的"秘密"传承给新成员，巩固群体与元老们之间的联系
5. 群体规模宁小勿大
6. 成员掌握群体需要的知识和材料
7. 全体成员直接并充分参与群体标准的制定
8. 群体的同质性大于异质性
9. 成员间的互动以平等为基础，没有人比其他人权力多；成员不能相互嫉妒或竞争
10. 成员共享理想和利益或者对保护、安全和情感需求的满意度；团体有威信

【案例分析 4】
贝蒂应该如何介绍群体成员？

15.4.7　共识

当所有群体成员一致同意、支持一个决定并做出承诺时，就达成了共识（consensus）。要使所有成员关注一个任务并统一需要一定的时间。例如，多学科保健团队必须在患者的治疗和其他问题上达成一致。专家在知识和最佳措施上的一致意见，可以用于构建循证实践指南。

寻找共识的指南

为了将群体达成共识的有效率从 25% 增加到 75% 所需的训练，是以一系列群体行为的指导方针为基础的。然而，促进者需要明白，在指南成为群体内的理所当然的一部分之前，可能需要花费几周的时间常规提醒群体要遵循指南，并在每次群体未遵循指南时加以提醒。以下是为了在群体内达成共识而应遵循的指南。

（1）所有群体成员都有责任和义务来分享观点和想法。

（2）群体成员对某一问题阐述观点之后，他们有权力询问其他人来解释这些看法直到

他们满意。

（3）在解释之后，他们不用再次提出观点，除非其他群体成员要求他们这么做。坚持个人观点或者妨碍讨论是不可取的。

（4）意见分歧应该被视为自然的、预料中的，不应加以指责。每个人都有责任理解其他成员的想法、论据和观点，并要求阐明问题。

（5）理解所有观点后，群体需要达成一个可以使所有人满意的解决方案或决策。在完成任务过程中，这个群体可能不会立即采取多数原则、权衡、平均、掷硬币和讨价还价的减压技巧。

需要鼓励成员去寻求其他人的观点，以便每个人都能参与决策过程。分歧有助于群体的决策，因为广泛的信息和观点可以提供更多的机会，以便群体制订出更好的解决方案。通常，当群体成员暂停他们自己的判断时，就会出现没有哪个个体可以独自想出新的解决方案的情况。

【自我评估 1】

自助餐厅工作群体一直是一个有凝聚力的单位。最近一名在此工作了八年、广受欢迎的员工，乔伊斯·利特尔（Joyce Little）辞职了。明天，一个叫莎拉·史密斯（Sarah Smith）的新员工将会接替她。

（1）员工的变动会对工作群体的凝聚力产生什么影响？

（2）为了重建这个有凝聚力的单位，经理和当前的团队成员应该做些什么？

15.5 群体思维

群体思维是一种当成员深入参与一个有凝聚力的群体后获得的思维模式。当成员太快达到思想统一时，就会过于有凝聚力，或者为了避免争执而让步，此时就会出现群体思维。如果群体扼杀了个人的创造力、利弊得不到检验或人们不再挑战新观点，决策的质量就会下降。群体一致性的压力，或将尽快做出决策而不是找到最好的解决方案作为目标，会导致决策失误，因为成员一致同意而不能进行全面的考虑。成员需要寻找争论中的突破口。

当成员依赖妥协方案或多数决定原则而不是在工作中达成共识时，或当观点、背景和意见相似的人聚集在一起时，群体思维也可能发生。有相似的人口学特征、认知和文化背景的同质群体可能会在做决策和解决问题上出更多的错。这种群体可能需要咨询一个或多个外部专家。你有没有考虑过在小组中发言，但是最终没有这样做？太过不闻不问，不能就结论、解决方案或决策提出问题，会造成一种群体思维的气氛。

【案例分析 5】

应该如何将"群体思维"的概念应用于互助群体？

15.6 群体和团队领导能力

领导力可以被定义为"通过沟通影响他人的能力"和团队过程。一些人视领导者为授权工作并设法成功完成工作的人。领导者有助于将群体的力量聚集到任务上直到任务完成。事实上,在许多群体中,成员可能影响彼此,什么完成了,什么没完成。领导者影响群体,同时又受群体影响。

尽管有各种各样的领导能力理论,但针对每种情况不存在的单一的解释。在没有领导者的群体中,可能出现一个或多个成员履行领导者角色。在你的社会群体中,谁担任领导者角色并负责制定计划和建议活动?领导力取决于在既定情境下,成员是否愿意追随。大部分领导者对群体有远见,并且成员们认为他值得信赖。

领导者可能是通过指定、选举或自然产生,也可能是共享的。在商业界,领导者由管理层指派,而选举产生的领导者要经过一个正式、民主的过程选出。自然产生的领导者一开始是群体成员,但是逐步给群体提供服务。即使有指定的领导者,一个或多个成员仍可能表现突出。例如,在你的工作场所,有没有这种情况,虽然有一个由管理层指定的领导者,但是仍然出现一个在群体中有巨大影响力的员工?沉默、蛮横的人不太可能作为领导者显现出来,但是那些获得成员尊重和信任的成员可以。

在共享领导地位的情况下,领导者是合作群体工作的促进者,成员共享权力和责任,在团队的管理中确实是这样。促进型的领导需要一个具有明确任务和目标的有凝聚力的群体。

15.7 高效团队的特征

当代领导者认识到他/她的角色不是支配或过度顺从群体或团队。由于他们的特殊知识或经历,不同的群体成员在不同的时期可能担任不同的职位。例如,保健团队的领导者需要知道员工的工作技能,这样一来合适的时间就可以召集合适的人来领导工作。在这样的团队,通常鲜有权力斗争,问题不是由谁领导,而是如何将工作做好。

团队领导者激励和强化成员,促进团队的健康发展。一个运作良好的团队能掌控好进程,并尽力识别可能干扰进程的因素。对团队来说,首选的解决方法是公开讨论,直到找到解决方案为止。

当团队的所有成员都参与到解决问题和决策的过程中时,团队成员会有责任感,并致力于成功地执行团队的决策和目标。有机会表达焦虑和疑问的人其意见一旦被采纳,他们通常都不太可能反对进行改变,反而会协助团队使他们的意见被接受。而后再提出反对意见的团队成员会受到劝告,他们曾经有充足的机会提出建议、表达他们的顾虑,而且现在反对是不合时宜的。

虽然一些群体成员可能不同意改变并支持旧的举措,经常性的群体压力和他们自身不协调的个人观念就会迫使他们遵守广为接受的举措。促进群体改变的建议总结在表15-2中。

表 15 - 2　促进群体改变的建议

(1) 如果需要转变态度,小型非正式的讨论群体是最有效的,人在这样的环境中会感到十分安全

(2) 当人们需要改变行为时,参与群体讨论比讲座更有效,因为群体讨论能表明改变的原因和难处

(3) 在改变群体行动问题上,小群体为了制定目标、方法和工作,或为了解决其他问题而开展的积极讨论比单独指导、管理者提出要求,或权威机构强行实施新举措更有效。参与群体带来更好的动力、支持变革并更好地实施

(4) 群体改变更容易发生,而且比群体中个人的改变更持久。所谓更好的持久性源于假定个人对于履行群体规则的渴望。于是出现了这样的结果,群体的联系越紧密,个人的态度根基就越深。公开承诺执行群体成员决定的行为,可建立成员对彼此的期望意识,从而使每个成员身上产生服从的力量

(5) 管理者发起变革的最好方法是营造一种氛围,使人们对变革的必要性有共同的认识。然后,成员将会自己主动呼吁变革并实施变革。在所有的事实被共享、所有的沟通渠道都打开之后,通常会突然出现短暂的敌意;然而没有这种完全分享,就不会有真正的改变,只会有不信任和难以捉摸的敌意

(6) 地位高的人受群体约束较少;群体成员个人的声誉越高,他们对于其他人产生的关于变革的影响力越大;同行提出的变革要优于由权威人士

注:源自 Modified from Galanes G, Adams K, Brilhart J. Effective group Discussion. Dubuque, IA: McGraw-Hill, 2003.

15.8　管理小群体和团队

人们的态度、信仰和价值观来源于他们所属的不同群体。群体成员对群体的实际依附力越强,这些群体在满足群体成员的各种需要方面越有吸引力,这些成员就越有可能聚集并与他们的群体保持不变的联系。在这种情况下,群体特有的行为和信念尤其抗拒改变,利用这些行为和信念,群体能够对它的成员进行牢固的控制。群体对它的成员越有吸引力,对他们的影响就越大。因为群体本身就是最有效的转变的契机,它首先要有凝聚力,有强烈的统一性。

> **【案例分析6】**
> 为了促进群体改变和参与,哪些是贝蒂可以做的?

小群体和团队的多样性

多样性是生命的本质,多元文化的世界由多种各不相同的文化、价值观、信仰和习俗组成。多样性影响着语言和非语言交流的许多方面,也影响着小组讨论。由于看法和传统受到文化的约束,让不同的人在一个小群体里为了共同的目标努力可能是一件有难度的事情。

现在的管理专业人员必须具备人际交往能力、交流技巧和文化多样性方面的能力。由于看法和传统受文化制约,将各种各样的人安排到一个小群体、为了一个共同的目标而努力

可能会遭遇困难。研究表明,不同的群体一起聚餐可能会增强群体间的交流。成员有相似背景的同质性群体可能更快地达到一个更明确的共识。然而如今的群体成员成长于一个崇尚待遇平等的环境,即公开承认每一个人的价值、尊严和值得尊重的环境,这些人在能使他们参与其中而不是批判他们工作的领导者所带领的团队中,会充分发挥出自己的能力。不应该解雇那些安静、缓慢做出贡献的人,因为我们需要倾听和理解来自每一个人的不同的看法,达成共识,产生创新性的解决方案。

作为一个多元文化的国家,在卫生保健专家监督下为客户群体提供服务中,单一的方法是不够的。因此,在管理群体时,专家的方法需要适用于他/她试图影响的人。如果一个人来自一个不鼓励他们思考和毫无保留地发言的环境,可以预见在工作环境或客户群体中,他们将缺乏提出意见的自信。但是,如果耐心对待并在他们每一次给出想法时给予积极的鼓励,他们可能逐步获得自信成为有价值的群体成员。而现在的劳动力成员在崇尚待遇平等的环境中成长起来,即公开承认每个人的价值、尊严和是否值得尊重并在领导作为促进者的群体中表现出众,在这样的群体中使员工参与其中而不是给他们做规定。

15.9　群体培训技巧

要想成为成功的领导者、营养从业者和管理者,必须理解并利用群体培训技巧。促进者是指了解群体决策的价值并将自己的作用定位于协助群体开始工作、建立工作氛围、支持他人、引导群体并使群体走上正轨以实现目标。群体的活动和促进者对小组的态度是基于对经过小组讨论而达成某项成果的尊重和群体氛围的培养,成员在这种氛围中感到足够安全和舒适来贡献他们的想法。

15.9.1　促进者的准备

促进者首先要负责准备一个适宜的会议环境。他们必须确保房间舒适、有完善的通风装置、灯光和精心安排的空间格局。例如,坐成一圈可以方便群体成员看到彼此,这样可以增加互动。如果人们被安排在矩形长桌上,他们就会更倾向于多与那些可以直接看到的人交流,而与坐在他们两边的人交流较少。

【案例分析 7】

贝蒂应该如何安排会议室来鼓励群体互动?

营养专家和管理者需要通过担任群体促进者的角色来协助解决群体问题。有效的协助需要训练和纪律来保持指导的角色,且仅在需要维持群体进程和功能时暗中监测或打断,但不是真的成为参与者。下文描述了群体参与者需要掌握的具体技巧。

15.9.2　缓解社会问题

群体动力学的原则认为社会问题优先于任务相关或工作相关问题。换句话说,一个人首要关注的应该是他的价值得到认可和接受。如果人们与陌生人在一起时感到焦虑,是因为他们通常没有参与其中。促进者关注社会问题的一种方式是在每一次会议开始之前,让大家花几分钟进行互动,提供"开放时间"来建立或恢复彼此间的积极关注。只有成员解决了他们自己的社会问题之后,才会全身心地参与任务。

15.9.3　容忍沉默

促进者做了开场白、确认所有人都互相认识、清楚地表达对每个人都能参与的期望、阐明会议的原因或目的,在此之后,他们可能用问题的形式概述一下主题,然后请某个人来发表意见。因为担心上级或促进者可能会不认可,成员们经常犹豫表达自己的观点,通常会先听一下别人的观点。

有时候,没有人愿意发起讨论。在群体形成的早期阶段,沉默最有可能经常发生。当群体开始意识到促进者真的不打算主导、领导或强加观点时,成员就开始利用会议时间彼此互动。然而,在最初的几次会议中,促进者应该重复会议目的但不参与会议,应该鼓励其他人参与,并耐心地坐在一旁。

15.9.4　间接指导和鼓励互动

促进者间接地指导,帮助成员更好的相互联系并完成工作。当群体中的发言者试图接触促进者的目光时,他/她可以通过扭头看向别处来鼓励群体成员之间互动。虽然这看起来很粗鲁,但发言者能迅速地理解这个想法并向其他群体成员征求意见。促进者应该抵制诱惑,不在别人发言结束后做回应,而是应该等待其他人回应。但是,如果没有人评论,促进者可以要求他们做出反应。

15.9.5　加强多边讨论

促进者可以通过改变问题的措辞,将它变成开放式的问题,来加强非教条式、多重性的讨论。例如"你对此的感受是什么?""你认为谁……?"以及"有没有什么办法可以……?"促进者需要在提问前思考,以避免封闭式问题和对答案有诱导性的问题、可以用一两个词来回答的问题以及答案数目有限的问题。

15.9.6　控制过于健谈的参与者

促进者经常遇到的一个问题是,决定对一个过于健谈的人应该说什么。处理这种类型的参与者有许多合适的方法,需要牢记的是,当促进者与群体中的任何成员单独交流时,所有其他参与者都会体验互动共鸣。

在这种情况下,几种技巧可能会有效。促进者可以打断参与者,说明大家已经理解这一点,并立即开始进行简短的解释,这样参与者就能明白他/她已经表达清楚了。通常情况下,解释后,这种参与者会停止发言。当然,这一过程可能需要重复几次。

第二个问题出现在那些只喜欢聊天并察觉到地位会因此提高的参与者身上。解释后,他们仍然不会停止发言。可能需要促进者来提醒他们简短的陈述更容易被理解,应该控制评论的长度和次数,以及由于他们的评论过于宽泛,群体已经失去讨论的重点。促进者可能需要私底下与这个人探讨。

15.9.7　鼓励沉默的成员

由于厌倦、漠不关心、自身优越感、胆怯和缺乏安全感等原因,有一些成员拒绝参与其中。在一些文化中,来自下属或比群体领导者年轻的人的沉默被视为"尊重"。促进者可以通过询问他们对同事所持观点的意见使他们产生兴趣。如果沉默是由于缺乏安全感,最好的解决方法是在他们每一次尝试时给予积极的鼓励,一个微笑、一个点头或者一句赞赏就足够了。如果沉默的成员低下头并面无表情,那么强迫他们参与讨论可能是错误的。

15.9.8　停止次要的对话

通常情况下,促进者应该尽量避免通过吸引注意力来使正在进行私人对话的成员感到尴尬。如果次要的谈话分散了其他人的注意力,那么就应该喊一下正在说话者的名字,并问他一个简单的问题。例如,可以说,"约翰,我想听一下你对这个问题的观点。"

15.9.9　制止俏皮话

如果群体里有人用太多的幽默来扰乱,促进者需要确定从哪一个点开始幽默不再是一种情绪的放松而开始变成对群体进展的干扰。当幽默将注意力集中到开玩笑的人身上时,促进者需要打断,最好面带微笑地说一句"让我们重新回到工作上。"

15.9.10　协助群体不要跑题

当群体看起来不能紧跟日程开始离题时,可以采用记录重点的活动挂图法,这是一个公认的、但尚未被促进者充分利用的记录群体进程的方法。促进者可以通过简单的总结和写下重点来激励群体。

15.9.11　避免迎合促进者的喜好

当群体开始根据促进者的喜好来判断观点的好坏时,促进者应该予以及时的制止。避免做出不喜欢、自以为是或者嘲笑的评论是十分重要的。因为促进者具有奖励或惩罚参与者的权力,当促进者想要被追随或者同意什么事情时,群体成员意识到后很快就会顺应促进者的想法。

【自我评估 2】

简·琼斯(Jane Jones)是一位注册营养师,正在与一组孕妇会面,讨论怀孕期间的营养需要问题。所有的孕妇都怀着第二或第三个孩子。最终,她选择群体讨论法。

(1)她应该如何准备讨论的环境?

(2)作为一个促进者,她在群体中应该扮演什么角色?

15.10　促进者和参与者的功能和角色

除了促进者所需的特定技巧，参与者和促进者都还应该具备多种群体技巧。有一个错误的概念认为，只有促进者才有责任保证群体任务的完成并保持健康的团队精神。事实上，这些责任属于那些经过培训且具备洞察力、能诊断团队弱点并能加以纠正的人。

因为大部分人习惯了在群体中被"领导"，促进者可能需要口头强调所有参与者都要履行的职责。表15-3介绍了促进者和参与者有责任共同提高的部分技巧和角色。有些是任务角色，可通过加强讨论达到目标；其他的是与群体成员的关系和凝聚力相关的社会角色；还有一些是对群体发展没有帮助的角色。

表 15-3　群体任务和社会角色

任　务　角　色	
发起者	提出新想法、目标、规程；提出意见；推动群体前进
信息/观点探寻者	提出问题；寻找信息、事实、观点
信息/观点提供者	提供判断、信仰、事实、观点；提出议题
详细说明者	扩展建议或想法
澄清者	澄清所说内容；增加例子、图表和解释
协调者	将事实、想法、建议、活动的关系协调好
总结者	回顾讨论的关键点；重申想法；提出结论
评估者	表达对想法或建议的价值的判断；根据标准进行评估；帮助群体评估质量
定位者	表明群体的目的和目标；确定群体所处的位置；总结或建议讨论的方向
支持者/鼓励者	赞扬、同意、表现出诚恳和团结；口头上支持成员

社　会　角　色	
协调者	调和成员间的差异；协调分歧；从冲突中带来合作
减压者	减少形式或状态的差异；提供幽默
把关人	保证所有人都有被聆听的机会；保护喜好沉默的人

支持者扮演了有价值的角色。例如，因为没有来自其他人口头上的支持，好的想法和建议总是被无视。如果没有人支持少数派的观点，它很快就会被驳回。一般来说，如果有一个人支持这个想法，那么群体就会认真地考虑这个提议的优点，这样一个少数派的观点就可能得到大部分人的支持。口头上的支持表现为"我同意，""说得好，"或"我希望我也这么说过"。

把关人试图说些什么，例如"你看起来很激动"或者"我敢肯定你并不赞同"。一般来说，这样的话可以激励沉默的参与者进入讨论。

所有成员，即无论是参与者还是促进者，都有责任警惕地履行他们认为需要的尽可能多的功能。有些人可能天生是协调者或引导者，还有些人是总结者。当群体成员发言时，其他成员需要思考群体的动态和当时的需要。这一过程有助于了解完成群体任务需要发挥哪些功能。

一些群体成员担任消极的角色,对群体没有帮助并抑制群体,其中包括挑衅者、支配者、弃权者、寻求认可者、反对者/阻碍者、小丑和特殊利益或自身利益辩护者。

【案例分析8】

你会建议贝蒂如何实践"群体促进技巧"?

15.11 群体动力学的矛盾

群体内有一个固有的矛盾。群体具有激发创造性思维、提出优于任何个人独自完成的决策或解决办案的潜力。另一方面,群体更容易扼杀创造性思维,因而导致群体合作的结果不如个体独立完成的效果。通常,没有人应该对发生在特定条件下的事情单独负责。然而,一个群体能否成为促进创造性思维和问题解决的力量或者阻止这些功能的力量,主要取决于领导者的技巧和其下属参与者的技巧。了解如何促进群体中积极的行为和如何制止消极的行为是营养从业者和管理者的优势。

15.12 解决问题和决策

解决问题和决策需要提供选项,并在他们之间做出选择。当一个群体不同意某个解决方案时,可使用其他几种办法,每一种办法都各有优缺点。一种办法是让领导者做决定。这个解决方案的优点是能尽早做出决定,缺点是那些不喜欢这种办法的人可能不会支持。那些感到"迷失"了的成员,以后可能会试图推翻这一决策和解决方案。第二种方法就是让部分成员放弃他们喜欢的解决方案来迎合其他成员。这种方法能立即化解群体的争执,但是那些适应别人的人可能不久就会厌恶自己曾经这么做过,而且会觉得有没有义务支持这种解决方法。第三种,也可能是最常见的方法是妥协,每一方都放弃一点直到双方达成一致。妥协通常带来的问题是放弃的那一部分最终还是会被找回来。妥协这一解决方法只能是短期有效。其他减少争执的方法例如少数服从多数、权衡利弊和掷硬币也只能短期有效。

15.12.1 头脑风暴

头脑风暴是通过开发大量一个人可能想不到的原创想法,来激发解决问题的创造力的一种群体方法。为了获得大量的创造性想法和解决方法,需要注重数量而不是质量,随心所欲的畅想受到鼓励。建议将这些想法列在活动挂图上或白板上。所有的想法,即使与众不同的想法,都可以接受,而且没有人会批评或评价。也鼓励结合或改进其他人的想法,因为一个想法可以激发出其他的想法。经过一段时间之后,决定哪个或哪些优化后的想法可加以应用。

15.12.2　名义群体法

名义群体法一开始可能会被视为一种沉默的头脑风暴。这种方法需要群体成员独立活动一小段时间,在没有群体干扰的情况下形成他们自己的想法。第二步,每一个成员在不讨论的情况下轮流说一个想法,直到将所有的想法都记录在活动挂图上。第三步,成员以群体为单位,在不做评论的情况下讨论和证明这些想法。最后一步,成员独立投票来优化这个名单。这种方法对那些不擅长在快速讨论中组织自己想法的人,以及那些不轻易分享想法和解决办法的人有巨大优势。

15.12.3　焦点小组

焦点小组是另一种新颖模式,这是一种激发5～15人的特定群体想法的定性方法。根据对主题的了解程度来选择参与者。在长达一小时或更长时间的会议中,促进者可以协助焦点小组寻找问题、议题、主题和解决方法的答案。为了获得具体信息,促进者引入主题或议题,并列出一系列开放性问题,以供群体讨论。签署同意书后,讨论可被录音,以便于在分析时回放或转录。

15.13　发挥群体动力学功能的会议

对我们中的大部分人来说,会议是生活中不可避免的事情。会议需要成员之间的合作并有效使用沟通技巧,例如倾听、语言和非语言行为的解释。大部分会议旨在分享信息、讨论信息或者以群体为单位进行活动。但是,参加会议可以成为负面经验。常见的抱怨有,会议没有准时开始、讨论主题不集中、准备不充分或没有准备,或者会议时间太长而且什么事情都没有完成。

解决这些抱怨的补救方法在于群体沟通技巧,从一份明确的书面议程开始。领导者或促进者负责设定会议目标、会议的时间限制、指导群体参与者专注于讨论议程,并以明确的参与者行动计划结束。

领导者利用群体促进技巧使成员做出贡献、管理冲突,并促进群体凝聚力或者做出适宜的改变。

当参会者互不相识时,促进者应该留出时间让成员进行自我介绍或提前发送介绍材料。一个人的语调、穿着、措辞和举止都为推断他/她的性格特征提供有价值的线索。通常情况下,在听到其他人的声音并了解这个人的背景信息后,对这个人的负面推断就会消失。

如果群体成员想要在会议上讨论一个陌生的话题,他们需要获得许可并将讨论和具体信息安排到会议日程上去。大部分会议需要某种形式的记录文件:需要有人记录和分发会议备忘录,用录音或录像记录会议或者非正式会议,便于以后的转录和传播,或者在白板或投影数字平板屏幕上总结要点。这一记录文件还有助于确定参会者为后续会议建立的行动计划。

促进者最重要的作用是保证会议围绕日程安排进行，但是所有的群体成员也都应该将此视为他们自己的责任。因此，成员应该注意看是否每个人都参与其中，鼓励安静的成员表达意见，并设法限制太过健谈的人。建议的说法，比如"安，我们还没有听取你的意见。你怎么认为？"或者"约翰，谢谢你的分享，但是我们也需要听听其他人的意见。"对于那些离题的人，可以说"我不是很确定你的论点是否适合我们的讨论"。应该避免会产生防御反应的评论，如"你偏题太远了"。

15.13.1 总结

作为专业人士，我们都属于群体并且参加会议。我们都管理、促进和领导群体。这一章讨论了群体发展的几个阶段、群体和团队动力学及其特征、领导者或促进者的角色和功能以及促进者和群体成员的角色和功能。还讨论了如何增加群体凝聚力、促进群体变革以及管理会议。不管是在社交、工作、专业还是其他群体，读者都可以从现在开始在自己的群体内应用这些信息。

回顾和问题讨论：

（1）群体促进者的责任是什么？

（2）群体或群体成员的责任是什么？

（3）讨论群体发展的各个阶段。

（4）群体动力学的特征是什么？

（5）讨论正式和非正式工作群体的区别。

（6）增加群体凝聚力的方法有哪些？

（7）讨论几个参与者的功能，以及他们一般如何协助提高群体的效率或协助完成群体的任务。

15.13.2 建议的活动

（1）以三人为一组，讨论你有过的最好的小群体的经历。什么使它们变成最好的？描述一下群体领导者或促进者和参与者的具体的行为，可能是他们的行为导致了区别。应该将时间分配给每个群体让他们分享一下对其他人的理解。

（2）以三人为一组，在未来的两天策划两次背景不同的会面，包括不同的座位、房间大小、灯光等。将你就环境对整个班级的影响的观察结果进行报告。注意观察不同的群体的反应是否相同以及不同的群体是否受相同的因素影响。这个活动其中一种简单直观的变化就是，组织一个群体围成一圈进行一次 10 分钟的讨论，然后将这个群体排成一排继续进行讨论。

（3）列出两个你曾经参与过的小群体，并描述你在每个群体中发挥的功能。将你对自己作为一个促进性成员的看法和你的朋友和同班同学对此的看法进行比较。你是否注意到你在不同的群体发挥的功能不同？是否有一些功能在不同的群体之间是重复的？在你对群体的功能的问题上,你的同班同学是否与你的看法一致?

(4)回顾一下最近的一些群体讨论中的经历,完成以下的陈述:

"我作为群体参与者的优势是……"

"我作为群体促进者的优势是……"

"阻碍我作为参与者和促进者高效工作的原因是……"

"对于改善工作,我的计划是……"

(5)写下一个问题或描述一种食物或者营养问题,最好来自你的个人或工作经历,你还没有找到解决办法。将它交给一个小群体并协助他们讨论。可能的问题包括"什么样的人需要服用维生素补充片?""在快餐店吃饭时,选择什么食物是最好的?""对想要减少热量或增加运动量的人,应该给予什么建议?"

(6)组织四五个有相同问题的人,如想要减轻体重、开始吃早餐、控制吃过量的零食、筛选营养膳食、增加膳食中纤维含量、经常运动。阐述这些问题并让这个群体设法解决这些问题。

参考文献

1. Harris TE, Sherblom JC. Small group and team communication [M]. 5th ed. Boston, MA: Pearson, 2010.

2. Robbins SP, Judge TA. Essentials of organizational behavior[M]. 12th ed. Upper Saddle River, NJ: Prentice Hall, 2013.

3. Academy Quality Management Committee, Scope of Practice Subcommittee of Quality Management Committee. Academy of Nutrition and Dietetics: Revised 2012 standards of practice in nutrition care and standards of professional performance for registered dietitians[J]. J Acad Nutr Diet, 2015, 113: S29 - S45.

4. Academy Quality Management Committee, Scope of Practice Subcommittee of Quality Management Committee. Academy of Nutrition and Dietetics: Revised 2012 standards of practice in nutrition care and standards of professional performance for dietetic technicians, registered[J]. J Acad Nutr Diet, 2015, 113: S56 - S71.

5. Academy of Nutrition and Dietetics. International dietetics and nutrition terminology (IDNT): standardized language for the nutrition care process[M/OL]. Chicago, IL: Academy of Nutrition and Dietetics, 2016. http://ncpt.webauthor.com. [2016 - 09 - 28].

6. Fanzo JC, Graziose MM, Kraemer K, et al. Educating and training a workforce for nutrition in a post -2015 world[J]. Adv Nutr, 2015, 6: 639 - 647.

7. Jortberg B, Myers E, Gigliotti L, et al. Academy of Nutrition and Dietetics: Standards of practice and standards of professional performance for registered dietitian nutritionists (competent, proficient, and expert) in adult weight management[J]. J Acad Nutr Diet, 2015, 115: 609 - 618.

8. Berthelsen RM, Barkley WC, Oliver PM, et al. Academy of Nutrition and Dietetics: Standards of practice and standards of professional performance for registered dietitian nutritionists in management of

food and nutrition systems[J]. J Acad Nutr Diet，2014，114：1104－1112.

9. Eliot KA，Kolasa KM. The value in interprofessional，collaborative-ready nutrition and dietetics practitioners[J]. J Acad Nutr Diet，2015，115：1578－1588.

10. Chang S，Gavey E. SuperTracker groups：connecting registered dietitian nutritionists with clients[J]. J Acad Nutr Diet，2015，115：1755－1763.

11. Torrington D，Hall L，Taylor S，et al. Human resource management[M]. 9th ed. Philadelphia，PA：Transatlantic Publications，2014.

12. Beebe SA，Beebe SJ，Ivy DK. Communication principles for a lifetime[M]. 6th ed. Boston，MA：Allyn & Bacon，2015.

13. Myers SA，Anderson CM. The fundamentals of small group communication[M]. Los Angeles，CA：Sage，2008.

14. Jacobs EE，Masson RL，Harvill RL，et al. Group counseling：strategies and skills[M]. 7th ed. Belmont，CA：Brooks/Cole，2012.

15. Neeley T. Global teams that work：a framework for bridging social distance[J]. Harv Bus Rev，2015，93：75－81.

16. Kniffin IM，Wansink B，Devine CM，et al. Eating together at the firehouse：how workplace commensality relates to the performance of firefighters[J]. Hum Perform，2015，4：281－306.

17. Fertman CI. Workplace health promotion programs：planning，implementation，and evaluation[M]. San Francisco，CA：Jossey-Bass，2015.

18. Saunders EG. Do you really need to hold that meeting[J]. Harv Bus Rev，March 20，2015.

19. HBR Press Toolkit. HBR tools：better meetings. Digital monograph TLBMS1－ZIPENG[M]. Boston，MA：Harvard Business Review，2015.

索 引